肝癌体部立体定向放射治疗

主　　编　王维虎　李晔雄

副 主 编　戴建荣　吴　昊

编　　者　(按姓氏笔画排序)

于松茂　弓　健　马　婷　王士彦　王若曦　王美娇
王洪智　王维虎　邓　敏　冯仲苏　邢　倩　朱　峰
朱向高　刘巍巍　许　新　杜　乙　李丽娟　李卓然
李俊禹　李晔雄　李谭谭　杨颢搏　吴　昊　吴　瑞
谷小磊　辛玲霞　张　晓　陈　波　陈吉祥　岳海振
周　舜　郑　宣　宗　源　赵旭娜　赵雨婷　姚凯宁
夏　菲　夏文龙　徐　源　徐英杰　崔　湧　彭雨硕
董德左　惠　冲　翟医蕊　潘俊生　戴建荣

编写秘书　郑　宣(兼)

人民卫生出版社
·北京·

图书在版编目（CIP）数据

肝癌体部立体定向放射治疗 / 王维虎，李晔雄主编 .
北京 ：人民卫生出版社，2025. 1. -- ISBN 978-7-117
-37233-6

Ⅰ. R735. 705

中国国家版本馆 CIP 数据核字第 2025YP5646 号

人卫智网	www.ipmph.com	医学教育、学术、考试、健康，购书智慧智能综合服务平台
人卫官网	www.pmph.com	人卫官方资讯发布平台

肝癌体部立体定向放射治疗
Gan'ai Tibu Liti Dingxiang Fangshe Zhiliao

主　　编：王维虎　李晔雄
出版发行：人民卫生出版社（中继线 010-59780011）
地　　址：北京市朝阳区潘家园南里 19 号
邮　　编：100021
E - mail：pmph @ pmph.com
购书热线：010-59787592　010-59787584　010-65264830
印　　刷：人卫印务（北京）有限公司
经　　销：新华书店
开　　本：787 × 1092　1/16　　印张：21
字　　数：472 千字
版　　次：2025 年 1 月第 1 版
印　　次：2025 年 2 月第 1 次印刷
标准书号：ISBN 978-7-117-37233-6
定　　价：169.00 元

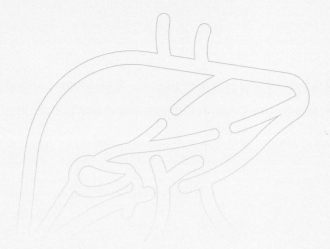

序

　　肝癌体部立体定向放射治疗最早可追溯到 20 世纪 90 年代。然而,因早期条件的限制,这项技术并没有得到广泛应用。近年来,CT、MRI 和 PET/CT 等影像技术在放射治疗实践中逐渐普及,这使得临床医师可更准确地确定大体肿瘤的位置、大小以及运动规律等;腹部加压、呼吸门控、肿瘤实时追踪等呼吸运动管理技术的进步使放射治疗的准确性得到提高;此外,治疗计划系统的升级、治疗设备的进步、图像引导放射治疗的应用等也为放射治疗更加安全、有效地实施提供了有力保障。因此,肝癌体部立体定向放射治疗进入了快速发展期。

　　然而,作为一项先进的治疗手段,各单位在早期开展肝癌体部立体定向放射治疗时会面临诸多问题,例如,需要什么样的设备来实施治疗? 患者如何模拟定位? 如何管理患者的呼吸运动? 靶区怎么勾画? 剂量怎么给予? 正常组织怎么限量? 等等。目前,国内外均缺乏系统介绍肝癌体部立体定向放射治疗的相关书籍,这些问题往往难以得到全面的解答。由王维虎教授、李晔雄教授共同主编的《肝癌体部立体定向放射治疗》可谓及时问世,对这些具体问题进行了逐一、细致的阐述。

　　本书的编者主要来自北京大学肿瘤医院和中国医学科学院肿瘤医院两大肿瘤医学中心,均是真正在临床一线中实施肝癌放射治疗的医师、物理师和技术人员等。在多年的临床实践过程中,他们对于肝癌体部立体定向放射治疗有着深刻的理解,也使用这项技术救治过无数的患者。该书包括了物理技术、文献证据、临床实践和未来展望等内容,一方面介绍了肝癌体部立体定向放射治疗的研究现状和证据,另一方面涵盖了肝癌体部立体定向放射治疗实践的完整流程,是两家单位 20 余年来的经验结晶。本书图文并茂,内容全面系统,实用性强,讲解细致、严谨,语言也通俗易懂。

　　相信本书的出版对各医疗机构开展肝癌体部立体定向放射治疗有非常重要的参考价值,一定会大大推动我国肝癌体部立体定向放射治疗的治疗规范和长期发展,提高放射治疗在肝癌多学科诊疗中的地位,为我国肝癌诊治水平的提高做出贡献。

中国医学科学院肿瘤医院　徐国镇教授

2024 年 10 月

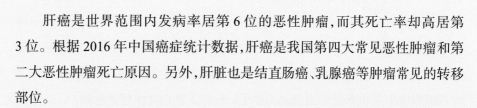

前　言

　　肝癌是世界范围内发病率居第 6 位的恶性肿瘤,而其死亡率却高居第 3 位。根据 2016 年中国癌症统计数据,肝癌是我国第四大常见恶性肿瘤和第二大恶性肿瘤死亡原因。另外,肝脏也是结直肠癌、乳腺癌等肿瘤常见的转移部位。

　　局部治疗对于原发性肝癌和肝转移瘤都有着不可替代的重要作用。手术通常是首选的局部治疗方式,而对于不可手术的患者,其他局部治疗手段如射频消融、经导管动脉化疗栓塞、放射治疗等也有着广泛的应用。近 30 年来,调强放射治疗等技术的出现使放射治疗更加精准,正常组织得到更好保护,推动了放射治疗在肝癌中的应用。其中,体部立体定向放射治疗技术可给予肿瘤局部更高剂量照射,同时更有效地降低正常组织的受照剂量,达到疗效更好、毒副作用更轻的目标,是目前最先进的放射治疗技术之一。然而,开展肝癌体部立体定向放射治疗对技术设备、人员和治疗流程等要求极高,目前无论在国内还是国外,尚缺乏系统的肝癌体部立体定向放射治疗相关的治疗规范和实施流程。

　　北京大学肿瘤医院和中国医学科学院肿瘤医院都是国内最早开展肝癌体部立体定向放射治疗的医学中心,至今已有 20 多年的历史。在此期间,我们积累了大量关于患者选择、体位固定、呼吸运动管理、剂量分割、正常组织保护、计划设计、治疗实施、毒副反应处理、治疗后随访等方面的经验。本书整合两家大型专科肿瘤医学中心的实践经验,并查阅汇总了国内外大量文献资料,就肝癌体部立体定向放射治疗的技术设备、临床证据和实践流程进行了详细介绍。作为国内首部系统介绍肝癌体部立体定向放射治疗的专业书籍,我们希望本书能够帮助大家更好地开展并提升肝癌体部立体定向放射治疗技术,并将更好的治疗技术转化为患者更好的疗效。

　　本书编写过程中，为最大程度兼顾内容的系统性、理论性和实践性，编写组先后召开数十次讨论会，经过多次论证、反复修改，最终定稿。全书内容包括以下几个部分：第一部分为肝癌体部立体定向放射治疗的物理、生物和技术，主要介绍相关原理、技术和设备要求。第二部分介绍肝脏解剖和肝癌影像学诊断相关内容。第三部分分别介绍体部立体定向放射治疗在肝细胞癌、肝转移瘤和肝内胆管细胞癌中应用的证据，并进行归纳总结。第四部分为肝癌体部立体定向放射治疗临床实践，我们以实际临床治疗流程为线索，介绍肝癌体部立体定向放射治疗实施中的每一个环节。此外，我们还提供了数个典型案例，这些案例代表了立体定向放射治疗在肝癌治疗中的常见场景，熟悉这些临床治疗流程和典型案例的治疗将在很大程度上帮助大家更好地开展肝癌体部立体定向放射治疗。最后一部分内容为展望部分，我们结合目前肝癌体部立体定向放射治疗的相关研究，提出了数项未来可能的发展方向，期望这部分内容能为大家提供新的研究思路，也为未来的多中心合作打下基础。

　　肝癌体部立体定向放射治疗作为一项先进的放射治疗技术，仍有许多方面需要完善。本书的内容来源于目前的循证医学证据和临床实践经验，随着该项技术临床应用逐渐深入，研究证据会得到不断更新，希望本书的出版能抛砖引玉，推动我国肝癌放射治疗的不断发展，进一步提高肝癌患者的生存时间和生活质量。不足之处，敬请大家批评指正，以便不断改进。

王维虎　李晔雄

2024 年 10 月

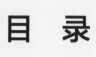

目　录

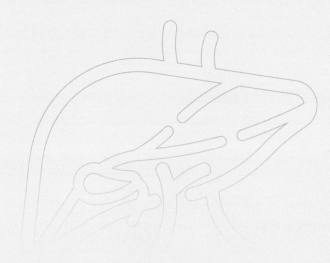

第一章

肝癌体部立体定向放射治疗物理、生物和技术

第一节
立体定向放射治疗概述和发展

一、概述

立体定向放射治疗是一种通过立体定向框架或图像引导系统进行摆位，对小靶区实施大分割照射的精准放射治疗。在立体定向放射治疗的临床实践中，我们通常将对颅内小体积靶区实施单次大剂量的精确放射治疗定义为立体定向放射外科（stereotactic radiosurgery，SRS），而体部立体定向放射治疗（stereotactic body radiotherapy，SBRT）通常特指针对体部靶区（即颅外靶区）实施的立体定向放射治疗。为了突出其彻底消融病变的特点，也称其为立体定向消融放射治疗（stereotactic ablative radiotherapy，SABR）。

立体定向放射外科的概念最早由瑞典神经外科医师 Lars Leksell 于 1951 年提出，他将微创神经外科中立体定向框架的定位能力和 X 射线的治疗能力结合，使用单次高剂量射束精确地照射颅内靶区，达到类似手术治疗的效果。之后，他与同事一起研制出第一台专门用于放射外科的设备——伽马刀治疗机。当时的治疗使用三维立体参考系对治疗靶区进行精准定位，单次大剂量精准照射颅内小体积靶区，即 SRS。20 世纪 80 年代初，基于直线加速器的 SRS 技术开始发展，采用等中心、非共面、多弧旋转的方式来实现 X 射线的聚焦照射。其在价格和防护上的优势使其应用更广泛、发展更迅速，治疗范围从仅治疗颅内良性病变逐步扩展到治疗颅内恶性肿瘤。随着 SRS 技术在肿瘤治疗中的应用，临床开始出现大分割的照射模式，定义为立体定向放射治疗。20 世纪 90 年代初，颅内 SRS 的成功让研究者开始尝试对体部病变应用立体定向放射治疗，即 SBRT。SBRT 最初主要应用于肝、肺及脊柱病变的治疗，研究者发现大分割照射可以有效控制肝、肺、椎体和椎旁的一些早期原发肿瘤和寡转移瘤，于是 SBRT 逐渐被人们认识并开始在临床中广泛应用。随着技术的发展，现代的 SBRT 除了应用于上述病变外，还可用于治疗胰腺、肾脏、前列腺等部位的肿瘤。

SBRT 区别于传统放射治疗的主要特点是在很少分次内提供大剂量的照射，从而产生极高的生物效应剂量（biological effective dose，BED），其剂量分布具有靶区内适形度高和靶区外剂量快速跌落的特点。为取得最佳治疗效果，同时减少对正常组织的毒性，精准的靶区定位和剂量传输对 SBRT 至关重要。因体部病变受呼吸等运动的影响，相较于颅内 SRS，SBRT 靶区定位的难度更高，需添加呼吸运动管理措施。

由于 SBRT 单次剂量大、治疗次数少，治疗中的任何差错都可能对患者造成大的伤害，甚至引发放射性事故。因此，SBRT 的从业人员，包括医师、物理师和技师，均应是参加过相应培训并考核合格的专业人员，能明确并深刻理解各自在治疗过程中的职责并默契配合。适当的培训和考核是降低 SBRT 实施风险的主要方法之一，国家癌症中心 / 国家肿瘤质控中心发布的《基于电子直线加速器的肿瘤立体定向放射治疗物理实践指南》对此给出了具体的指导意见。指南还提出，为了保证立体定向放射治疗正确、安全地实施，除了配置合适数量的专业人员外，还需要配置符合立体定向放射治疗技术要求的设备，开展相较常规放射治疗更为严格和全面的设备质控、流程管理和"端对端"测试。由于 SBRT 需要考虑运动影响，治疗流程中增加了运动管理措施，较颅内 SRS 更复杂，相应的技术、设备及质控方法将在后续章节详细叙述。

二、体部立体定向放射治疗的发展

相较于颅内肿瘤，多数胸腹部肿瘤容易受到患者不自主运动（如呼吸运动、心跳、胃肠蠕动等）的影响，定位难度大；同时，胸腹部重要器官多，剂量计算复杂，这些均使 SBRT 面临巨大的挑战。为了提高定位和剂量计算的准确性，研究者们付出了很多努力，推动了 SBRT 的快速发展，主要体现在以下几个方面。

（一）影像技术

高质量的影像在 SBRT 全流程中具有非常重要的作用，影像技术的进步对 SBRT 的发展起到了关键的促进作用。模拟定位阶段采集的图像可用于确定病变位置和计算剂量，并可作为治疗前摆位的基准。计算机断层扫描（computed tomography，CT）和磁共振成像（magnetic resonance imaging，MRI）在定位中的应用使临床医师能更好地分辨患者的解剖结构、确定病变范围和周围的危及器官。此外，功能成像和生物成像等新兴技术也帮助我们获取多种包含不同信息的图像，不仅能得到患者的解剖结构信息，还可以了解其功能和生物信息。正电子发射计算机断层显像（positron emission tomography-computed tomography，PET/CT）图像可帮助临床医师在靶区勾画过程中更好地确定靶区边界，避免靶区过小造成治疗失败，或靶区过大导致正常组织受到过高剂量照射甚至造成严重损伤的情况。增加了时间信息的四维（4-dimension，4D）图像能帮助我们了解肿瘤的运动情况，指导临床采用合适的运动管理技术。另外，图像融合技术使这些图像能在 SBRT 治疗流程中起到有效的指导作用。

在治疗前摆位阶段采集的图像主要起到靶区重定位的作用。最初的 SRS 采用有创的立体定向框架进行摆位，这种方式会让患者不适，也不适用于多分次的立体定向放射治疗。美国神经外科医师 John Adler 博士率先提出了无框架定位的设想，他的想法是将近乎实时的 X 射线图像引导装置安装在带有机械臂的直线加速器上，以精确地实现多个非等中心非共面的射束照射。之后，他开发并制造了第一台无框架立体定向放射外科设备——CyberKnife，使立体定向放射治疗从有框时代逐步进入到无框时代。21 世纪初期，Jaffary 等研制出 kV 级 X 射线锥形束 CT（cone-beam CT，CBCT），可方便地采集患者治疗位置的清晰三维容积图像，不仅能查看靶区和周围正常组织的空间位置关系，还可以观察到各自的解剖形态。融合了时间信息的 4D-CBCT 还可观察靶区的运动状态，方便对运动的靶区进行追踪治疗。除了电离辐射成像的图像引导技术外，还有多种非电离辐射的成像方式，如超声、磁共振和光学体表等也都可用于图像引导。这些图像引导技术确保了 SBRT 每次治疗中靶区位置的准确性。

（二）呼吸运动控制

患者不自主运动引起的分次内靶区位置变化对于 SBRT 治疗的精准实施是一个很大的挑战，研究者们提出了多种运动管理方法来解决这一问题。最初常使用腹压带、腹压板等装置，借助外力来被动减小呼吸动度。之后，更先进的呼吸门控、屏气等方法也有了广泛的应用。此外，4D-CT 的出现使临床医师能直观地观察到肿瘤的运动情况。总的来说，现有的呼吸运动管理方法可分为五大类：呼吸运动涵盖法、呼吸门控法、腹部加压法、屏气法和肿瘤实时追踪法，这些方法将在后续章节详细介绍。

（三）治疗计划

治疗计划是 SBRT 中非常关键的环节，治疗计划的优劣将直接影响整体的治疗效果和毒副反应。在早期的伽马刀治疗中，因没有治疗计划系统，剂量计算需医师和物理师一起手动完成。随着成像技术的发展和计算机技术的进步，SBRT 的治疗计划系统也在不断发展，具体体现在剂量计算模型和算法的改进和优化。当前，治疗计划系统已经可以配合各种先进的放疗技术，处理复杂的计算和优化问题。

目前的治疗计划系统多是基于物理剂量参数来对剂量进行优化，如靶区和危及器官的剂量、体积参数等。未来，这些优化算法将进一步把生物反应的相关信息、肿瘤控制概率和正常组织并发症概率等包括在内，还将更好地模拟治疗中的不确定性，如轮廓勾画的不确定性等，甚至可能根据基因组学数据来调整照射剂量。

（四）治疗设备

除了通过增加图像引导装置来提高治疗精准度外，近年来，SBRT 设备还在治疗速度、治疗灵活性和安全性等方面有了很大进步。

国内研究者在伽马刀的发展中做出了很大的贡献，发明了具有自主知识产权的旋转式伽马刀，大大减少了放射源的个数。另外，还在头部伽马刀的基础上研发了体部伽马刀，将治疗范围从头部扩展至全身。经过 20 多年的改进和完善，国产体部伽马刀配备了可三维联动的治疗床和图像引导系统，能更精准、更自动化地实施治疗。

近 20 余年，用于 SBRT 的直线加速器也有了很大的发展。常规 C 型臂直线加速器的技术进步主要体现在 4 个方面：其一，配备的多叶准直器（multi-leaf collimator，MLC）叶片厚度减小，对于微小靶区可达到更高的适形度。其二，治疗速度较前提升，非均整器模式的出现使出束剂量率得到成倍的提升。另外，MLC 叶片和钨门运动速度也均有提升。其三，治疗机的自动化程度提高，能快速地自动完成治疗床和机架的旋转组合，并自动完成位置验证，精准实现多弧、多射束的聚焦照射。未来，还可能实现准直器、机架和治疗床同时自动旋转照射，以取得更优的剂量分布。其四，目前配备的图像引导装置和运动管理设备能更精准地定位并照射靶区。相较于常规 C 型臂直线加速器，安装于机械臂上的微型直线加速器 CyberKnife 属于专为 SRS/SBRT 设计的放射治疗设备，它近乎 360° 的射束入射空间和肿瘤实时追踪系统均是为 SBRT 量身定制的。此外，磁共振引导加速器的出现开创了 SBRT 治疗设备的新技术路线，它将磁共振扫描仪与加速器集成为一体，可在每次治疗时采集磁共振图像，并用该图像引导当次治疗，实现真正的在线自适应放射治疗。磁共振图像引导与基于

X 射线的图像引导相比具有如下优势:其一,磁共振图像具有更高的软组织对比度,能更好地识别靶区和危及器官边界;其二,磁共振功能图像能在分子和细胞水平识别病灶情况;其三,磁共振成像无辐射剂量。

三、肝癌立体定向放射治疗

自卡罗林斯卡(Karolinska)大学医院首次报道了 SBRT 在肝癌中的应用后,陆续有研究发现使用 SBRT 治疗肝肿瘤能获得较高的局部控制率和较低的毒副反应,这使 SBRT 逐步发展成为肝癌局部病变常用的治疗方式,为无法手术的肝癌患者提供有效的替代治疗。鉴于 SBRT 在肝癌治疗中取得的令人鼓舞的结果,研究者们越来越多地探索 SBRT 单独应用或与其他局部、全身治疗手段联合应用的治疗模式,通过综合治疗的方式最大限度地提高肝癌的局部控制率并避免转移扩散,从而优化肝癌的治疗效果并改善患者生存。本章将通过介绍肝癌 SBRT 的放射生物学基础,以及目前用于实施肝癌 SBRT 的设备和技术,使读者能够较为全面地了解肝癌 SBRT 的现状。

第二节
肝癌体部立体定向放射治疗放射生物学基础

随着肿瘤成像和放疗技术的进步,体部立体定向放射治疗(stereotactic body radiotherapy, SBRT)被广泛地应用于治疗肝肿瘤。SBRT 技术可使射线更为精准地作用于肿瘤组织,减少了周围正常组织的损伤,尤其对于体内较小且边界明确的肿瘤,新的大分割方案具有更高的生物有效性。不同于技术的进步,SBRT 的放射生物学机制尚缺乏统一的认识。本节将对 SBRT 的生物学基础、线性二次(linear quadratic,LQ)模型的应用、直接杀伤和间接杀伤作用等进行介绍和探讨,并就 SBRT 在肝癌中应用的放射生物学基础进行特别说明,以期加深对 SBRT 放射生物学基础的认识,为 SBRT 在肝癌中的临床应用提供支持。

一、电离辐射对生物体的作用

电离辐射能陆续启动受照生物体的物理、化学、生物变化。

1. 物理阶段　电离辐射在组织中产生次级带电离子与细胞的原子发生相互作用,相互作用或可激发邻近原子产生电离事件。一个直径 $10\mu m$ 的细胞,每吸收 1Gy 的照射剂量可发生超过 10^5 次电离事件。

2. 化学阶段　受损的细胞原子和分子会与细胞内其他成分发生化学反应,从而导致化学键的断裂和自由基的形成。自由基反应在受照约 1ms 内完成。

3. 生物阶段　随之而来的后续过程,机体的各种生物酶参与其中,损伤得以修复,难以修复的损伤累积导致细胞死亡。受照后的死亡并不完全是即刻的,通常在几次有丝分裂后才会发生。

二、电离辐射的直接细胞效应

电离辐射的生物效应靶点为 DNA,通过直接或间接的效应对 DNA 产生损伤,这些损伤可大致分为以下几种:①致死性损伤(lethal damage,LD):不可逆和不可修复的损伤,最终无可挽回地走向死亡。②亚致死性损伤(sublethal damage,SLD):在没有进一步追加损伤的情况下,可在 1h 以内修复。通过把一次照射剂量分为两次于间隔一定时间后给予,可观察到细胞存活率提高。③潜在致死性损伤(potential lethal damage,PLD):这部分损伤受照射后受环境的影响,或能修复,或走向死亡。经典放射生物学理论中,细胞死亡的概念为:肿瘤细胞克隆源性的消失,即无限增殖的潜能丧失。

三、分次照射的放射生物学基础

近一个世纪以来,对放射治疗生物学基础的研究揭示了决定放射治疗对肿瘤净效果的几个关键因素,即"4Rs"原则:分别是亚致死损伤修复(repair of sublethal cellular damage),辐照后细胞再群体化(repopulation of cells after radiation),细胞周期时相再分布(redistribution of cells within the cell cycle),存活细胞的再氧合(reoxygenation of the surviving cells)。

一方面,PLD 和 SLD 均会发生不同程度的修复,加上细胞的再群体化(干细胞及子代细胞增殖、分化和恢复原来形态的过程),这些效应使得细胞在接受照射后趋于存活;另一方面,由于分次剂量间发生了细胞周期时相的再分布(处于 S 期的放射耐受细胞进入放射敏感的 G_2/M 期)、存活细胞的再氧合(氧效应,即氧合增加,使得细胞放射敏感性增加),细胞又更容易被射线杀死。因此,合理地利用"4Rs"原则,可在充分保护正常组织的同时,最大限度地杀伤肿瘤细胞。

Steel 等在 Withers 等提出的"4Rs"原则基础上,将经典放射生物的理论扩展至"5Rs"原则,强调了内源性放射敏感性(radiosensitivity)的重要性。放射敏感性是指细胞、组织和器官接受电离辐射后受损和失活的敏感性。利用细胞存活曲线获得的参数,例如 2Gy 时存活率/分数(surviving fraction at 2Gy),或者从数学公式中推导出参数,可以比较不同类型细胞的放射敏感性。

那么,如何量化放射敏感性呢? Puck 和 Marcus 于 1956 年首次发表了哺乳动物照射存活曲线,该模型使用克隆形成作为细胞存活的标准。此后,研究人员使用多靶模型来拟合存活曲线数据,该模型用剂量(D)来描述细胞存活(S),参数 D_0 表示曲线的指数部分的斜率,外推数(extrapolation number)表示存活曲线肩部的宽度,如果 n 值较大,代表存活曲线的肩部较宽;如果 n 值较小,代表存活曲线的肩部较窄。该模型存活曲线可表示为:

$$S=1-(1-e^{-D/D_0})n \qquad \text{(公式 1-2-1)}$$

该模型的建立基于大量细胞死亡,但并未描述实际发生辐照所致细胞死亡的生物学特征,因此,该模型拟合出的生存曲线在半对数图上的高剂量区是一条直线,也就是在高剂量区的外推是合理的,但是在低剂量区,细胞存活率大大增高时,该模型拟合的数值与实际实验数据并不相符。考虑到上述因素,该模型更多地被 LQ 模型取代。

LQ 模型是比较分割模式敏感性、模拟常规分割效果、预测分割模式改变后肿瘤应答的最常用模型。LQ 模型基于的假设是:DNA 双链断裂是辐射引起生物效应的最基本损伤,细胞死亡是由于 DNA 链的断裂。而 DNA 分子双链断裂的辐射沉积方式理论上有两种可能:一种可能为一个辐射粒子在靠近 DNA 双链部位的能量沉积同时造成了两条单链的断裂(单次击中),其断裂数(N)将直接与吸收剂量(D)成正比,即 $N=\alpha D$,其中 α 为比例系数,与射线的性质及被照射细胞的遗传特性相关;还有一种可能为两个辐射粒子分别在 DNA 互补链相对不远的两个位置的能量沉积同时造成了两条单链分别断裂(多次击中),这种方式导致的双链断裂数(N)与吸收剂量(D)的平方成正比,即 $N=\beta D^2$,其中 β 为比例系数。综上,LQ 模型中吸收剂量(D)与导致 DNA 双链断裂数(N)的关系可表示为:

$$N=\alpha D+\beta D^2 \tag{公式 1-2-2}$$

大量实验数据的数学模拟提示了 DNA 双链断裂数(N)和存活率(S)之间的关系可表达为 $S=e^{-N}$,即断裂数(N)与存活率(S)呈指数反比关系,因此,吸收剂量(D)和存活率(S)的指数关系可表示为:

$$S=e^{-(\alpha D+\beta D^2)} \tag{公式 1-2-3}$$

当进行 n 次照射,分次照射的剂量为 d 时,LQ 模型可表示为:

$$S=e^{-n(\alpha d+\beta d^2)} \tag{公式 1-2-4}$$

其中,S 为存活率,e 为自然对数底,n 为照射次数,d 为分次照射的剂量,α、β 为系数。

α 和 β 的比值即 α/β,是引起细胞杀伤中单击和双击成分相等时的剂量,以 Gy 为单位。在存活曲线图中,α/β 值可以粗浅地理解为拟合曲线的"斜率"。早反应组织和大多数肿瘤的 α/β 值较大(约 10Gy,单击致死发挥着更重要的作用),晚反应组织的 α/β 值较小(约 3Gy,双击致死发挥了更重要的作用)。

Fowler 利用 α/β 值的概念,提出了生物效应剂量(biological effective dose,BED)公式,经计算可分别求出对早反应和晚反应组织的等效剂量。

$$\text{BED}=n \cdot d\left(1+\frac{d}{\alpha/\beta}\right) \tag{公式 1-2-5}$$

其中,n 为照射次数,d 为分次照射的剂量。

临床上应用 LQ 模型等效公式的基本条件如下:①组织的等效曲线可代表相应靶细胞的等效曲线;②放射损伤可分成能修复和不能修复两个主要类型,而分割照射的保护主要来自能修复的损伤;③分次照射的间隔时间必须保证可修复损伤的完全修复;④每次照射所产生的生物效应必须相等;⑤全部照射期间不存在细胞的增殖。

LQ 模型是基于 DNA 单链和双链断裂的生物学模型,参数少,方便应用,在细胞水平的实验中可以很好地预测分割模式/剂量率效应。然而,近年来有研究表明,LQ 模型在高剂量时高估了辐照对细胞的杀伤作用。LQ 模型预测的存活曲线是连续下降的,其斜率逐渐增加,而实测数据在高剂量区呈现出恒定的斜率,因此,使用 LQ 模型预测高剂量 SBRT 治疗肿瘤时产生的生物效应存在争议。此外,许多学者认为正是由于 LQ 模型产生于离体研究的数据,研究中的剂量通常小于临床中 SBRT 的实际剂量,且未考虑辐照对除肿瘤细胞以外细胞的影响(如血管损伤导致的间接性肿瘤细胞死亡以及免疫增强效应等),忽略了放射抵抗的细胞亚群(由于乏氧等原因)的影响,故不能很好地应用于临床实践。

尽管存在争议,目前还没有明显优于 LQ 模型的预测方式,大量文献中,仍使用 BED 或 2Gy 分次的等效剂量(equivalent dose in 2Gy fractions,EQD2)来比较不同的分割模式。α/β 值是计算中唯一需要的参数,对于 BED 或 EQD2 的计算至关重要。对于早反应组织和大多数肿瘤(包括肝细胞癌),其 α/β 值 $\geq$ 10Gy;但对于某些生长缓慢的肿瘤,如乳腺癌、前列腺癌、黑色素瘤,其 α/β 值远小于 10Gy。有关肝脏正常细胞及肝细胞癌(组织或细胞)α/β 值的研究见表 1-2-1。近年来,肝细胞癌的临床研究在计算 BED 时,α/β=10Gy 为最常用的假设值。

表 1-2-1　肝脏正常组织和肿瘤(组织 / 细胞)的 α/β 值

作者(发表年份)	类型	α/β 值 /Gy
Tai 等(2009)	正常肝组织	2.0
Zeng 等(2002)	hepG2 细胞	11.2
Tai 等(2008)	肝细胞癌	15.0 ± 2.0
Chen 等(2018)	肝细胞癌	10.0

以下将举例说明如何进行 BED 和 EQD2 的计算。

某肝细胞癌患者接受总剂量 40Gy,每次 8Gy,5 分次的照射,以 α/β=10Gy 计算,假设分次之间细胞进行了完全再氧合及亚致死性损伤的完全修复,不存在再群体化,符合临床应用 LQ 模型的条件。

根据

$$\text{BED}=D \times \left[1+d/(\alpha/\beta) \right] \qquad (公式 1-2-6)$$

得出

$$\text{BED}=40 \times \left[1+\left(\frac{8}{10}\right) \right]=72\text{Gy}$$

根据

$$\text{EQD2}=\text{BED}(d=8)/\left[1+\frac{2}{\alpha/\beta} \right] \qquad (公式 1-2-7)$$

得出

$$\text{EQD2}=\frac{72}{\left[1+\left(\frac{2}{10}\right) \right]}=60\text{Gy}$$

在总剂量一定的情况下,分割模式的不同会得到不同的 BED,单次剂量越高,BED 越高。在肝癌中,SBRT 存在怎样的剂量 - 效应关系,已有部分研究进行了探讨。一项纳入了602 例肝癌的回顾性研究显示,相较于中剂量组(EQD2>74Gy,BED<100Gy)及低剂量组(EQD2<74Gy),高剂量组(BED ≥ 100Gy)患者可获得更好的无进展生存(progression-free survival,PFS)和总生存(overall survival,OS),局部控制率未见显著获益,研究者建议在正常器官可耐受的前提下将肝癌 SBRT 的 BED 提高至 100Gy 以上。亚洲肝癌放疗研究组的汇总分析显示,肝细胞癌患者中,BED ≥ 100Gy 与 OS 显著相关,2 年无局部进展生存(freedom from local progression,FFLP)和 OS 较 BED<100Gy 组均有提高(FFLP:89% *vs.* 69%;OS:80% *vs.* 67%;*P*<0.001),FFLP 与 BED 之间存在剂量 - 效应关系。由此可见,一定范围内,肝癌 SBRT 存在剂量 - 效应关系,但考虑到正常器官的耐受,真实世界中 BED 超过 100Gy 往往难以操作,且是否具有疗效获益的必要性,仍然存在争议。对美国国家癌症数据库(National Cancer Database,NCDB)中接受了 SBRT 的肝细胞癌患者的数据进行分析,可见BED ≥ 100Gy 和 BED<100Gy 的两组人群中位 OS 分别为 30.8 个月和 20.8 个月,差异无统计学意义(*P*=0.062),在多因素分析中,BED ≥ 100Gy 并不与更好的 OS 相关,而肿瘤大小和分期是更重要的预后因素。也有研究汇总分析了 13 篇临床研究的数据,其结果显示,对于原发性肝癌,在目前研究所应用的 BED 范围内,未发现局部控制率受 BED 影响,而对于肝转移瘤,接受 BED>100Gy(α/β=10)患者的疗效明显优于 BED ≤ 100Gy(α/β=10)的患者(3 年局控率:93% *vs.* 65%,*P*<0.001)。这可能是由于纳入的多为原发于结直肠的肝转移肿瘤,更高剂量的获益也可能是原发结直肠肿瘤的低放疗敏感性所致。随着 SBRT 在肝癌中的应用日益增多,标准化分割模式的建立还需进一步探索。

近年来,很多学者尝试对 LQ 模型进行修正或寻找替代模型,以期探讨最佳的 SBRT 预测模型,如通用生存曲线(universal survival curve,USC)模型、修正线性二次(modified linear-quadratic,MLQ)模型及线性二次线性(linear-quadratic-linear,LQL)模型等。以上模型虽然在体外细胞存活曲线的拟合上优于 LQ 模型,但在动物模型或临床数据中并没有显著的优势,更优的修正或替代模型有待进一步探索和临床验证。

四、SBRT 对肿瘤细胞的间接杀伤作用

体积为 1cm^3 的肿瘤中有 10^8~10^9 个细胞,假设其中 10% 具有肿瘤克隆源性,这就意味着要彻底清除体积为 1cm^3 的肿瘤需要杀伤 10^7~10^8 个克隆源性肿瘤细胞。在假设 20% 的克隆源性细胞乏氧的条件下,使用 LQ 模型绘制实体瘤存活曲线来呈现作用于 DNA 的直接损伤时,多项动物实验(鼠 Walker 肿瘤、FSall 鼠肿瘤和 EMT6 鼠肿瘤等)提示,需要 70~90Gy 的照射剂量,才能使细胞存活数目下降 10^8 个,这个剂量远大于脑部疾病中获得有效生物学应答的实际剂量。这些结果提示,辐射导致 DNA 双链断裂直接杀死肿瘤细胞的传统放射生物细胞杀伤机制不能充分解释 SBRT 的有效性。

细胞接受辐照后,除了传统 DNA 损伤介导的直接细胞死亡外,还会发生一些基质效应,如肿瘤内皮细胞凋亡和血管损伤、额外的肿瘤杀灭效应等。亦有研究结果表明,大剂量分割可能直接杀伤常规剂量分割中相对放射不敏感的肿瘤干细胞。针对这些效应,已有相关的

临床前及临床研究正在进行中。

1. SBRT 促进血管损伤 在传统放射生物学理论中,Hall 和 Brenner 等认为即便是体积较小的恶性肿瘤,分次照射较单次照射也可获得更优的疗效比。这是基于两大理论:首先,恶性肿瘤中包含部分放射抵抗的乏氧细胞,分次照射可有效地将其杀伤;另外,早反应组织和晚反应组织的剂量 - 效应曲线形状不同,分次照射更有利于正常组织的保护。

然而,早在 20 世纪 60 年代,脑动静脉畸形(cerebral arteriovenous malformation,CAVM)的患者率先通过单次大剂量立体定向放射外科(stereotactic radiosurgery,SRS)获得了临床治疗的成功。如今,SBRT 已广泛应用于颅外肿瘤的治疗。这是由于生长中的肿瘤对氧气等营养物质的需求增加,刺激肿瘤新生血管的形成。这些新生的血管由不完整、紊乱的基底膜和周细胞支撑,由于肿瘤内皮细胞与其他细胞之间的连接松散,间隙较大,容易被肿瘤细胞堵塞。同时,这种未成熟的肿瘤血管,就像结构脆弱的 CAVM,更容易在受到辐照后发生损毁。这种结构和功能上的异常,为放射治疗提供了新的契机。高剂量、低分割的照射模式破坏了脆弱的肿瘤血管结构,推动了肿瘤内部微环境的恶化,从而间接杀伤肿瘤细胞。

目前 SBRT 对人肿瘤血管的影响证据较少,但在动物实验中可以发现,单次大剂量的照射可使小鼠受照部位血流量下降、功能性血管体积减小,这可能是血管通透性增加使得血浆蛋白外溢,肿瘤内毛细血管所承受的外部液体压力增高,产生挤压所致。在动物实验中,单次照射 5~10Gy 时肿瘤的血管损伤相对较轻,而高于 10Gy/ 次的照射则可导致严重而持久的血管闭塞。然而,这种效果可能并不持久,多项研究显示,单次超过 10Gy 照射后损毁的血管可于 7d 内完成重建。与肿瘤血管相比,正常组织中的血管具有更强的辐射抵抗能力。

肝脏作为血供丰富的器官,SBRT 在肝癌伴门脉癌栓(portal vein tumor thrombus,PVTT)的患者中也确实取得了极佳的疗效,需要注意的是,在试图摧毁肝肿瘤血供以加速肿瘤杀灭的同时,正常肝脏血管的损伤和肝肿瘤血管的快速恢复仍是需要考虑的因素,且高剂量辐照对正常组织内皮细胞的损伤会在数月或数年后导致血管的纤维化。

2. 促进抗肿瘤免疫 随着肿瘤免疫治疗的发展,对肿瘤免疫的大量探索中也发现了辐照对肿瘤局部和整个机体的免疫调节作用。这种免疫激活效应可进一步维持间接的细胞杀伤、抑制复发和远处转移。高剂量低分割的照射模式可刺激死亡或濒死细胞释放大量肿瘤抗原、促进多种免疫刺激因子的表达。

SBRT 对免疫的主要影响有:①增强肿瘤免疫原性。通过钙网蛋白在细胞表面的移位产生免疫原性细胞死亡,促进高迁移率族蛋白 B1(high-mobility group protein B1,HMGB1)和三磷酸腺苷等危险相关分子模式(danger associated molecular patterns,DAMPs)的释放。这是激活 Toll 样受体 4(Toll-like receptor 4,TLR4)信号通路使树突状细胞活化、提呈肿瘤抗原、效应 T 细胞启动的关键环节。SBRT 还可刺激 T 细胞共刺激分子 CD80/CD86,激活自然杀伤(natural killer,NK)细胞介导的肿瘤细胞清除。②改善肿瘤免疫微环境:通过刺激趋化因子 9、10 和 16、细胞间黏附分子(intercellular adhesion molecule,ICAM)-1 以及血管细胞黏附分子(vascular cell adhesion molecule,VCAM)促使细胞毒性 CD8 细胞及 Th1 细胞在肿瘤微环境聚集,并使淋巴细胞附着于血管内皮。此外,SBRT 还可促进炎性因子的释放,如白细胞介素(interleukin,IL)-1β、肿瘤坏死因子(tumor necrosis factor,TNF)-α、Ⅰ / Ⅱ型干扰素(interferon,IFN)等,激活免疫系统,上调主要组织相容性复合体(major histocompatibility complex,MHC)-Ⅰ类分子的表达,增加免疫细胞对肿瘤的识别。

SBRT 可直接或间接地导致细胞死亡,促进肿瘤抗原的大量释放,从而提高抗肿瘤免疫应答。不过,继发性肿瘤细胞死亡发生在照射后 1~3d,而辐射诱导的肿瘤特异性免疫的充分发挥通常需要 1~2 周的时间,抗免疫反应可能不参与继发性肿瘤细胞死亡,但可能抑制存活的肿瘤细胞增殖,从而抑制肿瘤的复发和转移。

五、小结

与传统分割的放射治疗相比,SBRT 单次高剂量照射产生的额外机制可能影响并主导肿瘤杀伤和正常组织损伤。然而,我们对潜在机制及其对临床结果的影响了解有限。为了优化肝癌中 SBRT 疗效,还需要进一步开展研究,回答许多问题,如:放射生物学的经典理论如"5Rs"原则,在多大程度上适用于肝癌的 SBRT 应用? 放射诱导的血管损伤和抗肿瘤免疫,在 SBRT 治疗后导致肿瘤和正常组织的间接细胞死亡中起什么作用? 可以通过什么方式增强或缓解这些影响? 如何利用 SBRT 治疗后肿瘤内缺氧和炎症的微环境? 此外,还需进一步阐明 SBRT 引起的继发性细胞死亡。最后,临床前剂量学研究也有利于在临床上进一步优化 SBRT 分割剂量,从而在提高肿瘤控制率的同时保护正常组织。

第三节 ⟶
肝癌体部立体定向放射治疗技术储备、设备配置和质量保证

自 20 世纪 90 年代开始,在科技进步的引领下,放射治疗进入了高速发展期。计算机断层扫描(computed tomography,CT)模拟定位、多叶准直器(multi-leaf collimator,MLC)、多模态影像引导、逆向优化设计、呼吸门控等里程碑式技术相继问世,调强放射治疗(intensity modulated radiotherapy,IMRT)、图像引导放射治疗(image-guided radiotherapy,IGRT)、容积旋转调强治疗(volumetric modulated arc therapy,VMAT)等现代治疗技术快速普及。在技术变革的持续驱动下,放射治疗进入了精准治疗的新时代。在这一时期,尽管关于射线与细胞作用的放射生物学机制不断被揭示,但对放射治疗临床获益与临床效率贡献最大的还是医学物理研究与放射治疗技术的巨大进步,这些进步体现在临床放射治疗全流程的各个环节中。除了靶区勾画、计划优化、束流建模、照射技术、质控体系的大幅进步外,临床也逐渐关注起

患者自身因素带来的不确定性对治疗质量的影响。在临床实践中,患者宣教更加全面细致,体位固定更加贴合、稳固、舒适,呼吸管理与胃肠管理更加精细、科学、标准,放射治疗也得到了物理和临床的全流程质量保证。物理技术、临床路径与质控思维的进步带来的临床获益是显而易见的,随着靶区的剂量聚焦效应大幅提升、正常组织的辐射损伤显著降低,放射治疗所带来的肿瘤治愈率与局部控制率提升令人振奋,这也为治疗模式从每分次 2Gy 左右、全疗程 5~7 周的常规分割治疗向以大分割(≥5Gy)、少分次(≤10 次)为代表的立体定向治疗转变提供了重要的条件。

体部立体定向放射治疗(stereotactic body radiotherapy,SBRT)又称立体定向消融放射治疗(stereotactic ablative radiotherapy,SABR),是采用外照射治疗技术以大分割、少分次的模式将剂量精准投射到肿瘤靶区的治疗方式。相较于常规分割治疗,SBRT 可将剂量热点聚焦于靶区中心区域的同时,实现靶区边缘剂量梯度陡峭、靶区外剂量快速跌落,大幅提高肿瘤病灶生物效应剂量(biological effective dose,BED),从而有效保护周围正常组织器官。与此同时,SBRT 极强的剂量聚焦效应,对整个治疗流程的端对端(end-to-end)不确定度提出了比常规放射治疗更为严苛的标准,因而也对临床技术储备、设备配置、质量保证和实践规程提出了相应更高的要求。

一、技术储备

相较外科手术治疗和内科药物治疗,放射治疗是一种技术敏感度高、设备依赖性强的治疗手段,而 SBRT 对设备、技术、流程和实践的要求比常规放射治疗更为严苛和细致。肝癌 SBRT 在呼吸运动管理和患者全流程管理上有其特殊性,对临床机构的技术要求更高。结合国内外专家共识、北京大学肿瘤医院和中国医学科学院肿瘤医院的临床经验,临床开展肝癌 SBRT 的必要的技术储备主要总结为以下几个方面。

(一) 基于多模态影像的精准靶区定位

肿瘤精准治疗的前提是能够精准定位大体肿瘤区(gross tumor volume,GTV),结合病理、分期和侵犯范围等,确定临床靶区(clinical target volume,CTV)。在靶区精准勾画过程中,多模态影像数据为医师提供脏器的解剖与功能信息,这些影像包括诊断 CT、磁共振成像(magnetic resonance imaging,MRI)、定位 CT、定位 MRI、核医学检查等。当然,不同模态影像所反映的解剖与生理特征存在较大差异,不同肿瘤病灶的成像对比度也不尽相同,需要结合临床做综合判断。

对于肝癌 SBRT 而言,肝脏是典型的软组织器官,肝癌病灶在 X 射线下与周围正常组织的衰减系数差异是极小的,而定位 CT 受限于自身的平台特性,难以呈现可以与诊断 CT 媲美的三期增强图像,因而借助诊断 CT 图像做肝癌 SBRT 靶区勾画是至关重要的。MRI 在软组织与功能成像方面具有不可替代的优势,常规 T_2、T_1 扫描图像可清晰显示出肝癌病灶的位置,弥散等功能序列扫描更能有效提示病灶的代谢信息,特别是定位 MRI,扫描时采用与定位 CT、加速器治疗一致的患者体位,经放射治疗计划系统(treatment planning system,TPS)融合后,可以便捷地为医师呈现治疗体位下的病灶位置信息。

（二）体位固定与呼吸运动管理

肿瘤靶区的位置不确定度主要受 5 种因素影响：体重、疾病进展、体位、呼吸和脏器填充。相较于常规放射治疗，SBRT 治疗的病灶明显更小、治疗分次更少、单次治疗时间更长，在整个治疗窗口期内患者的体重变化与肿瘤局部进展可基本忽略。因此，有效管控体位、呼吸运动和脏器填充所带来的位置偏差风险，是减少 CTV 至计划靶区（planning target volume，PTV）外扩边界、实现剂量精确聚焦的关键环节。

自肝癌 SBRT 诞生之初，体位固定和呼吸运动管理就是临床实践的重点关注问题。经过既往 30 多年的技术进步和临床积累，在 SBRT 体位固定和呼吸运动管理方面形成了诸多临床指南和专家共识，然而这些共识主要集中在肺部，肝部的相关内容较为匮乏，这也间接说明了肝癌体位固定和呼吸运动管理的复杂性，目前仍有诸多问题未得到很好解决。

肝脏邻近膈肌，随膈肌舒缩会发生明显的位移。肝癌 SBRT 的体位固定与呼吸运动管理两者看似相互独立，实则深度耦合，尽管有多种商业化体位固定产品和呼吸运动管理技术可供选择，但各个解决方案都有其优势和劣势，需要结合临床进行具体评估，力求两者兼顾、总风险最小。例如，屏气式治疗对患者体力消耗是显著的，支撑度较好的体位固定方式有助于缓解肌肉疲劳，而部分腹压装置与体位固定装置存在兼容性问题，与此同时，压迫强度过大，不仅会造成患者疼痛、诱发患者移动，还会引起肝脏形变，降低位置的可重复性。

（三）精确束流建模与计划优化设计

相对于常规放射治疗所关注的靶区内剂量均匀性，SBRT 更强调处方剂量线的靶区覆盖度和靶区中心的高剂量热点。SBRT 小靶区、强聚焦的剂量学特点，使计划设计中出现大量小尺寸照射野，精确的束流建模对于小野剂量的准确性和 SBRT 计划的可执行性至关重要。束流精确建模始于加速器与 TPS 的临床调试（commissioning），涉及基准数据采集、测量修正、束流参数调试与模型校验，不仅工作内容繁杂，对质控设备使用、加速器操控、TPS 后台管理、算法参数调优、交叉互验也都有相当高的理论和经验要求。

肝癌 SBRT 的大分割治疗模式会推高 BED，增加放射性肝病的发生风险。因此，对正常肝组织的剂量约束要比常规放射治疗更加严苛。在计划设计时，对于照射技术、射线能量、射野布置的选择，不仅要考虑体位固定、呼吸运动管理、执行效率等因素，还要考虑分割模式所带来的等效生物学效应变化，善于使用等效均匀剂量（equivalent uniform dose，EUD）等剂量模型开展计划设计和评估，有效管控放射性肝病的发生率。此外，计划设计时还需特别注意，经典的笔形束算法、粗的计算网格条件虽然会显著提高计算速度，但也会降低计划设计的准确性，特别是靶区边缘的快速跌落区，进而干扰剂量验证和计划评估。在束流精确建模的前提下，剂量计算首选基于蒙特卡洛的算法或基于线性玻尔兹曼输运的 AcrosXB 算法，计算网格应 ≤2mm 以提高计算精度。

（四）图像引导下的精准放疗

根据 2021 年的美国国立综合癌症网络（National Comprehensive Cancer Network，NCCN）指南，使用 SBRT 治疗原发性肝癌时，强烈推荐采用 IGRT 技术。在机载影像系统的引导下施行基于 MLC 动态调制的调强放疗是目前主流的临床放疗技术，所使用的治疗系统在满足常规放射治疗的性能要求之上，还应满足肝癌 SBRT 在呼吸运动管理、靶区精准定位与剂量精准投照等方面的要求，包括：高分辨率 MLC 和六维治疗床等系统配置要求、机械精度与等中心符合度要求、剂量学递送精度要求、基于六维图像配准的体位修正与靶区定位的影像引导要求以及呼吸运动管理的时间分辨与束流控制精度要求。近年来，各类图像引导和动态成像技术层出不穷，如四维锥形束 CT（4-dimension cone-beam CT，4D-CBCT）、光学体表引导（optical surface guidance）、MRI 引导加速器和金标、磁标引导等，推动肝癌 SBRT 治疗中靶区定位与动态追踪精度日渐提升。

（五）全流程质量保证体系

质量保证是放射治疗领域的永恒话题。为了有效管控 SBRT 的失效风险，自临床应用起始，SBRT 的质量管理就打上了高标准、严要求的烙印。随着 SBRT 技术不断发展，临床经验与研究数据逐渐积累，SBRT 质量管理的思想与内涵日趋成熟和丰富，特别是以失效模式与效应分析（failure mode and effect analysis，FMEA）和故障树分析（fault tree analysis，FTA）为代表的现代安全风险方法的引入，使得纵贯整个治疗链的流程管理得到越来越多的关注。全流程质量保证体系应以高水准的设备质控与患者管理为基础，始于治疗前患者评估，纵贯患者整个治疗链的各个环节，终于全疗程的结束，各环节间又应以质量控制和风险分析做衔接，通过独立评估、多次检查审核和最优决策，使疗效最大化和治疗风险最小化。

接受肝癌 SBRT 者，既有首次治疗的患者，又有已经接受过射频消融、介入治疗、手术切除的复发、转移患者。部分患者存在体弱、行动不便、肝功能差、腹部造瘘等情况，在选择体位固定、呼吸运动管理方式以及评估计划时，需要充分考虑患者自身情况，尽可能做到个体化最优。此外，肝癌病灶在 X 射线成像中的对比度较差和分次间患者的体位、呼吸状态、胃肠充盈程度的变化，都会不同程度地影响靶区的定位与勾画精度，因此，需要借助多模态融合和图像配准技术进行靶区精准定位。总的来说，肝癌 SBRT 临床实践的风险因素多、实施难度大。因此，应发挥全流程质量保证的优势，建立多学科协作机制，善于通过电子病历平台、影像工作站、TPS 等信息系统传递与反馈信息，及时识别高危因素，提前评估失效风险，必要时尽早施加干预措施，防范不确定因素逐级传递。

二、设备配置及其质量控制

根据治疗流程，SBRT 的设备配置可以分为以下几个方面。

（一）模拟定位系统

模拟定位系统是放射治疗的关键设备，所采集的模拟定位图像是放射治疗图像数据链的起点与位置验证的锚点。模拟定位系统按照模态分为 CT 模拟定位机和 MRI 模拟定位机。

1. CT 模拟定位机　简称定位 CT、CT-Sim，主体是一台大孔径 CT 机（图 1-3-1），辅助系统主要有移动式激光定位装置与呼吸门控系统，部分配备有虚拟复位系统与图像后处理工作站等，典型的 CT-Sim 有 Philips Big-Bore RT、GE Discovery RT、Siemens SOMATOM go. Sim、Siemens SOMATOM go. Open Pro 等。

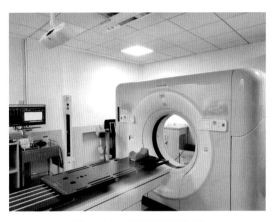

图 1-3-1　CT 模拟定位机

相较于诊断 CT,放射治疗专用的 CT-Sim 有以下几个典型特点:①大孔径,用以容纳体位固定装置,孔径直径通常大于 75cm;②大成像视野,用以避免数据截断造成的剂量计算误差,扫描成像视野通常大于 60cm,扩展成像视野通常大于 65cm;③平板检查床,与治疗系统的平板治疗床相匹配;④移动式激光定位装置,用以指示患者治疗体位下的参考坐标起始点与治疗等中心坐标点;⑤具备呼吸门控功能,可进行 4D-CT 与时相触发成像,为呼吸运动管理提供技术支撑;⑥配备相应的质控工具,用以开展成像质量、机械、电子密度等质控。此外,为了满足 SBRT 小体积病灶的定位和勾画需求,CT-Sim 通常具备层厚小于 2mm 的薄层扫描能力,部分 CT-Sim 的最薄层厚可达 0.75mm。对于肝癌 SBRT,虽然薄层扫描有助于靶区精细勾画,但层厚过薄,图像信噪比会变差,出现运动伪影的风险也越大,实践中应做合理选择。

CT-Sim 作为 CT 设备的一个子设备类型,质量保证应满足相应的国家标准(GB 17589—2011,GB/T 37128—2018),临床使用期间应定期接受相关机构的质量检测。为了满足放射治疗对 CT 模拟定位的成像功能与安全需求,推荐临床机构参考相关专家共识(如 AAPM TG-66、COMP CPQR 专题报告、国家癌症中心 / 国家肿瘤质控中心专题质控指南)制定适用自身的质控计划。

全面的 CT-Sim 质控计划包括机械、图像质量、成像剂量、放射治疗相关指标和安全性 5 个方面的内容。机械方面应重点检测:①定位床在负重下的到位精度与旋转等指标;②移动定位激光灯的平行度及到位精度;③扫描机架倾角。图像质量方面应重点检测:①均匀水模体的 CT 值、均匀性和噪声;②高对比度分辨力;③低对比度分辨力;④参考物质的 CT 值准确度;⑤重建层厚准确度。成像剂量方面重点关注临床常用扫描协议的 CT 剂量指数(CT dose index,CTDI)与剂量长度乘积(dose-length product,DLP)的准确度,以及准直接器精度。放射治疗相关项是指 4D-CT 及门控 CT 的功能检查、CT 值与电子密度转换精度、超视野成像的 CT 值准确性,以及与登记系统、胶片打印机、TPS、定位激光灯等外部设备的数据通信一致性。安全性方面主要包括设备与机房屏蔽、门机连锁、门防夹、语音通话、数据拷贝权限等方面。

2. 磁共振模拟定位机   MRI 因出众的软组织对比度在临床中得到广泛应用,早在 20 世纪 90 年代就有研究人员尝试使用 MRI 开展放射治疗模拟定位,受限于当时 MRI 设备的发展水平,超导 MRI 孔径普遍较小,难以容纳体位固定装置,开放式 MRI 又存在磁感应强度低、几何畸变大等问题,未能得到广泛应用。随着技术水平的不断提高,高场强、大成像视野的 MRI 设备逐渐普及,放射治疗专用的大孔径 MRI 模拟定位机开始进入临床。

磁共振模拟定位机,简称定位 MRI、MR-Sim,主体是一台大孔径 MRI 机(图 1-3-2),辅助系统包括 MRI 兼容的移动式激光定位装置与呼吸门控系统,典型的 MR-Sim 有 Philips Ingenia MR-RT、GE SIGNA RT、Siemens MAGNETOM RT Pro 等。为了满足放射治疗体位固定需要,与 CT-Sim 类似,MR-Sim 同样具有大孔径、大成像视野和平板检查床。此外,通常还会配备 MRI 兼容的体位固定装置、能够容纳体位固定装置的大尺寸线圈、线圈托架和相应的质控工具。

相较于 CT-Sim,MR-Sim 在肝脏成像上有显著优势,不仅在增强成像中肿瘤边界的显影效果更为明显,且众多的功能成像序列能够在病灶动度测量、代谢活度判别等方面提供有力的数据支持。MR-Sim 已成为肝癌 SBRT 临床实施不可或缺的设备。

MR-Sim 的临床应用依然处于蓬勃发展期,相应的质量保证标准、专家共识及指南正在逐渐完善,临床机构可参考 AAPM TG-284 和 COMP CPQR 专题报告来制定适用自身的质控计划。需要特别指出的是,MR-Sim 的日常维护与保养十分重要,临床使用中出现的磁性异物(如硬币、金属发卡、机房内其他设备)会干扰磁场的均匀性,引起成像几何畸变甚至严重伪影,因此,确保成像视野范围内 B0 与 B1 场的均匀性是 MR-Sim 质控的重中之重。目前部分 MR-Sim 会随机配备相应的质控模体,临床机构亦可购置诸如美国放射学院(American College of Radiology,ACR)MRI 质控模体(图 1-3-3)等第三方质控模体,在日常使用中进行定期检测。

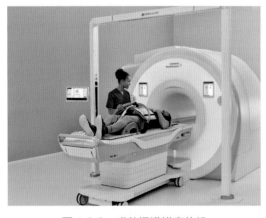

图 1-3-2   磁共振模拟定位机

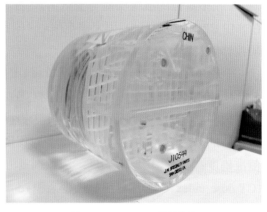

图 1-3-3   MRI 质控模体

(二) 体位固定装置

放射治疗的分次照射策略对分次间患者体位与肿瘤位置的一致性提出了很高要求。相较常规放射治疗,SBRT 分割次数少,降低了分次间的误差平均效应,分次间位置偏差带来的临床风险进一步增大。而 SBRT 单次剂量大、治疗时间长的特点,又要求对分次内肿瘤位置一致性予以高度重视。总的来说,SBRT 对分次间与分次内患者体位与靶区位置的一致性要求更为严苛。良好的治疗体位与固定装置选择不仅能够强化固定效果,提高分次间患者体位的可重复性,还可以在治疗时为患者提供有力的体位支撑,缓解肌肉疲劳与焦虑情绪,限制分次内患者移动与肿瘤运动,从而减小位置误差、有效提高治疗精度。

常见的肝癌 SBRT 体部固定装置有 3 种:①传统热塑膜,覆盖于患者上体表;②真空垫、发泡胶等高度可塑性材料;③商用体位固定框架,如 CIVCO Body ProLok、Orfit SBRT Solution、MacroMedics MultiBoard、Elekta BodyFix 等。前者在肝癌 SBRT 中较少单独使用,往往与其他固定装置配合使用。后两者尽管在材料、结构与使用方式上不尽相同,但都有以下共同特点:由尼龙、聚乙烯泡沫等轻质材料构成,射线衰减作用可基本忽略;舒适的上肢和头部固定,有利于患者姿势保持;充分贴合的背部和腰部支撑,有助于提高患者体位可重复性;有效的下肢固定,用来规避腿部移动对腰腹部的影响;与门控触发系统,如实时位置监测(real-time position management,RPM)系统,及腹部加压装置有良好的兼容性(图 1-3-4),便于开展呼吸运动管理。

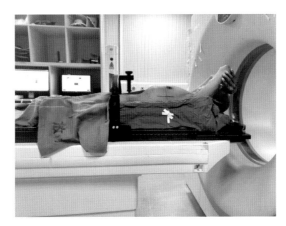

图 1-3-4　腹压板配合真空垫行肝癌放射治疗患者固定

临床中肝癌 SBRT 患者体位固定装置的选择,应结合患者情况与现有设备技术条件综合考虑,具体参考以下 7 点建议:①可做位置标记,提示固定方式与位置;②可做信息标识,防止误用;③易于操作,支持开展呼吸运动管理;④患者舒适度高,减少分次内患者移动;⑤尺寸不能过大,防止与设备碰撞;⑥轻质材料,不能干扰剂量沉积;⑦不能干扰呼吸、机载影像、光学体表等采集过程。此外,肝癌 SBRT 患者普遍要求进行 MRI 定位,固定装置的 MRI 兼容性是重要的考量因素。

(三) 呼吸运动监测与门控系统

肝脏会随呼吸等运动发生明显位移,为了能将处方剂量精准投射到肿瘤靶区,需对患者进行必要的呼吸运动管理,常见的呼吸运动管理方法有运动涵盖法(motion encompassing)、呼吸门控法（respiratory gating）、屏气法（breath hold）、腹部加压法（abdominal compression）与肿瘤实时追踪法（tumor real-time tracking）。尽管每种呼吸运动管理方法的原理、适用范围与实践流程上存在差异（具体将在后续章节详细描述），但基本需要有呼吸监测及门控系统做支持，通过测量或监测患者的呼吸运动状态，驱动 CT-Sim、MR-Sim 和治疗设备进行特定时相下的图像采集与剂量投射。

人体呼吸是一个复杂的生理过程，呼吸道与呼吸肌均会参与，胸腹部体表轮廓和体内脏器位置也会发生变化。有多种方式能够用来表征呼吸状态，如体表起伏、呼吸气流、体内植入物位置等，每种呼吸状态表征方式均有对应的呼吸监测与门控产品。

Varian 的 RPM 系统是典型的通过测量体表起伏来监测患者呼吸、进行呼吸门控的产品。RPM 系统由一个带有红外标识的标记物和一台红外相机组成（图 1-3-5），红外相机固定在 CT-Sim 检查床或加速器治疗床上，使用时将红外标记物放置于患者上体表，标记物会在升降方向随患者呼吸发生运动。与此同时，红外相机实时记录红外标记点的位置变化，通过标记点的位置变化来表征患者呼吸状态，在终端生成的呼吸信号可以用于引导 CT-Sim 门控成像或加速器门控治疗。与 RPM 类似的呼吸监测产品还有 Philips Chest Bellows、Anzai AZ-733 与 GE Smart Deviceless 4D，Philips Chest Bellows 使用类似于螺纹管的装置测量患者呼吸时体表轮廓变化，Anzai AZ-733 使用带有压力传感器的绑带测量患者呼吸时体表与绑带间的压力变化，而 GE Smart Deviceless 4D 则借助患者体表的金属丝，通过检测金属丝在 X 射线透射下的位置变化建立呼吸运动模型。需要特别指出的是，这 3 种系统目前仅供与 CT-Sim 搭配使用，协同门控 CT 成像。

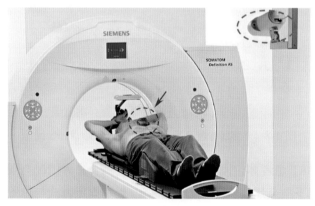

图 1-3-5　实时位置监测示例
红色箭头指示红外标记物，蓝色圈代表红外相机。

以上借助体表起伏进行呼吸监测与门控的系统均为接触式。近年来，新兴使用光学体表成像技术进行呼吸监测，这是一种无接触的呼吸监测与门控方式，典型的系统有 VisionRT AlignRT/OSMS、C-rad Catalyst/Sentinel 和 Varian Identify（图 1-3-6）。光学体表成像系统使用 1 个或多个光学摄像头，绘制患者部分体表轮廓，利用体表轮廓上特征区域的升降位置变化来提取患者呼吸信号，通过与 CT-Sim 或加速器联动，实现呼吸门控功能。

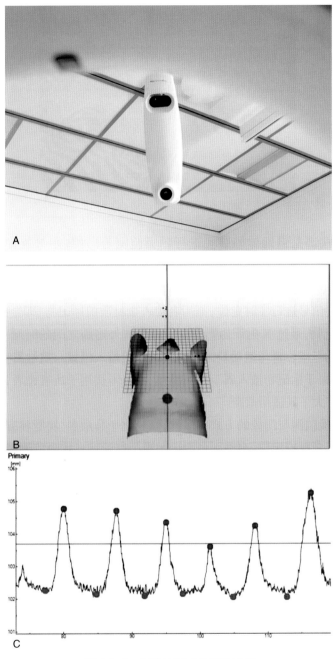

图 1-3-6　光学体表成像系统示例

A. 光学体表相机；B. 通过光学体表系统获取的体表信息；C. 通过光学体表系统获得的呼吸曲线。

　　人体呼吸时的气流变化同样可以用于呼吸监测，比如 Elekta 的主动呼吸控制（active breathing coordinator，ABC）技术。使用时患者佩戴专用的呼吸管（图 1-3-7），使用类似于肺活量计的装置测量肺通气气流，既可以用来表征呼吸时相，还可以用来估算肺部充气量。除了监测之外，还可以添加一个开关阀，将充气量保持在选定的水平，从而强制患者屏气。因此，ABC 较多地应用于屏气门控治疗，使用时需要对患者进行屏气训练，提高患者屏气的重复性。

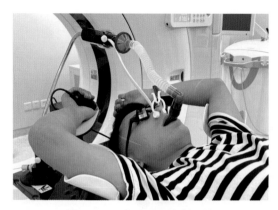

图 1-3-7　主动呼吸控制系统

以上几种方式都是借助体外装置进行呼吸监测与门控,亦有装置可以通过监测体内植入物的位置变化来实现呼吸监测与门控的目的。典型的系统有 Varian Calypso 和 CyberKnife Synchrony,前者在患者体内植入或体表附着电磁波发射装置(即磁标),接收器实时采集磁标发出的信号进行实时定位;而后者植入金材质的标记物(即金标),使用时在患者体表放置红外标记物,通过 X 射线摄影建立金标与红外追踪之间的时间 - 位置模型。为了更好地表征肿瘤的三维位置与运动规律,金标、磁标的植入位置与数量需满足一定要求。另外需要注意的是,由于标记物植入属于有创操作,故并不适用于所有患者,而 Varian Calypso 的体表附着方式扩大了其适用范围。

总的来说,呼吸监测与门控的方式有多种,商业化产品众多,功能和应用场景不尽相同。有些产品仅用于患者模拟定位,有些则可用于呼吸门控治疗。呼吸监测属于半定量,门控治疗则事关患者安全,呼吸门控系统的质控更显重要。根据 AAPM TG-142、TG-198 要求,除定期开展功能性检测外,还应适时进行门控束流延迟与剂量学偏移检测,确保临床使用的安全性和有效性。

(四)治疗计划系统

TPS 是精确放射治疗的方案规划与设计平台。TPS 在完成治疗系统建模的基础上,开展计划设计及优化,核心功能包括坐标传递、设备建模、射野布置、计划优化、剂量计算、计划评估与审核等。临床常见的 TPS 有 Varian Eclipse、Elekta Monaco、Philips Pinnacle3、RaySearch RayStation 等,均支持主流的加速器治疗设备。主要区别在于对加速器治疗设备以及第三方产品的兼容程度、设备的机械与束流建模方式、剂量计算与逆向优化算法,如 Varian Eclipse 有着良好的系统集成与第三方支持特性,Elekta Monaco 采用基于蒙特卡洛算法的算法引擎,Philips Pinnacle3 支持多用户登录与脚本交互,RaySearch RayStation 以快速的剂量计算与优化表现而见长。

近年来,图形处理器(graphics processing unit,GPU)加速技术的成熟极大地提高了 TPS 的算法性能,降低了各向异性解析算法(anisotropic analytical algorithm,AAA)、筒串卷积叠加算法(collapsed cone convolution/superposition,CCCS)等经典剂量算法的计算时间。在计算网格日益精细化的同时,AcrosXB、蒙特卡洛、多目标优化(multi-criteria optimization,MCO)

（图 1-3-8）等高负荷精确剂量建模算法也被越来越多地使用。此外，为了更好地评估不同分割模式特别是立体定向放射外科（stereotactic radiosurgery，SRS）和 SBRT 大分割模式下的生物学效应，BED、EUD、归一化总剂量（normalized total dose，NTD）等基于放射生物学模型的计划设计与评估工具也逐渐进入临床。

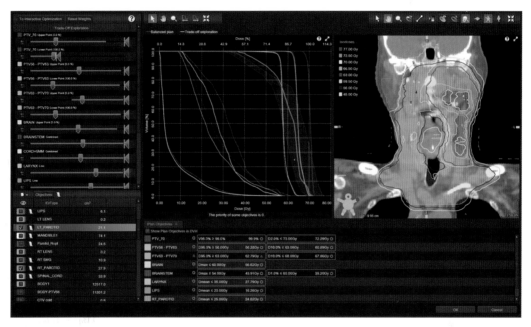

图 1-3-8　基于多目标优化的 Eclipse 治疗计划

伴随着医疗数字化浪潮，TPS 及其依托的整套信息服务在全流程数据处理与信息管理中的中枢平台角色日益凸显，多模态图像的融合与配准、器官分割、剂量验证、自动配准、自适应设计、流程管理、统计报表等功能不断丰富。与此同时，TPS 质控也应引起足够重视，临床机构可参考 AAPM TG-82、TG-157、TG-166、MPPG-5a 和加拿大医学物理学家组织（Canadian Organization of Medical Physicists，COMP）专题报告来制定自身适用的质控计划，应至少包括设备信息一致性检查、剂量模型校验、坐标系一致性检查、数据记录与验证功能校验、用户权限与网络安全等。特别是在临床调试阶段，应开展端对端测试，确认剂量计算的精度与数据链的完整性。需要特别指出，除定期开展质控测试外，当发生网络变更、数据迁移、软件升级、硬件增减等操作后，应立即执行相应质控方案，确认数据、服务与功能的完整和运行的安全。

（五）治疗设备

20 世纪 90 年代初，瑞典卡罗林斯卡医院率先发表了一篇关于使用回旋加速器对不可手术切除的肝癌开展立体定向放射治疗的研究报道（处方剂量为 40Gy/2f），开创了肝癌 SBRT 的先河。此后，随着直线加速器与适形调强技术的快速发展，直线加速器逐渐成为肝癌 SBRT 治疗的主力治疗设备。

直线加速器按系统设计可大致分为 C 型臂（C-arm）加速器（图 1-3-9A）、射波刀（CyberKnife）、螺旋断层加速器（Tomotherapy）和 MRI 引导加速器（如 ViewRay MRIdian、Elekta Unity）4 类。后 3 类特殊的系统设计有鲜明的技术特点，分别代表着 3 种不同的治疗技术理念，而临床中最为常见的则是悬臂式加速器，典型的设备产品有 Varian Edge、Varian TrueBeam/VitalBeam、Elekta VersaHD 等。这些设备虽然在技术路线、设备结构、功能设计和配置参数等方面存在差异，但核心技术性能较为一致：①均具备高剂量率非均整（flattening filter free，FFF）束流模式，最大剂量率超过 1 000MU/min，可实现快速治疗；②均配备高分辨率 MLC，中心区叶片宽度 ≤5mm，能够显著提高剂量分布的适形度；③机载影像系统均具备三维成像与位置引导功能，可开展三维解剖结构与靶区位置验证；④均配备六维治疗床，用以配合影像系统实现位置修正功能；⑤均提供门控功能接口，可与呼吸监测系统连接，用以实现呼吸运动追踪与门控实施。近年来，随着图像引导与快速计划设计技术的不断发展，自适应放射治疗（adaptive radiotherapy，ART）技术兴起，Varian 与 Elekta 分别推出了商业化解决方案，即环形加速器 Ethos（图 1-3-9B）和 Elekta 磁共振引导加速器 Unity，亦有研究人员基于该类型加速器开展自适应 SBRT。

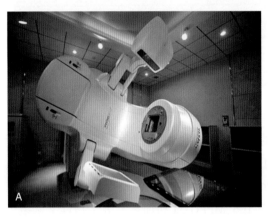
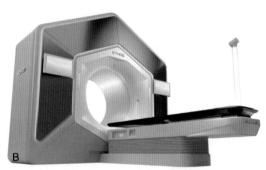

图 1-3-9　放射治疗加速器设备
A. C-arm 加速器（TrueBeam）；B. 环形加速器（Ethos）。

直线加速器质控事关治疗效果与辐射安全，是临床设备质控的重点，相关指南、专家共识与技术白皮书层出不穷，国家也出台了相应的法规与标准，要求临床调试和使用期间均应定期开展质控，并定期接受相关机构的性能检测。临床机构应根据法规要求、治疗需求和设备条件，配备必要的质控工具，制定详细的质控计划并严格执行。

质子和碳离子治疗是近年来放射治疗的热点技术之一，亦有研究人员基于质子和碳离子设备开展肝癌 SBRT 治疗。基于质子和碳离子治疗设备的技术原理、技术特点、适用证等方面的内容将在其他章节单独讨论。

（六）质控工具

SBRT 的精准实施依赖于先进的放射治疗设备，而设备的机械、剂量学、图像引导、呼吸门控等性能均需定期开展相较常规治疗更为严格的质控,特别是应增加小照射野束流参数测量和端对端测试等质控内容,并开展高分辨的计划验证,需要配置相应的质控工具(图 1-3-10)来满足这些要求,如三维水箱和多种测量设备。

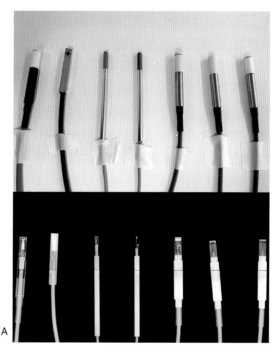

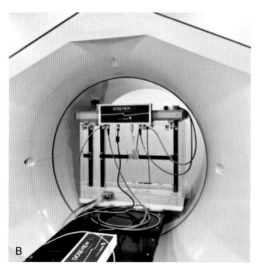
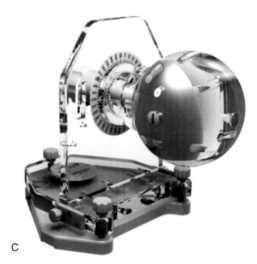

图 1-3-10　质控工具示例

A. 典型探测器及其在射线下透视图;B. 三维水箱(DoseView 3D);C. 剂量验证模体(Lucy 3D)。

相较大照射野,小照射野下的束流输运与剂量沉积过程会出现 3 个显著效应:辐射源靶点部分遮挡效应、侧向带电粒子失衡效应和探测器扰动与体积平均效应。在这 3 种效应的作用下,大照射野条件下的测量理论、方法及工具不适用于小照射野束流测量。国际原子能机构（International Atomic Energy Agency,IAEA）所发布的483号报告对小照射野下的测量方法与工具选择给出了推荐意见。总的来说，需要结合目标测量参数、测量条件与射野尺寸，合理使用塑料闪烁体探测器、半导体探测器、小尺寸电离室探测器等多种测量工具，并做出必要的数据修正。

为开展SBRT临床实践的端对端测试，完成从体位固定、定位、计划设计、摆位到最终治疗实施的全流程误差评估，建议配置必要的端对端测试模体，如Lucy模体。为保证机架等中心、准直器等中心、治疗床等中心以及各影像引导系统等中心的精度与符合度满足开展SBRT的临床要求，推荐配置必要的检测模体，如Winston-Lutz、ball-bearing、Penta-Guide等模体及其软件分析工具。此外，鉴于SBRT小靶区、快速剂量跌落的剂量学特点，剂量验证的通过率推荐标准要比常规放射治疗更为严格，这对剂量验证工具的性能与使用方法提出了新的要求，推荐增配具备高空间分辨率测量的剂量验证工具，如EBT3胶片、PTW OCTAVIUS、Scandidos Delta4等。同时，综合使用诸如Portal Dosimetry、二次独立计算等多种计划质控手段也十分必要。

需要指出的是，质控工具自身也应当进行质控，所有质控工具在使用前均应遵照产品手册或使用规程进行自检，工具出现故障或损坏后应停止使用并及时维修，日常使用中注重维护保养，电离室、剂量仪等计量工具应定期送至计量服务机构进行计量校准。

三、质量保证

质量管理是确保临床实践效果的一个重要方面，完善的质量保证制度在规避潜在风险、识别早期危险因素、及时发现与纠正可能的错误等方面至关重要。世界卫生组织（World Health Organization,WHO）在《放射治疗风险概览》（Radiation Therapy Risk Profile）中将放射治疗的质量保证（quality assurance,QA）定义为：为确保治疗处方一致且安全执行的同时，正常组织受量最小、职业照射最小和患者监测充分而采取的一切措施。报告同时指出，适当的QA措施对于降低事故和错误的可能性和增加错误发生时被识别和纠正的可能性至关重要。

在质量管理方面，与常规放射治疗类似，SBRT并非单指某一具体的临床治疗技术，而是指一整套相互衔接的诊疗流程（图1-3-11）。整个流程的制定与实施高度依赖所使用的设备平台、具备的技术条件与预期的治疗部位，不同部位的立体定向放射治疗的诊疗流程无法直接复制和迁移。鉴于SBRT的临床实施要求高、精准度要求严、失效风险大，美国放射肿瘤学会（American Society for Radiation Oncology,ASTRO）白皮书建议，临床机构在规划开展SBRT诊疗时，应充分考虑诊疗实施的系统性和前瞻性，可从以下4个方面着手：①建设多学科的工作环境，建立清晰的沟通机制，最大限度减少沟通成本和沟通干扰；②开展细致的路径设计和全方位的风险评估，包括在引入新技术时评估潜在的风险点和失效模式，建立长期的回顾性分析和安全性提升机制；③评估人员配备及其技能水平，并在临床实施前对每种新的治疗技术或流程开展培训；④对现有资源进行全面的可行性分析，确认能够满足SBRT实施的各项技术要求。

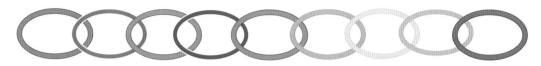

体位固定　　CT定位　　MR定位　图像融合　靶区与器官勾画　计划设计　计划验证　位置验证　治疗实施

图 1-3-11　精准 SBRT 的临床流程链

临床机构在制定 SBRT 诊疗规范的同时，也应建立全流程覆盖的 QA 体系（具体可参考 AAPM 报告与国家癌症中心 / 国家肿瘤质控中心专家共识），并在 SBRT 临床实施过程中严格执行。根据具体内容，可大体分为 3 类，即设备 QA、患者 QA 和流程 QA。

（一）设备质量保证

设备 QA 始于设备的验收测试（acceptance）与临床调试（commissioning），用于确保所使用的设备与技术符合实施 SBRT 的精准要求。设备 QA 的制度设计，应对设备类型、技术选择与质控频次加以区分，制定相应的人员要求、参考方法、容差标准、记录审核与异常处置等规范，具体可参考相应的 AAPM 报告。表 1-3-1 列出了 TG-142 报告中针对 SBRT 治疗的直线加速器部分 QA 项目及容差范围。

表 1-3-1　TG-142 报告中部分 SBRT 质控内容

频次	类别	测试内容	容差标准
日检	机械	激光灯	≤1mm
		准直器显示准确度	≤1mm
	剂量学	剂量输出稳定性	±3%
	安全	附件及安全联锁	功能性
	影像	影像系统到位精度	≤1mm
		影像与机械等中心符合度	≤1mm
月检	机械	激光灯	≤1mm
		治疗床位置精度	1mm/0.5°
		辐射等中心最大偏差	≤1.5mm
		治疗床位置显著准确度	1mm/0.5°
	剂量学	剂量输出稳定性	±2%
	安全	附件及安全联锁	功能性
	影像	影像系统到位精度	≤1mm
		影像与机械等中心符合度	≤1mm
年检	机械	机械与辐射等中心符合度	≤1mm
	剂量学	MU 线性度	±2%
		输出因子一致性	±1.5%
		小野输出因子一致性	±2%
		MU 线性度	±2%（≥5MU）

MU：机器跳数。

（二）流程质量保证

流程 QA 针对的是治疗流程中的各项操作任务,用于确保:①任务执行的人员配置、技能与培训符合要求;②特定操作与流程始终遵循标准操作流程(standard operation procedure,SOP)严格执行;③对高危或失效事件的追踪与溯源。流程 QA 相较于设备 QA 有着明确具体的操作方法与容差标准,重点检查流程与操作是否偏离 SOP,发现可能错误,规避早期风险。这要求临床机构根据自身情况制定各项流程的 SOP,开展人员培训,并定期更新 SOP和组织强化培训。需要特别指出的是,在治疗过程中,许多任务会包含多个步骤并且重复多次,使用检查表可以有效地确保合规并将错误风险降至最低。

（三）患者质量保证

患者 QA 广义上包括临床患者管理,如患者宣教、饮食管理、胃肠管理等,狭义上则主要指物理技术方面的 QA,主要包括患者体位固定、计划独立审查、参数核验、剂量验证、患者摆位与位置验证和治疗中引导与监测。如果使用 MLC 实施调强计划照射,治疗前应使用相对严苛的标准进行全局通过率计算,如 2mm/2%。如果使用锥形准直器,需要提前采集剂量学参数并在 TPS 中进行束流模型配置,治疗前可测量等中心参考点的绝对剂量进行剂量验证。

立体定向放射治疗的质量保证体系覆盖面广、流程多、内容繁杂,具体制度、SOP 与执行细则应由临床机构的多学科质量控制小组共同制定,并以清晰、可获取的文本形式进行描述,实践中各种操作也应及时记录、归档与审核。

随着临床信息化管理的不断深入,可以借助临床信息系统、电子病历系统、TPS、流程管理系统等信息平台开展相应的 QA 管理工作,如文档流转、数据记录、独立审核、趋势分析等。

总的来说,QA 体系应充分考虑临床机构的资源条件、人员配置、临床流程等因素,充分借鉴现有机构报告与专家共识(表 1-3-2 列出了部分 AAPM 质量保证与专题报告,表 1-3-3列出了国家癌症中心/国家肿瘤质控中心发布的部分放射治疗质控指南,表 1-3-4 列出了ASTRO 白皮书中关于流程管理与质控的要点提示),做好顶层与制度设计,在具体流程与环节管理上也应遵从基本的 QA 原则。WHO 提出了适用于放射治疗所有环节的 9 点质量保证建议,分别是:①患者身份识别;②充足的人员配置;③员工胜任力评估;④设备调试与操作流程核查;⑤流程和设备质量保证;⑥冗余信息传输;⑦流程治理(process governance);⑧错误报告和质量改进;⑨外部检查。

表 1-3-2　部分 AAPM 质量保证与专题报告

报告编号	年份	主要内容
AAPM TG-42	1995	SRS
AAPM TG-66	2003	CT-Sim 设备 QA 与定位流程 QA
AAPM TG-76	2006	放射治疗的呼吸运动管理
AAPM TG-100	2016	基于风险分析的放射治疗质量管理

续表

报告编号	年份	主要内容
AAPM TG-101	2010	SBRT
AAPM TG-104	2009	机载 kV 成像在患者摆位与肿瘤定位中的应用
AAPM TG-119	2009	IMRT 临床调试
AAPM TG-135	2011	CyberKnife 质量保证
AAPM TG-142	2009	直线加速器质量保证
AAPM TG-148	2010	Tomotherapy 质量保证
AAPM TG-155	2021	小野剂量学
AAPM TG-218	2018	IMRT 计划验证的方法与容差
AAPM TG-275	2020	物理、计划与参数审查策略
AAPM Medical Physics Practice Guideline 2.b	2021	图像引导治疗设备的临床调试与质量保证
AAPM Medical Physics Practice Guideline 8.a	2017	直线加速器性能测试
AAPM-RSS Guideline 9.a for SRS-SBRT	2017	关于 SRS-SBRT 物理实践的指导意见

CT：计算机断层扫描；QA：质量保证；SBRT：体部立体定向放射治疗；IMRT：调强放射治疗；SRS：立体定向放射外科。

表 1-3-3　国家癌症中心 / 国家肿瘤质控中心发布的部分放射治疗质控指南

指南名称	年份	主要内容
放射治疗质量控制基本指南	2018	开展放射治疗的基本条件与要求
医用电子直线加速器质量控制指南	2020	直线加速器质量控制
放射治疗记录与验证系统质量控制指南	2020	RVS 系统
调强放疗剂量验证实践指南	2020	IMRT 计划验证
CT 模拟机质量控制指南	2022	CT-Sim 质量控制
体表光学图像引导放疗质量控制指南	2022	光学体表引导系统质量控制
小野剂量学临床实践指南	2022	小野剂量学
基于水吸收剂量校准因子的高能光子束和电子束吸收剂量测定指南	2022	绝对剂量测量
基于电子直线加速器的肿瘤立体定向放射治疗物理实践指南	2022	SBRT

RVS：记录与验证系统；IMRT：调强放射治疗；CT：计算机断层扫描；SBRT：体部立体定向放射治疗；CT-Sim：CT 模拟定位机。

表 1-3-4　ASTRO 白皮书中关于流程管理与质控的要点提示

流程节点与 QA 要点提示	执行人	一线审核人员	二线审核人员
1. 设备与计划系统的临床服役调试			
输出因子测量与校准:①测量得到的输出因子应与参考值做比对;②若临床使用 FFF 模式,需开展束流建模与定期 QA	物理师(A)	物理师(B)	独立评估或外部验证
小野剂量学	物理师(A)	物理师(B)	独立评估或外部验证
TPS 服役测试:应包含 SRS/SBRT 病例测试			
2. 患者筛选			
应建立并遵守临床规范	医师	医师、物理师	团队所有成员
3. 患者模拟定位			
应建立并遵守临床规范,尤其是固定方式、呼吸运动管理和扫描层厚选择	医师、定位治疗师	物理师	物理师、剂量师
4. 患者计划设计			
确认患者信息、肿瘤部位、处方及是否有既往放射治疗病史	剂量师	医师、物理师	医师
图像导入并确认成像序列与各项参数	剂量师	医师、物理师	团队所有成员
图像配准	剂量师	剂量师、物理师	医师、物理师
剂量分布确认	剂量师	医师	物理师
确认参考图像与移床数值	剂量师	物理师	团队所有成员
确认图像引导方式及频率	医师	剂量师	物理师
5. 治疗前计划 QA			
确认计划编号、审核状态与传输到位	剂量师	物理师	团队所有成员
全面的参数审查:治疗流程信息、影像、勾画、剂量算法、剂量处方	剂量师	物理师	团队所有成员
计划参数审查	治疗师	物理师	团队所有成员
剂量验证	物理师	物理师	物理师
6. 治疗实施			
当某些信息存疑时,立刻暂停治疗	团队所有成员	团队所有成员	团队所有成员
每次治疗前,确认所有治疗参数	治疗师	治疗师	治疗师
治疗前稍作休息	治疗师(A)	治疗师(B)	团队所有成员
图像引导结果审核	治疗师	物理师	团队所有成员
疗程中患者毒副反应评估	医师、治疗师、护士	医师、治疗师、护士	医师、治疗师、护士

续表

流程节点与 QA 要点提示	执行人	一线审核人员	二线审核人员
7. 质量评价与改进			
日检、月检、年检,年检及大修后进行端对端测试	物理师(A)	物理师(B)	物理师、剂量师
设计检查单	团队所有成员	团队所有成员	团队所有成员
关于剂量处方、靶区勾画及计划设计的多学科讨论	团队所有成员	团队所有成员	团队所有成员

ASTRO:美国放射肿瘤学会;QA:质量保证;FFF:非均整;TPS:治疗计划系统;SRS:立体定向放射外科;SBRT:体部立体定向放射治疗。

第四节 →
肝癌体部立体定向放射治疗实施技术

传统普通放射治疗技术(俗称普放)以挡块拼接形成的矩形野和对穿野照射为主,其射野数量少、外放边界大、剂量计算粗糙。随着多叶准直器(multi-leaf collimator,MLC)、三维计划设计等关键技术的问世与快速发展,放射治疗的照射技术朝适形、调强方向发展,以三维适形放射治疗(three-dimensional conformal radiotherapy,3D-CRT)、动态适形弧形放射治疗(dynamic conformal arc therapy,DCAT)、容积旋转调强治疗(volumetric modulated arc therapy,VMAT)为代表的现代照射技术相继诞生,并成为肝癌立体定向放射治疗的主要治疗技术。

一、三维适形放射治疗

3D-CRT 是指基于三维解剖图像进行靶区勾画与计划设计、从多角度对靶区进行照射、使用三维剂量算法和评估指标的治疗技术。在不同射束方向,3D-CRT 的射野形状与靶区投影形状大体一致,射野内的射线强度均匀或仅使用楔形板做简单调制。

相较于普放,3D-CRT 是放射治疗技术上的一大突破,引入了很多现代放射治疗的理念,在图像采集、靶区勾画、计划设计与评估等方面强调三维和体积的概念,以革命性的方式重塑整个临床治疗流程,主要表现在:①CT 模拟定位机取代传统 X 射线模拟定位机,将三维图像引入放射治疗中,为后续多模态影像融合在放射治疗中的应用打开了大门;②靶区勾画与计划设计三维化,靶区与周围危及器官的相对解剖关系更为明确,通过调整射野方向观

（beam's eye view，BEV）来观察两者的相对位置关系，指导选择入射方向和设计射野形状；③剂量计算三维化，基于卷积和精细网格的现代三维剂量算法模型大大提高了剂量计算精度；④计划评估三维化，采用剂量体积直方图（dose-volume histogram，DVH）作为关键剂量学指标，更加科学合理；⑤采用开展在线位置校验，根据位置误差提示及时予以修正，大大提高了治疗位置精度。

作为从传统普放向精确治疗过渡的放射治疗技术，3D-CRT 的照射方案相对简单（图 1-4-1 为五野 3D-CRT 示例计划），对设备平台技术指标要求相对宽松，但计划设计中射野布置与权重调整要求物理师具有较丰富的经验。另外，3D-CRT 的靶区剂量均匀性相对较差，对周围正常组织的保护亦有不足，特别是对凹形靶区的照射存在局限性。

随着计划设计算法与加速器控制技术的提升，在 3D-CRT 技术基础上发展出了 DCAT。DCAT 通过单弧或多弧照射，在加速器旋转的同时，同步调整 MLC 轨迹实现动态适形，将弧形照射的剂量聚焦特点和 MLC 的高分辨适形能力充分结合，形成较 3D-CRT 更具优势的三维剂量分布。

在临床上，使用 3D-CRT 开展肝癌体部立体定向放射治疗（stereotactic body radiotherapy，SBRT）主要集中在 2010 年以前，近年来逐渐被更先进的技术取代。

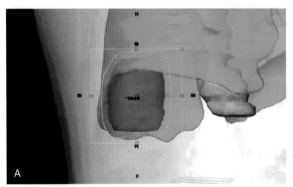
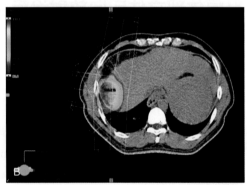

图 1-4-1　三维适形放射治疗射野与剂量分布示例

A. 三维适形放射治疗计划射野方向观示例；B. 三维适形放射治疗（五野）计划与剂量分布示例。

二、调强放射治疗

调强放射治疗（intensity modulated radiotherapy，IMRT）是一个相对宽泛的治疗技术的统称。MLC 动态调控是 IMRT 区别于 3D-CRT 的关键特征，包括固定野调强放射治疗（fixed-field IMRT，F-IMRT）、VMAT、螺旋断层放射治疗（tomotherapy，TOMO）和射波刀。狭义的 IMRT 通常指代 F-IMRT，根据不同的 MLC 调控方式，可分为滑窗式和子野式两种实现方式。

照射技术方面，相较 3D-CRT 的射野内束流均匀照射，F-IMRT 通过 MLC 动态调控实现射野内束流强度的非均匀调制（图 1-4-2）。技术发展方面，F-IMRT 是继 3D-CRT 后治疗技术的又一次巨大飞跃,MLC 运动轨迹与子野构成在调控上的复杂度,使 F-IMRT 的计划参数复杂度远大于 3D-CRT,仅依靠正向计划设计完成所有参数设置几乎是不可能完成的任务,逆向计划优化算法为 F-IMRT 提供了关键的底层技术支撑,临床计划设计流程也发生了相应变革,由物理参数的正向设置为主导转变为以处方剂量和临床限值为约束的逆向优化为主导(图 1-4-3)。在临床价值方面,F-IMRT 能够显著提高靶区剂量分布的均匀性与适形度,不仅能够实现剂量在大体肿瘤区(gross tumor volume,GTV)、临床靶区(clinical target volume,CTV)与淋巴引流区的分区照射,提高肿瘤局部控制率,还能更好地避让邻近正常组织(图 1-4-4),降低正常组织的辐射损伤,带来了非常显著的临床获益。关于使用 F-IMRT 开展肝癌 SBRT 临床治疗的研究已有一系列报道。

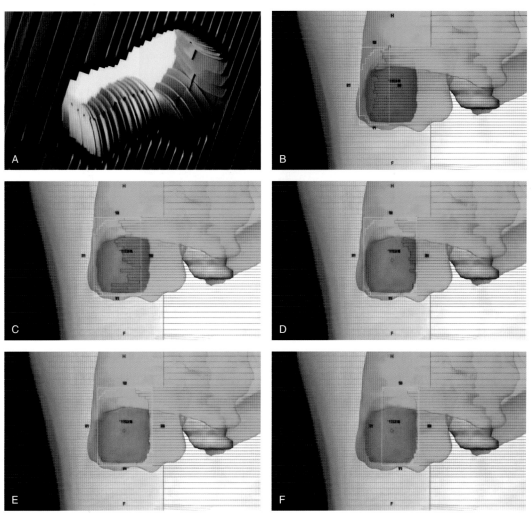

图 1-4-2 多叶准直器及其调制过程
A. 多叶准直器实物图片;B~F. 多叶准直器动态调制过程。

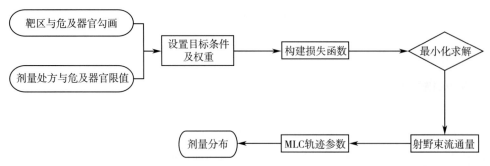

图 1-4-3   逆向计划设计流程图

MLC：多叶准直器。

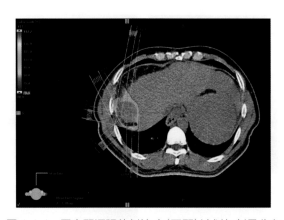

图 1-4-4   固定野调强放射治疗（五野）计划与剂量分布

三、容积旋转调强治疗

VMAT 作为调强放射治疗的高阶形式，是一种将加速器旋转与 MLC 调控相结合的先进治疗技术，突破了 F-IMRT 仅在固定角度进行照射的技术限制，通过动态调控加速器机架的旋转速度、射束剂量率和 MLC 运动轨迹，以动态连续的弧形照射完成治疗（图 1-4-5）。相较于 F-IMRT，VMAT 治疗时间更短，剂量输出效率更高。VMAT 计划的剂量分布优劣和强度调制程度取决于弧的数量、角度范围以及每个弧中不同控制点形成的子野形状和数量。与 DCAT 的旋转角度和 IMRT 的固定角度照射方式相比，VMAT 的照射参数调制空间更大、更灵活，在剂量分布适形度、靶区内剂量均匀性和正常组织保护方面均有更为显著的剂量学优势（图 1-4-6）。随着 TrueBeam、VitalBeam、Edge 等高端加速器的临床普及，VMAT 正逐步成为临床放射治疗的主力治疗技术。使用 VMAT 开展肝癌 SBRT 治疗也有一系列报道。

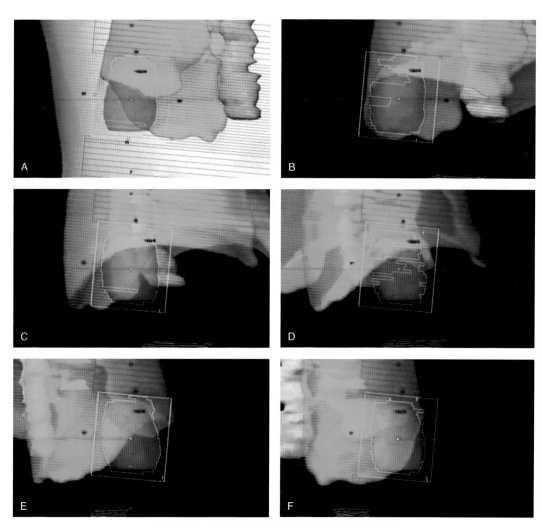

图 1-4-5 多叶准直器随照射角度动态调制过程

A~F. 显示连续动态调制过程。

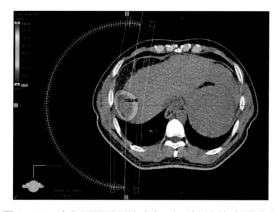

图 1-4-6 容积调强弧形治疗（双半弧）计划与剂量分布

四、螺旋断层放射治疗

螺旋断层放射治疗(tomotherapy,TOMO)是一种以专有设备 Accuray TomoTherapy Radiotherapy System 为依托的特殊形式的调强放射治疗技术,通常以 TOMO 指代该类设备与治疗技术。与常规加速器 C-arm 的结构不同,TOMO 采用类似于螺旋 CT 的结构,6-MV 加速器与束流准直装置均安装在滑环上,初级准直器沿 z 轴进行"层"准直,形成扇形辐射野,MLC 的每对叶片仅有开、关两种状态,通过气动传送进行快速切换,对扇形射束进行点位调制。TOMO 治疗时,加速器连续旋转,治疗床同步运动,整个束流照射轨迹类似于螺旋线,对靶区进行逐层扫描治疗。此外,在滑环与加速器相对的位置装有一块影像板,能够实现兆伏级 CT(megavoltage CT,MVCT)图像引导功能。图 1-4-7 展示了 TOMO 治疗技术示意图。在肝癌 SBRT 方面,Bae 等对 TOMO 在肝癌 SBRT 治疗中的剂量学特点进行了分析,并回顾分析了 TOMO 中等剂量溢出效应对肝癌 SBRT 患者治疗效果的影响,目前尚未见大规模临床研究报道。

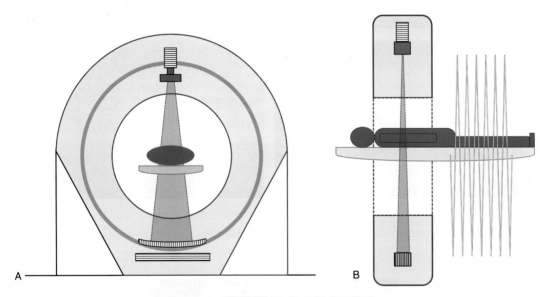

图 1-4-7　螺旋断层放射治疗技术示意图

A. 治疗时加速器沿圆形轨迹运动; B. 治疗时治疗床同步移动,形成螺旋式的束流轨迹。

五、射波刀治疗技术

与 TOMO 类似,射波刀也是一种以专有设备 Accuray CyberKnife Robotic Radiosurgery System 为依托的特殊形式的放射治疗技术,通常以 CyberKnife 或音译射波刀来代指。射波刀采用机械臂式结构,主体部件包括小型 X 波段 6-MV 直线加速器、一套可切换的锥桶准直器或小型 MLC、六轴工业机械臂、治疗床和正交 X 射线成像装置(图 1-4-8)。由于 CyberKnife 特殊的结构设计,射束入射角度在空间上近似半球形,天然具备非共面性,适用于颅内、脊柱、肺部、前列腺等部位肿瘤的立体定向治疗。在肝癌 SBRT 方面,Mahadevan 等于 2018 年发表了基于 CyberKnife 技术的肝转移瘤 SBRT 多中心回顾性研究,结果表明接受 SBRT 治疗的肝转移瘤患者表现出了较好的局部控制与总生存。

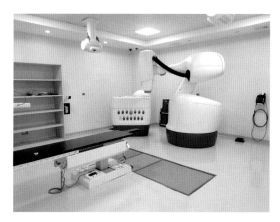

图 1-4-8 射波刀设备

六、图像引导放射治疗

广义上,图像引导放射治疗(image-guided radiotherapy,IGRT)指在放射治疗的多个环节使用图像引导的治疗流程,这些环节包括患者数据采集、计划设计、模拟定位、治疗前患者体位和靶区位置校验、治疗中的靶区定位等。狭义上,IGRT 通常指治疗前和治疗中使用图像引导进行患者体位校验与靶区定位。换言之,IGRT 并非指代某种治疗技术,而是侧重于描述采用影像学手段将靶区的位置信息进行可视化的治疗流程。随着调强治疗技术的不断发展,治疗计划对于靶区的适形度更高,临床上对于分次间与分次内靶区定位精确度的要求变得越来越严格,这些临床需求推动了影像学手段向放射治疗临床流程的渗透。根据所使用的成像模态,IGRT 系统可以分为:① X 射线引导,包括机载电子射野影像装置(electronic portal imaging device,EPID)/kV 二维图像引导、机载锥形束计算机断层扫描(cone-beam computed tomography,CBCT)三维图像引导、加速器一体式 CT 图像引导,以及 TOMO 搭载的 MV-CT 引导和 CyberKnife 搭载的正交 X 图像引导,为了消除呼吸运动造成的成像运动伪影从而更加精准定位靶区位置,这些 X 射线引导方式往往可以与呼吸监测装置协同工作,实现门控或触发成像(图 1-4-9);②超声引导,如 Elekta Clarity;③磁共振成像(magnetic resonance imaging,MRI)引导,如 Elekta Unity、ViewRay MRIdian;④光学体表引导,如 C-Rad Catalyst、VisionRT AlignRT、Varian Identify。不同图像引导系统的原理与技术特点不尽相同,适用场景、临床优势亦有所差异。

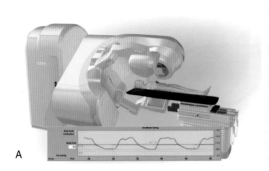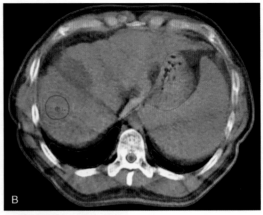

图 1-4-9　呼吸引导下的门控 CBCT

A. 门控 CBCT 呼吸引导过程示意图；B. 门控 CBCT 成像效果。

第五节
肝癌体部立体定向放射治疗呼吸运动管理

呼吸是机体从外界环境吸入氧气并排出二氧化碳的过程，是维持人体生命的重要生理活动。呼吸的整个气体代谢过程复杂，有赖于与血液循环系统协同工作，包括 3 个生理学过程：外呼吸（external respiration）、内呼吸（internal respiration）和气体运输（gas transport）。外呼吸又称肺呼吸，指的是外界气体与肺泡、肺泡与毛细血管进行气体交换的过程；内呼吸又称组织呼吸，指的是毛细血管与组织、细胞之间的气体交换和细胞内氧化代谢的过程；气体运输是指氧气和二氧化碳经循环血液在肺与组织之间运输的过程，是内呼吸和外呼吸的衔接环节。

在外呼吸环节，肺部与外界环境之间进行气体交换的过程称为肺通气（pulmonary ventilation），是整个呼吸过程的基础。由于肺本身不具备主动扩张和收缩的功能，肺通气的动力来自胸廓的扩大和缩小，而胸廓的扩大和缩小是呼吸肌收缩和舒张引起的（图 1-5-1），呼吸肌规律的收缩和舒张带来的胸廓变化称为呼吸运动（respiration movement）。

放射治疗中主要关注狭义的呼吸，即呼吸运动。呼吸运动包括吸气（inspiration）和呼气（expiration）两个动作，按照用力程度可以分为平静呼吸（eupnea）和用力呼吸（forced breathing）。平静吸气主要依靠膈肌和肋间外肌主动收缩，用力吸气时才需要胸锁乳突肌、斜角肌群、斜方肌等辅助呼吸肌的参与。平静呼气主要依靠膈肌和肋间外肌被动舒张，用力呼气时需要额外借助肋间内肌和腹壁肌等呼气肌的主动收缩来共同完成。呼吸运动中,肌肉的参与程度不仅与呼吸的用力程度有关,还与年龄、性别、体位等因素有关。其中,体位对肌肉参与度的影响较为显著。在直立体位,膈肌对平静呼吸的贡献度约占 70%,肋间外肌约占30%,而仰卧位时膈肌对平静呼吸的贡献度会增加到 90% 左右,辅助呼吸肌在直立位发力也要比仰卧位更轻松。

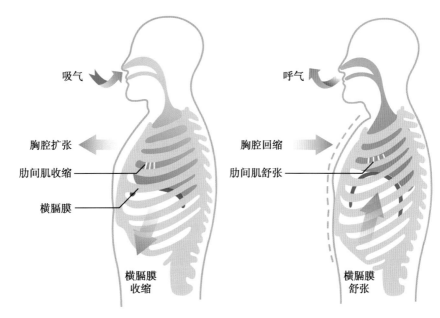

图 1-5-1　肺通气过程示意图

一、呼吸动度及测量

肝癌放射治疗通常采用仰卧位,在非干预条件下,患者的平静呼吸主要依靠膈肌的舒张和收缩。图 1-5-2 展示了一组冠状面四维计算机断层扫描(4-dimensional computed tomography,4D-CT)图像,可以看到膈顶位置在不同呼吸时相有明显变化。膈肌规律性运动的同时会伴随腹部的起伏,腹腔内器官也会出现明显位移。尤其对于肝脏,因其紧邻膈肌,在膈肌的牵拉作用下会发生明显的位置变化,这无疑增加了靶区剂量分布的不确定度。不同患者的呼吸特征和病灶的解剖学特征存在较大的个体化差异,需要在治疗前准确评估每位患者的呼吸和病灶运动特点,据此制定相应的呼吸运动管理方法,甚至实施必要的呼吸干预措施。

病灶的呼吸动度是肝癌放射治疗中最为关注的呼吸特征,临床中通常采用 4D-CT 或借助植入物观察在不同时相的相对位置来获得病灶的呼吸动度数据。此外,亦有研究人员采用超声、X 射线透视、磁共振电影成像(Cine-MRI)、核医学等成像手段开展呼吸动度测量。表 1-5-1 列出了来自多个研究团队关于仰卧位平静呼吸状态下肝癌病灶呼吸动度的参考值。

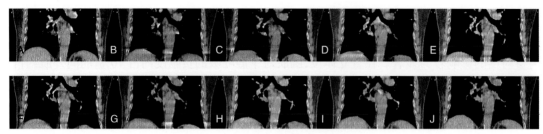

图 1-5-2　仰卧位肺通气中膈肌运动
A~J. 一组冠状面四维计算机断层扫描图像。

尽管这些研究的发表时间跨度较大,所采用的观测对象(病灶或植入物)和观测方法不尽相同,但研究结论的趋势基本一致,即肝癌病灶在上下(superior-inferior,SI)方向存在明显的呼吸动度,而在前后(anterior-posterior,AP)与左右(left-right,LR)方向呼吸动度较小。另外,Davies 等对深吸气状态下肝癌病灶的呼吸动度进行了研究,结果表明,深吸气状态下肝癌病灶在 SI 方向的呼吸动度为(37±8)mm,在 AP 与 LR 方向的呼吸动度与平静呼吸没有明显差异。这些研究结果也进一步证实,膈肌舒缩是仰卧位呼吸运动的主要动力来源。

表 1-5-1　仰卧位平静呼吸状态下肝癌病灶呼吸动度研究汇总

研究者(发表时间)	受试者数量	观察方法	方向 /mm		
			SI	AP	LR
Weiss 等(1972)	25	核医学(Tc-^{99}m)	11±3	–	–
Harauz 等(1979)	51	核医学(Tc-^{99}m)	14	–	–
Suramo 等(1984)	50	超声	25(10~40)	–	–
Davies 等(1994)	9	超声	10±8(5~17)	–	–
Shimizu 等(1999)	1	Cine-MRI	21	8	9
Shimizu 等(2000)	3	Cine-MRI	10.6±7.0	4.6±1.6	5.2±1.8
Bussels 等(2003)	12	Cine-MRI	24.4±16.4	9.0±3.5	13.2±6.9
Nishioka 等(2009)	6	Fluoroscopy	15.98±6.02	7.23±2.96	4.19±2.46
Worm 等(2013)	10	Fluoroscopy	16.0(5.3~35.8)	8.0(2.4~17.6)	5.2(2.5~10.5)
Park 等(2012)	20	4D-CT	17.9±5.1	5.1±3.1	3.0±2.0
	20	Fluoroscopy	16.5±5.7	5.3±3.1	2.8±1.6
Hallman 等(2012)	18	4D-CT	9.7±5.0(3~18)	4.8±3.9(1~16)	–
Xu 等(2014)	23	Fluoroscopy (CyberKnife)	6.4±5.5	2.9±2.8	2.1±2.3

续表

研究者（发表时间）	受试者数量	观察方法	方向 /mm		
			SI	AP	LR
Liang 等（2018）	14	Fluoroscopy（CyberKnife）	11.9（5.1~17.3）	3.8（0.9~7.7）	1.3（0.4~4）
Dhont 等（2017）	18	Fluoroscopy	11.8 ± 5.6	5.1 ± 2.7	2.4 ± 1.4
Li 等（2019）	12	Fluoroscopy（CyberKnife）	16.22 ± 5.86	5.54 ± 3.12	2.92 ± 1.98
Lo 等（2020）	145	Fluoroscopy（CyberKnife）	9.6 ± 3.9	4.1 ± 2.1	8.5 ± 3.1

SI：上下；AP：前后；LR：左右；Cine-MRI：磁共振电影成像；Fluoroscopy. X 射线透视；4D-CT：四维计算机断层扫描。

二、呼吸运动管理方法

呼吸运动管理是一个复杂的问题。呼吸动度与个体因素密切相关，运动管理的实践又受临床条件和设备平台影响。呼吸运动管理方法存在多种分类标准，临床实践亦有诸多变体。根据 AAPM TG76 号报告，呼吸运动管理方法大体分为 5 种：运动涵盖法（motion-encompassing）、腹部加压法（abdominal compression）、呼吸门控法（respiratory gating）、屏气法（breath holding）和肿瘤实时追踪法（real-time tumor-tracking）。其中，从治疗时是否考虑呼吸状态变化的角度而言，运动涵盖法和腹部加压法属于被动方法，在全呼吸周期内均进行照射；而呼吸门控法、屏气法和肿瘤实时追踪法属于主动方法，会结合呼吸状态的变化调控束流照射。见图 1-5-3。

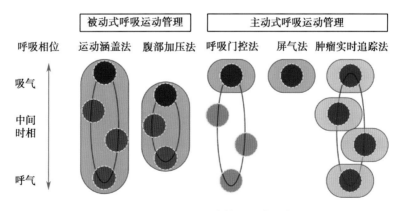

图 1-5-3　不同呼吸运动管理方法示意图

（一）运动涵盖法

运动涵盖法也称内靶区（internal target volume，ITV）法，在临床靶区（clinical target volume，CTV）基础上外扩额外的内部边界（internal margin）生成 ITV（图 1-5-4），以此表征 CTV 的可能运动区域，通过对 ITV 实施照射来补偿呼吸运动对治疗靶区的影响。由于呼吸情况存在个体差异,需要在靶区勾画前采集每位患者的肝脏呼吸动度信息,从而个体化定义 ITV。临床常用的呼吸动度测量手段有 4D-CT、多时相 CT、动态 MRI、X 射线透视等。

　　运动涵盖法作为一种简单、直接的呼吸运动管理方法,通过牺牲周围部分正常组织来确保照射剂量对病灶的全覆盖。同时,这也意味着病灶体积越小、呼吸动度越大,通过定义 ITV 所获得的治疗获益比就越低。肝癌体部立体定向放射治疗(stereotactic body radiotherapy,SBRT)适用于体积较小的病灶(通常最大径≤5cm),在患者自由呼吸状态下,单纯使用 ITV 进行呼吸运动管理会推高周围正常组织剂量,不利于肝脏的保护。为了提高治疗获益比,降低周围正常肝组织的受量,可将运动涵盖法与腹部加压法联合使用。

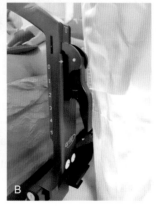

图 1-5-4　ICRU 62 号报告
关于 ITV 定义示意图

GTV:大体肿瘤区;CTV:临床靶区;IM:内部边界;ITV:内靶区;PTV:计划靶区。

（二）腹部加压法

　　腹部加压法是指在模拟定位和每次治疗前,使用腹部加压板、腹压带等机械装置对患者上腹部进行压迫,通过压迫干预将自由呼吸变为浅呼吸,降低呼吸强度,达到有效限制病灶呼吸动度的目的。作为经典的呼吸运动管理方法,腹部加压早在 1991 年首次应用 SBRT 治疗肝癌时就已投入使用,目前商业化的 SBRT 体位固定系统大多提供了配套的腹部加压装置。图 1-5-5 展示了腹部加压板的应用实例,该腹部加压板(Orfit)由桥架、旋转轴和压迫板三部分构成,桥架和旋转轴带有高度标尺,使用时压迫板一面紧贴患者上腹部,另一面与旋转轴连接,使用时可根据患者体格和承压程度定量调节压迫强度。表 1-5-2 列出了部分腹部加压后的呼吸动度研究。总之,在限制肝脏呼吸动度方面,腹部加压法是一种实施简单、行之有效的呼吸运动管理方式,特别是对于运动幅度>10mm 的肝癌。但腹部加压仅限制呼吸动度,既往研究显示,肝内病灶的上下运动幅度仍能达到 5mm 以上。需要指出的是,在实施腹部加压时,压迫强度越大,对患者呼吸动度限制的效果越好,但压迫强度过大,对患者造成的压迫感和疼痛感也越强,需结合患者的耐受程度设置个体化压迫强度。另外,当压迫强度较大时,肝脏会出现轻微形变,为了降低肝脏形变程度所带来的不确定度,临床实践中确保分次治疗间压迫位置、压迫强度、患者体位和胃肠状态的一致性十分重要。

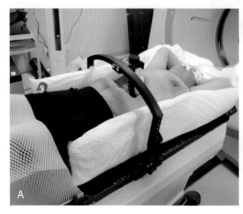

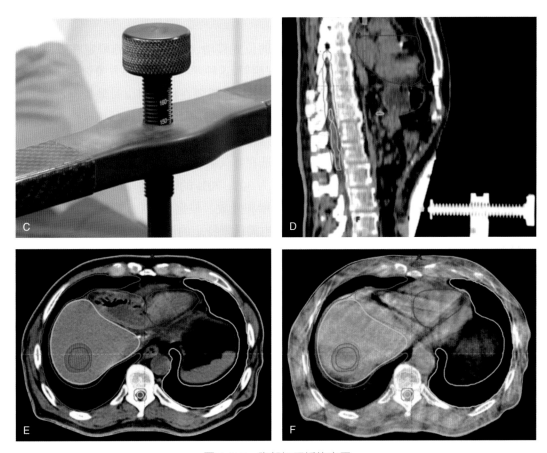

图 1-5-5　腹部加压板的应用

A. 腹部加压板联合真空垫行患者固定；B. 腹部加压板高度可通过两侧标尺定量调节；C. 腹部加压强度可通过旋杆标尺定量调节；D. 示例患者的矢状位 CT 定位；E. 示例患者轴位 CT 定位；F. 与 E 图像同层的患者锥形束 CT（CBCT）。

表 1-5-2　部分腹部加压下肝脏呼吸动度研究汇总

研究者（发表时间）	受试者数量	观察方法	方向 /mm		
			SI	AP	LR
Negoro 等（2001）	10	Fluoroscopy	7*（2~11）	–	–
Eccles 等（2011）	60	Cine-MRI	9.4	4.9	–
Hu 等（2017）	12	4D-CT	5.11 ± 2.05	2.13 ± 1.05	2.33 ± 1.22
Dreher 等（2018）	54	4D-CT	7.6	7.6	8.4
Shimohigashi 等（2017）	10	4D-CBCT	5.3 ± 3.3	2.4 ± 2.2	1.7 ± 0.8
Li 等（2022）	5	Cine-MRI	9.60 ± 3.61	11.00 ± 3.69	–

SI：上下；AP：前后；LR：左右；Fluoroscopy：X 射线透视；Cine-MRI：磁共振电影成像；4D-CT：四维计算机断层扫描；4D-CBCT：四维锥形束计算机断层扫描；*：均数。

(三) 呼吸门控法

伴随规律的呼吸运动,肿瘤会出现周期性的位置移动,将放疗的实施限定在呼吸周期的某个或某几个特定时相,可大幅减少正常组织照射,这种呼吸运动管理方式称为呼吸门控法。呼吸门控要求治疗的全流程都在门控状态下进行,需要在模拟定位时采集患者呼吸信号和 4D-CT 图像。CT 定位时,需在患者腹部放置红外反射模块,通过红外感应照相机捕捉模块上反射红外线的标记点,将模块的运动信号转换为波形,以此表示患者的呼吸规律。门控治疗窗通常占呼吸周期的 20%~40%,且通常选在呼气末,因为此时吸气肌处于放松状态,呼吸运动幅度相对平坦,在 4D-CT 中运动范围为 30%~70% 的呼吸运动时相。使用呼吸门控法时,需根据选定的呼吸治疗窗进行靶区勾画和外放。根据文献报道,这种方式能将靶区外放范围减少到 3~5mm。同时,计划设计时也需设置特定的治疗窗参数。在治疗前摆位时,也需同步采集患者的呼吸信号用于束流控制,如有条件,使用门控成像(gated imaging)技术,如门控锥形束计算机断层扫描(cone-beam computed tomography,CBCT),对于体位和肿瘤位置验证是非常有帮助的。在治疗中,需根据门控治疗窗设定治疗阈值,加速器只在设定的呼吸阈值内出束治疗,如超出限定范围,则立即停止出束。然而,外部呼吸信号标记物的运动与人体内部器官或肿瘤的位移之间仍存在差异,前者并不能完全反映肿瘤位置的变化。因此,为实现在治疗中对肿瘤进行监测,确保治疗出束时肿瘤在允许的运动范围内,还需要在治疗中进行影像监测,如触发成像(triggered imaging)技术。影像监测可在不影响加速器治疗出束的同时,选择在门控治疗窗内采集 X 线影像图像,监测肿瘤及邻近运动组织(如膈肌)或植入的标记物(如金标等)等是否在计划靶区(planning target volume,PTV)内,从而在减少 ITV 外放边界的同时,保证肿瘤的精准大剂量照射。

理论上,呼吸门控对正常组织的保护程度较好,但实践中要求呼吸运动高度可重复,因此治疗前的患者宣教和呼吸训练非常必要,这对于提高呼吸可重复性和治疗效率非常有帮助。另外,目前呼吸门控配备的可视化训练装置(visual coaching device,VCD)可显示患者呼吸的当前位置和目标位置,有效缓解患者的紧张情绪,保持稳定的呼吸模式,从而提高治疗效率。相较运动涵盖法和腹部加压法,呼吸门控法的临床实践相对复杂,对设备平台也有一定的功能要求,并非所有患者适用,如呼吸自主性较差的患者就不适用。

(四) 屏气法

屏气法属于呼吸门控的一种,要求患者在某一呼吸时相下进行屏气,并在屏气状态下对肿瘤实施照射。图 1-5-6 展示了使用主动呼吸控制系统的应用实例。相较于呼吸门控法,屏气法通常要求保持呼吸静止状态至少大于 15s,因此单次照射时间更长,整体治疗时间更短,有助于提高治疗效率,但也要求患者在治疗前反复进行呼吸训练。需要特别指出的是,为了确保屏气程度的可重复性,在呼吸训练和治疗时可借助一些呼吸控制设备。表 1-5-3 列出了既往研究中患者屏气状态下的肝脏呼吸动度,大部分研究显示该技术能将患者的呼吸动度控制在 2mm 内。然而,屏气法要求患者能较好地控制呼吸状态,因此也不适用于呼吸自主性较低或肺功能较差的患者。

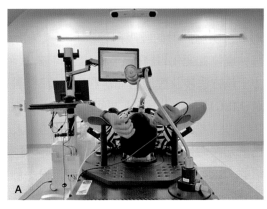

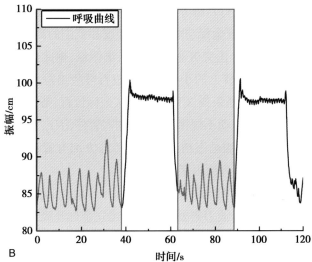

图 1-5-6　主动呼吸控制系统

A. 可视化训练装置引导下屏气；B. 典型患者屏气呼吸曲线图。

表 1-5-3　屏气状态下肝脏呼吸动度研究汇总

研究者（发表时间）	受试者数量	观察方法	方向 /mm		
			SI	AP	LR
Dawson 等（2001）	8	Fluoroscopy	1.9	0.6	0.6
Ford 等（2002）	8	Fluoroscopy	2.6 ± 1.7	–	–
Panakis 等（2008）	12	Fluoroscopy	0.3（0~1）	0.6（0~2）	0.6（0~3）
Peng 等（2011）	13	CT+CBCT	1.3 ± 1.0	1.0 ± 0.5	0.6 ± 0.4
Kawahara 等（2014）	27	CBCT	1.31 ± 0.83	1.04 ± 0.95	0.93 ± 1.19
Lu 等（2018）	8	CBCT	1.33	1.16	0.59
Boda-Heggemann 等（2019）	14	超声	1.3 ± 0.5	1.6 ± 0.6	0.7 ± 0.3

SI：上下；AP：前后；LR：左右；Fluoroscopy：X 射线透视；CT：计算机断层扫描；CBCT：锥形束计算机断层扫描。

(五) 肿瘤实时追踪法

有别于在特定呼吸时相下实施照射的呼吸门控法和屏气法治疗,肿瘤实时追踪法可在整个呼吸周期内实时追踪肿瘤位置变化,并对束流做动态调整,从而最大程度实现靶区精准定位和剂量精准照射。由于该方法涉及底层的加速器实时控制、剂量学动态自适应、多叶准直器(multi-leaf collimator,MLC)实时优化等复杂问题,在 C-arm 加速器上的应用尚处于临床前研究阶段。

临床应用较为成熟的肿瘤实时追踪照射系统为射波刀同步呼吸追踪系统 Synchrony,主要应用于随呼吸运动肿瘤的 SBRT 治疗,如肺部、肝脏、胰腺、肾上腺肿瘤等。Synchrony 同步呼吸追踪一般至少植入 4 个金标,以保证实时图像和计算机断层扫描(computed tomography,CT)重建生成的原始图像能够进行六维方向配准和校正,一般将金标植入肿瘤内或周边,但距离肿瘤边缘不应超过 3cm,保证金标与肿瘤运动幅度和范围的高度一致性。Synchrony 基于患者体表呼吸运动曲线和两个正交 X 射线多次采集图像,据此建立金标随患者规律呼吸的运动轨迹模型,指导六维机械臂上的小型加速器进行呼吸追踪治疗。治疗中持续采集体表呼吸运动规律和幅度,同时间断采集 X 线影像确认金标位置,持续更新金标运动轨迹。若患者出现突然咳嗽、屏气、呼吸运动不规律等情况,则需暂停治疗,重新建立金标运动轨迹模型后再行治疗。Synchrony 在肿瘤动态精准定位和追踪方面有着很大优势,然而,其治疗时间仍然受患者呼吸运动规律等多方面因素影响。

TrueBeam 平台上触发成像 / 自动射束保持(triggered imaging/auto beam-hold)也能实现肿瘤(金标)追踪精准治疗。与射波刀需要在治疗前建立金标呼吸运动轨迹不同,触发成像 / 自动射束保持是在治疗前根据放疗医师靶区外放的数值,在加速器治疗端设置治疗中允许金标运动的范围,进行运动肿瘤追踪照射。具体根据临床需求设置自动采集 X 线的影像参数,如时间、跳数(monitor units,MU)、机架角度、呼吸时相等,在治疗出束的同时规律采集 X 线影像,监测金标位移。如果金标在允许运动范围内,加速器正常出束照射;如果探测到金标超出运动范围,则自动停止出束。这一技术可保证肿瘤位于允许运动的范围内时才出束照射。据文献报道,对于肝癌、胰腺癌等运动幅度较大的肿瘤,一般还需要联合腹部加压法或呼吸门控法进行治疗,既能减少 ITV 外放,更好地保护正常组织,也能避免肿瘤脱靶,提高治疗疗效。当然,以上两种技术均需要金标植入,属于有创操作,需要超声或外科医师协助进行。

三、小结

呼吸运动是肝癌 SBRT 治疗中的重要位置误差来源之一,应对每位接受肝癌 SBRT 治疗的患者施加呼吸运动管理。呼吸模式与呼吸动度存在显著的个体差异,如果对患者进行了准确的肿瘤动度测量(如 4D-CT、门控 CT、Cine-MRI 等),则应将该动度信息作为 CTV-PTV 外扩的重要参考;若无法对患者进行准确的肿瘤动度测量(如采用腹部加压法、屏气法治疗等),则在 CTV-PTV 外扩时应涵盖可能的呼吸运动范围。

每种呼吸运动管理方法的临床流程不同,对设备条件和操作人员要求存在差异,也有各自的优势与劣势,比如呼吸运动涵盖法临床实践相对容易,但靶区照射体积偏大,不利于正常肝组织保护;金标植入能够准确提供肿瘤靶区的位置运动信息,但金标植入是有创操作。在临床实践中选择呼吸运动管理方式时,应充分结合临床条件和患者的耐受性进行选择。此外,应对呼吸运动管理所涉及的成像、计划和治疗过程进行严格的质量控制,确保设备和流程安全、有效。

第六节 →
基于磁共振引导肝癌体部立体定向放射治疗

磁共振引导放射治疗(magnetic resonance imaging-guided radiotherapy,MRIgRT)是近年发展起来的新型放射治疗技术,与传统的基于锥形束计算机断层扫描(cone-beam computed tomography,CBCT)的图像引导方式相比,MRIgRT 主要有以下优点:①软组织对比度高,可以更清晰地分辨靶区和周围组织的边界,无须植入标记物;②磁共振成像(magnetic resonance imaging,MRI)可以在治疗过程中连续采集图像,进行门控和靶区追踪,可进一步缩小靶区的外扩边界;③ MRI 可以进行功能成像或分子成像,对于放射治疗计划设计和反应评估有潜在优势;④ MRI 和 X 射线成像不同,无额外辐射,成像不受累积剂量限制。MRI 和 X 射线放射治疗系统相整合的设计可以实现肿瘤实时成像、肿瘤运动实时监测和自适应放射治疗(adaptive radiotherapy,ART)。本节将主要介绍 MRIgRT 的设备、电子回转效应、磁共振引导自适应放疗流程、MRIgRT 在肝癌 SBRT 中的应用和 MRIgRT 目前存在的挑战。

一、磁共振引导放射治疗设备介绍

根据辐射源,MRIgRT 设备可分为基于同位素放射源(^{60}Co)和基于直线加速器(Linac)两种。目前,商用的 MRIgRT 系统主要有美国 ViewRay 公司的磁共振引导 ^{60}Co 系统、MRI 引导直线加速器和瑞典医科达公司的 MR Linac-Unity 加速器。

美国 ViewRay 公司的 MRI 引导 ^{60}Co 系统 MRIdian 主要包括 3 个部分:① MRI 系统:由两个中间有间隙的水平螺线管型超导线圈产生 0.35T 的磁场;②放射治疗系统:由一个机械三头的 ^{60}Co 系统组成,包括 3 个 10.5cm × 10.5cm 的野,在初始装机时可以在等中心处得到 550cGy/min 的剂量率;③ ART 治疗计划系统(treatment planning system,TPS):一个高度集成的高性能计划和治疗软件,支持自动勾画、蒙特卡洛剂量计算、调强放射治疗(intensity modulated radiotherapy,IMRT)、三维适形放射治疗(three-dimensional conformal radiotherapy,3D-CRT)和在线 ART 计划设计。2014 年,美国 ViewRay 公司的 MRI 引导 ^{60}Co 系统开展了首次治疗。在此基础上，2017 年美国 ViewRay 公司又推出了基于 Linac 的 MRIgRT 系统 MRIdian MR-Guided Linac，其 MR 磁场场强仍为 0.35T。

瑞典医科达公司的 MR Linac-Unity 由荷兰 Utrecht 大学、瑞典医科达公司以及荷兰飞利浦公司联合研制。如图 1-6-1 所示，其包括 1.5T 的 MRI 系统、7-MV 驻波电子直线加速器和安装在法拉第筒中的环形机架等。准直器为 160 片多叶准直器（multi-leaf collimator，MLC），等中心平面的叶片宽度为 7.1mm，射野最大尺寸纵向为 22cm、横向为 57cm。射频线圈由上线圈和下线圈组成，下线圈安装在治疗床板下，位置和等中心相对固定；上线圈由支架支撑悬浮于患者上方，其对射束几乎没有衰减。Unity 的治疗床只能在头脚方向移动，摆位时需要先将患者摆放在基于激光灯的虚拟等中心处，再移动至靠近加速器等中心的位置。瑞典医科达公司基于 Monaco 计划系统开发了可用于磁共振加速器 Unity 的版本，实现了 MRI、磁共振加速器治疗计划设计和在线 ART 等功能的高度集成。目前，Unity 支持 3D-CRT、动态适形弧形放射治疗（dynamic conformal arc therapy，DCAT）、IMRT 等计划设计，暂不支持容积调强弧形治疗（volumetric modulated arc therapy，VMAT）计划设计。2017 年，瑞典医科达公司的 MR-Linac 装置 Unity 开展了首次治疗。截至 2024 年 6 月，全球已有 90 余台 Unity 投入临床使用，我国装机量也已达到 16 台。

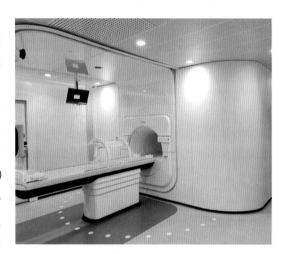

图 1-6-1　MR Linac-Unity 设备

二、电子回转效应

MRIgRT 在出束治疗过程中存在磁场，会对剂量分布带来影响。带电粒子在磁场中的运动受垂直于其运动方向的洛伦兹力影响，因此，二次电子从皮肤运动到空气中时运动轨迹会发生回旋，引起皮肤表面剂量的升高。这种发生在密度差异较大的交界面附近的效应被称作电子回转效应（electron return effect，ERE）。磁场还会导致建成区域变短，这也会造成皮肤剂量升高。ERE 与射野和皮肤表面的夹角有关，存在一定倾角时，ERE 最强。如果采用对穿野，可以补偿垂直交界面处的 ERE。因此，在 MRIgRT 计划设计布野时，需要考虑 ERE 对剂量的影响。同时，ERE 也可以通过在皮肤表面垫 1cm 左右的组织补偿物来消除。

三、磁共振引导自适应放疗流程

MRIgRT 治疗流程与常规加速器有所不同，其主要用于开展 ART。图 1-6-2 所示为 Unity 的 ART 流程。首先需要进行计算机断层扫描（computed tomography，CT）定位和危及器官勾画，基于定位 CT 图像设计出自适应计划的参考计划并传输到 Unity；每次治疗前均需要行 MRI 扫描，并通过图像配准情况决定采用位置自适应（adapt to position，ATP）或形状自适应(adapt to shape,ATS)流程;最后将重新设计的自适应计划在经过独立剂量核对软件核对后再传输至 Unity 进行治疗,治疗过程中可进行运动监控和采集 MR 图像。ATP 基于疗前 MRI 与参考图像刚性配准结果,对靶区的位置变化(摆位误差)进行修正,而不对靶区和危及器官的形状变化进行修正,在优化时不可修改优化条件和参数。ATS 则基于变形配准结果,既补偿当次治疗时靶区的位置变化,也对靶区和危及器官的形状变化进行修正,可修改优化条件和参数。

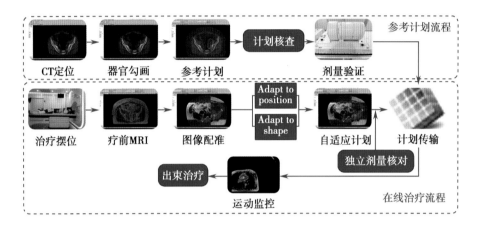

图 1-6-2 磁共振加速器自适应放疗流程图

CT:计算机断层扫描;MRI:磁共振成像;Adapt to position:位置自适应;Adapt to shape:形状自适应。

四、MRIgRT 在肝癌体部立体定向放射治疗中的应用

由于肝癌体部立体定向放射治疗(stereotactic body radiotherapy,SBRT)单次分割剂量大,治疗时对危及器官和正常肝脏的保护是一个很大的挑战。肿瘤随呼吸的运动和肝脏、胃肠道等器官解剖结构的变化,有可能导致靶区欠量照射,或需要增加外扩边界致更多正常组织受到照射。在基于 CT 成像的放射治疗中,可通过控制呼吸运动、结合肿瘤的运动范围外扩边界、植入可追踪的标记物等方法来解决这些问题。但基于 CT 成像会带来额外辐射,软组织对比度低,且无法连续采集图像。MRIgRT 具有软组织对比度高、通过靶区追踪缩小边界、无须植入标记物、实时成像等优点,在肝癌 SBRT 中的应用有很大潜力。

德国慕尼黑大学开展了一项基于美国 ViewRay 公司 MR Linac 的研究,共 10 例肝癌 SBRT 病例,采用的处方剂量为 12.5Gy×3f 或 15Gy×3f,总剂量 37.5Gy 或 45Gy。每次治疗前均采用平衡式稳态自由进动(balanced steady-state free precession,bSSFP)脉冲序列进行三维(3-dimension,3D)MRI 扫描,用于平移方向的摆位校正。对于肿瘤追踪,使用二维磁共振电影成像序列(2-dimension cine MRI,2D cine-MRI)进行扫描,将所勾画的追踪结构投影到 2D cine-MRI 图像上,同时通过外扩追踪结构生成门控感兴趣区域(region of interest,ROI)。研究结果表明,在所有治疗分次中,93.3% 的分次需要进行自适应。这说明在采用初始参考计划时,几乎所有治疗分次的靶区覆盖都相对较差,需要进行自适应。在自适应

之后,所有分次的计划靶区(planning target volume,PTV)的 98% 处方剂量的覆盖度均大于 97%,大体肿瘤区(gross tumor volume,GTV)的覆盖度也显著增加。这说明,MRIgRT 对于肝癌 SBRT 有一定的剂量学优势。

加拿大玛格丽特公主癌症中心基于 1.5T Unity 开展了肝癌 SBRT 的研究。该研究入组了 11 例肝癌 SBRT 患者,单次剂量为 16Gy 或者 24Gy,分 5 次照射,处方剂量为 27.5~45Gy。所有病例均采用 MRI 兼容的腹压带进行呼吸运动控制。入组前,所有病例需要进行 Unity 的 MRI 扫描,以确定是否适合用 Unity 进行治疗,选择标准主要有运动控制、对腹压带的配合度和成像质量。3D MRI 扫描序列主要包括 T_2w-Nav 和 T_2w-Ave 序列。用于运动监控的 2D MRI 扫描序列主要包括平衡式快速梯度回波(balanced transfer fast field echo,btFFE)、T_1w-cine 和 T_2w-cine 序列。结果显示,1 次和 5 次肝癌 SBRT 的平均治疗时间分别为 80min 和 67.5min。这说明 MRIgRT 自适应放疗的时间相对较长,需要进一步优化。

图 1-6-3 所示为中国医学科学院肿瘤医院采用 Unity 治疗的 1 例肝癌 SBRT 患者。处方剂量为 10Gy × 5f,总剂量为 50Gy。治疗前 3D MRI 扫描序列为 MRL Abdomen High Frequency T_2 3D Tra 序列,用于运动监控的 2D MRI 扫描序列为 btFFE 序列。治疗计划采用 8 野 IMRT 进行逆向优化,角度间隔为 30°,采取就近均分布野的原则。由于该病例靶区和危及器官的变化较小,采用的是 ATP 放疗流程,单次治疗时间为 36~66min。

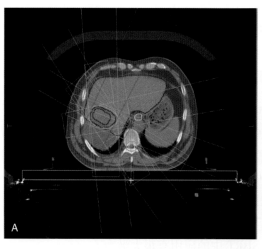 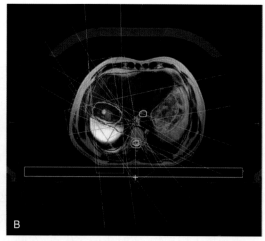

图 1-6-3   磁共振加速器治疗肝癌 SBRT 病例
A. CT 图像;B. MRI 图像。

五、MRIgRT 目前存在的挑战

作为近年的新兴技术,目前 MRIgRT 仍存在一些挑战,主要包括但不限于以下几点:
① MRI 无法提供放疗计划设计所需的电子密度信息,仍需要通过 CT 扫描获得 ROI 的电子密度;② MRI 会出现由于系统或者患者引起的图像失真,使得图像的空间精度下降;③现有的一些 MRIgRT 设备场强较低,如 MRIdian 为 0.35T,导致图像信噪比低、图像质量下降,

且无法进行功能成像；④现有的 MRIgRT 设备一般只支持 IMRT，而不支持 VMAT，使得计划质量和常规加速器相比没有明显优势；⑤受磁场均匀区域尺寸以及空间结构的限制，现有 MRIgRT 设备的最大射野尺寸和常规加速器相比较小，只能治疗体积相对较小的肿瘤；⑥自适应放疗的时间较长，还有进一步优化的空间等。

六、小结

MRIgRT 作为一项新兴技术，对于放射治疗，既是机遇，也是挑战。MRIgRT 实现了真正的实时成像，可以在治疗时实时监控肿瘤和器官的运动，使放射治疗进入一个全新的"看着治"的时代。但 MRIgRT 在成像技术、治疗技术、治疗流程和时间等方面都有待进一步探索和发展。

第七节
基于质子和碳离子肝癌体部立体定向放射治疗

自 Wilson 提出使用轻离子束布拉格峰治疗癌症以来，质子、碳离子治疗技术取得了巨大进步。质子和碳离子在组织内形成布拉格峰型（bragg peak）的百分深度剂量分布，以物理的方式改变了靶区与正常组织间的剂量比例。另外，碳离子属于高线性能量传递（linear energy transfer，LET）射线，其在物理剂量分布和生物效应上的双重优势不仅可以减少对正常组织的照射，对肿瘤也具有更大的杀伤力。相较于 X 射线治疗，质子和碳离子治疗具有显著的临床优势，在达到相同靶区剂量的条件下，能降低射线对正常组织的损伤，减少毒副反应的发生，进而改善患者生存。

质子、碳离子的治疗原理是基于轻离子在组织中的深度剂量分布特性，对于单个射束，质子、碳离子束对正常组织的照射比 X 射线低。当前先进的 X 射线治疗技术，如固定野调强放射治疗（fixed-field intensity modulated radiotherapy，F-IMRT）、容积调强弧形治疗（volumetric modulated arc therapy，VMAT）、螺旋断层放射治疗（tomotherapy，TOMO）等可以实现很好的靶区覆盖，但同时患者会受到大范围的低剂量照射。相较于 X 射线治疗，质子、碳离子治疗能以较低的正常组织辐射剂量，即较低的正常组织并发症概率（normal tissue complication probability，NTCP），实现对肿瘤相同的辐射剂量，即相同的肿瘤控制概率（tumor control probability，TCP）；或者可以增加肿瘤的辐射剂量，即更高的 TCP，并保持与 X 射线治疗预期相同的 NTCP。

体部立体定向放射治疗（stereotactic body radiotherapy，SBRT）技术单次分割剂量大，治疗次数少,具有减少治疗时间和降低治疗成本的潜在优势,在临床实际应用中,其肿瘤控制率高、正常组织耐受性好,在肿瘤放疗中的应用越来越多。质子、碳离子治疗的物理学和生物学特性使之非常适合实施 SBRT,因此,SBRT 的广泛应用将有望增加接受质子、碳离子治疗的患者数量,促进质子、碳离子治疗行业的发展。尽管目前质子、碳离子治疗系统应用不广泛,截至 2021 年,全球仅约 100 家医疗中心在使用,但是基于质子、碳离子治疗的各种优势,质子、碳离子治疗技术在世界范围内得到越来越多的关注和发展。据粒子治疗协作组(Particle Therapy Co-Operative Group,PTCOG)网站统计,截至 2020 年底,全球近 30 万患者接受了轻离子治疗,其中,87% 接受了质子治疗,11% 接受了碳离子治疗,少于 2% 接受了其他离子治疗。

一、质子和碳离子治疗系统简介

质子、碳离子治疗系统的开发最初是在具有粒子加速器(回旋加速器或同步加速器)的核物理实验室中进行的。目前,回旋加速器和同步加速器是商业公司提供的两种典型加速器,已被证明是可用于临床的可靠设备。

质子、碳离子治疗系统是具有多个子系统的大型医疗装置,主要由束流产生系统、束流传输系统和束流治疗实施系统组成。束流产生系统(加速器装置)是质子、碳离子治疗系统的"引擎",其功能是将质子、碳离子加速并达到实施放射治疗所需要的能量。束流传输系统主要由偏转磁铁、聚焦磁铁和真空管道组成。束流治疗实施系统包括轻离子束治疗的机架和机头,其中机架分为固定角度治疗的固定机架和实施多角度治疗的旋转机架。

二、质子和碳离子治疗的相对生物效应

对于质子束,相对生物效应(relative biological effectiveness,RBE)定义为质子辐射与参考辐射之间产生相同生物效应的吸收剂量之比:

$$\text{RBE}_{protons} = \frac{D_\alpha^{isoeffect}}{D_{protons}^{isoeffect}} \qquad \text{(公式 1-7-1)}$$

其中,$D_\alpha^{isoeffect}$ 是 X 射线或光子(^{60}Co)辐射达到给定效应(例如体外细胞死亡 50%)所需的剂量,而 $D_{protons}^{isoeffect}$ 是达到同等效应所需的质子辐射剂量。从公式可以看出,RBE 值>1 意味着对于相同的质子剂量和参考辐射的剂量,质子辐射将具有更强的生物效应。尽管 RBE 的概念相对简单,但在实践中 RBE 值的估计十分复杂。RBE 依赖于许多参数,包括 LET、剂量、终点(endpoint)、细胞、组织类型和辐照组织的微观和宏观环境。通常,随着 LET 的增加,RBE 值也会增加,因此,质子束布拉格峰区域的 RBE 值会略高于平台区域的 RBE 值。另外,体外测得的 RBE 值很可能与体内测得的 RBE 值不同。质子束 RBE 体外测量的诸多结果显示,在布拉格峰区域,尤其是在 LET 最高的远端衰减区域,RBE 值升高。质子能量非常低时(布拉格峰曲线的末端),RBE 值为 2~4,但在平台区域则为 0.9~2.1,在所有研究中的平均值约为 1.2。然而,体内测量时 RBE 值相对低,平台区域的 RBE 值为 0.7~1.6(平均约为 1.1)。尽管已在体内测量到质子有相当高的 RBE 值,且布拉格峰中的 RBE 值更高,但目

前公认的处理方法是假定质子治疗的全局 RBE 值为 1.1。这意味着对肿瘤开具质子治疗处方剂量时，所输送的物理剂量通常比 X 射线治疗所输送的物理剂量约少 10%。

在使用质子治疗实施 SBRT 时，随着分次剂量的增加，质子的 RBE 值会下降，这是由于质子和 X 射线的细胞存活曲线分布差异所致。在较低的单次剂量下，质子治疗的细胞存活曲线通常比 X 射线治疗更陡；而在较高的单次剂量下，两种治疗的细胞存活曲线梯度相似，这导致质子治疗和 X 射线治疗之间的相对分离变小。

碳离子治疗与质子治疗在 RBE 的取值方面区别很大。临床上实施质子治疗时，目前全局 RBE 值公认取经验值 1.1，但碳离子治疗却不能如此取值。在碳离子治疗中，RBE 值在平台区域略高于 1，在布拉格峰中达到 3~4。因此，要安全、有效地使用碳离子进行治疗，在设计碳离子治疗计划时必须将其 RBE 值规律纳入考量，以此调整物理深度剂量曲线，并在整个肿瘤中获得均匀的生物有效剂量。

三、肝癌的质子和碳离子治疗

与 X 射线放射治疗相比，质子、碳离子治疗可以更有效地保护肿瘤周围正常组织。这对于肝癌尤其重要，危及器官（organ at risk，OAR）受量增加将增加放射性肝病（radiation-induced liver disease，RILD）和邻近胃肠道损伤的风险。受限于碳离子治疗的研究规模，以下主要讲述质子治疗在肝癌中的研究。

在肝癌放射治疗的量 - 效关系方面，一些研究显示，更高的生物效应剂量（biological effective dose，BED）可改善局部控制率。但在 SBRT 中，BED 提高受到正常肝脏组织和周围胃肠道的限制。Velec 等证实，正常肝脏的平均剂量和 800cm³ 正常肝脏接受的剂量（D800cc）均与肝脏毒性增加相关。相较于 X 射线治疗，质子、碳离子治疗的物理学和生物学特性使之在保证正常组织安全的情况下，可进一步提高治疗剂量。

对于肝细胞癌（hepatocellular carcinoma，HCC），已有多个机构开展了质子治疗的临床试验。日本筑波大学对 1985—1998 年在该中心接受质子治疗的 162 例 HCC 患者的治疗结果进行了分析，中位总剂量为 72GyE，中位单次剂量为 4.5GyE。研究结果显示，5 年局部控制率为 86.9%，总生存率为 23.5%，但未发现局部控制率与 BED 相关。之后，该机构评估了大分割质子治疗 HCC 的安全性和有效性，研究纳入 51 例距离肝门或胃肠道大于 2cm 的 HCC 患者，处方剂量为 66GyE/10f。结果显示，5 年局部控制率为 87.8%，5 年总生存率为 38.7%。毒副反应方面，4 例患者在治疗期间白细胞较基线下降 ≥ Ⅰ 度，仅 3 例患者出现 2 级或以上晚期毒副反应，没有与治疗相关的死亡病例。美国 Loma Linda 大学报道了无法手术切除的 HCC 患者接受质子治疗的 Ⅱ 期研究结果，处方剂量为 63GyE/15f，2 年局部控制率为 75%，2 年总生存率为 55%，治疗后毒性反应较轻，但有 3 例肿瘤邻近肠道的患者发生十二指肠或结肠出血。总体而言，大多数患者治疗反应、耐受性良好。此外，根据 MD 安德森癌症中心（MD Anderson Cancer Center，MDACC）的临床经验，46 例接受平均 BED 为 97.7GyE，15 次治疗的 HCC 患者，2 年局部控制率为 81%，2 年总生存率为 62%，其中 6 例（13%）患者出现急性 3 级毒副反应。

随着诊断技术的进步,肝内胆管细胞癌(intrahepatic cholangiocarcinoma,iCCA)的发病率有所增加。对于不可手术的患者,可通过高剂量放射治疗控制肿瘤。在 MDACC 的一项回顾性研究中,2002—2014 年 79 例不能手术的 iCCA 患者接受了根治性放射治疗,其中约三分之一接受质子治疗,中位 BED 为 77Gy(43.75~180Gy)。结果显示,BED 是总生存率和局部控制率最重要的预测因素,总 BED>80.5Gy 和<80.5Gy 患者的 3 年局部控制率分别为78% 和 45%,3 年总生存率分别为 73% 和 38%,差异均具有统计学意义,而治疗相关毒副反应无显著差异。日本的一项研究报道了 20 例不可切除的 iCCA 患者接受质子治疗的结果,靶区中位剂量为 72.6GyE,处方剂量主要为 55GyE/10f 和 79.2GyE/16f,其中 12 例患者进行了根治治疗,8 例患者因为肿瘤在辐射范围之外而接受了姑息治疗。结果显示,根治组和姑息组的中位生存期分别为 27.5 个月和 9.6 个月,根治组的 1 年和 3 年总生存率分别为 82%和 38%,姑息组分别为 50% 和 0,所有患者均未发生严重的毒副反应。

目前关于质子治疗肝转移瘤的研究较少。日本筑波大学对 140 例接受质子治疗的肝转移患者进行了回顾性分析,其中 43% 的肝转移瘤来源于结直肠,肿瘤中位最大径为 4cm(1~18cm),最常见的治疗剂量是 72.6GyE/22f,中位处方剂量为 70GyE(40~77GyE),5 年局部控制率和总生存率分别为 53% 和 28%,其中,2 例患者出现晚期不良反应(肋骨骨折和胆管炎)。另外,针对胃(9 例)和乳腺(8 例)肝转移的回顾性研究显示,5 年局部控制率分别为71% 和 86%,未观察到大于 3 级的晚期毒副反应。

四、质子和碳离子治疗存在的问题和挑战

基础和临床研究表明,质子、碳离子治疗具有一定的优势,然而相对于较成熟的 X 射线治疗技术,粒子治疗仍存在一些技术难题:首先,在实施质子调强放射治疗(intensity modulated proton radiotherapy,IMPT)的过程中,器官运动会导致较明显的剂量波动。在肝癌治疗中,患者的呼吸运动、胃肠蠕动、体重波动等均可能影响剂量分布。因此,使用先进的呼吸运动管理技术对于安全、有效的治疗至关重要。其次,存在射程不确定(range uncertainty)的问题,当质子、碳离子束经过密度不一致的组织(如骨骼)时,其入射轨迹、平均射程、组织末端的剂量均会受到影响,从而进一步影响剂量沉积。最后,质子、碳离子治疗的剂量分布会受到组织不均匀性和束流失配的影响,进而产生不确定性。目前对于质子、碳离子治疗不确定性分析的程序算法和软件模拟仍不能很好地预测、校准这一效应,未来仍需进一步改进相关算法和软件。

五、小结与展望

质子、碳离子治疗能降低射线路径上正常组织的放射性损伤,其剂量分布优于 X 射线治疗,是有前景的治疗模式。目前,质子、碳离子治疗装置的数量逐渐增加。在加速器类型上,回旋加速器和同步加速器各有优势,但随着对小型化的需求,回旋加速器逐渐占据主要地位。在粒子类型上,质子治疗装置占主要地位,碳离子治疗装置的规模仍然较小,主要原因在于碳离子治疗装置的成本过高。在实施技术上,笔形束扫描技术是目前的主流发展方

向。另外,质子、碳离子治疗仍存在一些技术问题和挑战,如器官运动的管理和射程的不确定性等,还需要不断地探索和优化。

在肝癌的大分割治疗中,相较于 X 射线,质子、碳离子治疗具有一定的剂量学优势,在提高靶区剂量的同时可以更好地保护危及器官,具有很好的发展前景。目前的研究结果显示,质子、碳离子治疗可提供高剂量的照射,取得出色的局部控制率,并展现出较低的放疗毒性和良好的治疗耐受性,这体现了质子、碳离子治疗技术提高照射剂量和减低毒副反应的优势。尽管理论上存在优势,未来还需进一步开展更大规模的研究,比较质子、碳离子治疗和 X 射线治疗在肝癌患者中应用的疗效和毒副反应,选择可为患者带来更多获益的治疗模式。

参考文献

［1］　国家癌症中心/ 国家肿瘤质控中心. 基于电子直线加速器的肿瘤立体定向放射治疗物理实践指南 [J]. 中华放射肿瘤学杂志, 2022, 31 (6): 493-512.

［2］　HALVORSEN P H, CIRINO E, DAS I J, et al. AAPM-RSS medical physics practice guideline 9. a. for SRS-SBRT [J]. J Appl Clin Med Phys, 2017, 18 (5): 10-21.

［3］　BENEDICT S H, YENICE K M, FOLLOWILL D, et al. Stereotactic body radiation therapy: the report of AAPM Task Group 101 [J]. Med Phys, 2010, 37 (8): 4078-4101.

［4］　ALTUNBAS C, HOWELLS C, PROPER M, et al. Evaluation of threshold and gradient based (18) F-fluoro-deoxy-2-glucose hybrid positron emission tomographic image segmentation methods for liver tumor delineation [J]. Pract Radiat Oncol, 2014, 4 (4): 217-225.

［5］　GOUGH J, HALL W, GOOD J, et al. Technical radiotherapy advances-The role of magnetic resonance imaging-guided radiation in the delivery of hypofractionation [J]. Clin Oncol (R Coll Radiol), 2022, 34 (5): 301-312.

［6］　HOEGEN P, ZHANG K S, TONNDORF-MARTINI E, et al. MR-guided adaptive versus ITV-based stereotactic body radiotherapy for hepatic metastases (MAESTRO): a randomized controlled phase II trial [J]. Radiat Oncol, 2022, 17 (1): 59.

［7］　ADLER J R, CHANG S D, MURPHY M J, et al. The Cyberknife: a frameless robotic system for radiosurgery [J]. Stereotact Funct Neurosurg, 1997, 69 (1-4 Pt 2): 124-128.

［8］　PURDIE T G, MOSELEY D J, BISSONNETTE J P, et al. Respiration correlated cone-beam computed tomography and 4DCT for evaluating target motion in stereotactic lung radiation therapy [J]. Acta Oncol, 2006, 45 (7): 915-922.

［9］　KEALL P J, MAGERAS G S, BALTER J M. et al. The management of respiratory motion in radiation oncology report of AAPM Task Group 76 [J]. Med Phys, 2006, 33 (10): 3874-3900.

［10］　HALL W A, BERGOM C, THOMPSON R F, et al. Precision oncology and genomically guided radiation therapy: a report from the American Society for Radiation Oncology/American Association of Physicists in Medicine/National Cancer Institute Precision Medicine Conference [J]. Int J Radiat Oncol Biol Phys, 2018, 101 (2): 274-284.

［11］　朱国力, 吕风华, 段正澄. 开放式全身伽玛刀控制系统 [J]. 机电一体化, 2001 (3): 31-33.

［12］　BLOMGREN H, LAX I, NäSLUND I, et al. Stereotactic high dose fraction radiation therapy of extracranial tumors using an accelerator. Clinical experience of the first thirty-one patients [J]. Acta Oncol, 1995,

34 (6): 861-870.

［13］ DOI H, BEPPU N, KITAJIMA K, et al. Stereotactic body radiation therapy for liver tumors: current status and perspectives [J]. Anticancer Res, 2018, 38 (2): 591-599.

［14］ TAI A, ERICKSON B, LI X A. Extrapolation of normal tissue complication probability for different fractionations in liver irradiation [J]. Int J Radiat Oncol Biol Phys, 2009, 74 (1): 283-289.

［15］ ZENG Z C, JIANG G L, WANG G M, et al. DNA-PKcs subunits in radiosensitization by hyperthermia on hepatocellular carcinoma hepG2 cell line [J]. World J Gastroenterol, 2002, 8 (5): 797-803.

［16］ TAI A, ERICKSON B, KHATER K A, et al. Estimate of radiobiologic parameters from clinical data for biologically based treatment planning for liver irradiation [J]. Int J Radiat Oncol Biol Phys, 2008, 70 (3): 900-907.

［17］ CHEN Y, GRASSBERGER C, LI J, et al. Impact of potentially variable RBE in liver proton therapy [J]. Phys Med Biol, 2018, 63 (19): 195001.

［18］ PUCK T T, MARCUS P I. Action of x-rays on mammalian cells [J]. J Exp Med, 1956, 103: 653-666.

［19］ STEEL G G, MCMILLAN T J, PEACOCK J H, et al. The 5Rs of radiobiology [J]. Int J Radiat Biol, 1989, 56: 1045-1048.

［20］ WITHERS H R. The four R's of radiotherapy [M]//Lett JT AH. Advances in Radiation Biology, Vol 5. New York: Academic Press, 1975: 241-271.

［21］ BROWN J M, CARLSON D J, BRENNER D J. The tumor radiobiology of SRS and SBRT: are more than the 5 Rs involved？[J]. Int J Radiat Oncol Biol Phys, 2014, 88 (2): 254-262.

［22］ BERNSTEIN M B, KRISHNAN S, HODGE J W, et al. Immunotherapy and stereotactic ablative radiotherapy (ISABR): a curative approach？[J]. Nat Rev Clin Oncol, 2016, 13 (8): 516-524.

［23］ Micheal C J, Albert J K. Basic clinical radiobiology [M]. 5th ed. U. S.: Taylor & Francis Group, 2018.

［24］ 李晔雄. 肿瘤放射治疗学 [M]. 北京: 中国协和医科大学出版社, 2018.

［25］ SHETH N, OSBORN V, LEE A, et al. Stereotactic ablative radiotherapy fractionation for hepatocellular carcinoma in the United States [J]. Cureus 2020, 12: e8675.

［26］ SU T S, LIU Q H, ZHU X F, et al. Optimal stereotactic body radiotherapy dosage for hepatocellular carcinoma: a multicenter study [J]. Radiat Oncol, 2021, 16: 79.

［27］ KIM N, CHENG J, HUANG W Y, et al. dose-response relationship in stereotactic body radiation therapy for hepatocellular carcinoma: a pooled analysis of an asian liver radiation therapy group study [J]. Int J Radiat Oncol Biol Phys, 2021, 109 (2): 464-473.

［28］ SONG C W, GLATSTEIN E, MARKS L B, et al. Biological principles of stereotactic body radiation therapy (SBRT) and stereotactic radiation surgery (SRS): indirect cell death [J]. Int J Radiat Oncol Biol Phys, 2021, 110 (1): 21-34.

［29］ OHRI N, TOMé W A. Local control after stereotactic body radiation therapy for liver tumors [J]. Int J Radiat Oncol Biol Phys, 2021, 110 (1): 188-195.

［30］ WITT J S, ROSENBERG S A, BASSETTI M F. MRI-guided adaptive radiotherapy for liver tumours: visualising the future [J]. Lancet Oncol, 2020, 21 (2): e74-e82.

［31］ MUTIC S, DEMPSEY J F. The ViewRay system: magnetic resonance-guided and controlled radiotherapy [J]. Semin Radiat Oncol, 2014, 24 (3): 196-199.

［32］ RAAYMAKERS B W, JüRGENLIEMK-SCHULZ I M, BOL G H, et al. First patients treated with a 1. 5 T MRI-Linac: clinical proof of concept of a high-precision, high-field MRI guided radiotherapy treatment [J]. Phys Med Biol, 2017, 62 (23): L41-L50.

［33］ RAAIJMAKERS A J, RAAYMAKERS B W, LAGENDIJK J J. Integrating a MRI scanner with a 6 MV radiotherapy accelerator: dose increase at tissue-air interfaces in a lateral magnetic field due to returning electrons [J]. Phys Med Biol, 2005, 50 (7): 1363-1376.

［34］ NIERER L, EZE C, DA SILVA MENDES V, et al. Dosimetric benefit of MR-guided online adaptive radio-therapy in different tumor entities: liver, lung, abdominal lymph nodes, pancreas and prostate [J]. Radiat Oncol, 2022, 17 (1): 53.

［35］ STANESCU T, SHESSEL A, CARPINO-ROCCA C, et al. MRI-guided online adaptive stereotactic body radiation therapy of liver and pancreas tumors on an MR-Linac system [J]. Cancers (Basel), 2022, 14 (3): 716.

［36］ WILSON R R. Radiological use of fast protons [J]. Radiology, 1946, 47 (5): 487-491.

［37］ BUSH D A, HILLEBRAND D J, SLATER J M, et al. High-dose proton beam radiotherapy of hepatocel-lular carcinoma: preliminary results of a phase II trial [J]. Gastroenterology, 2004, 127 (5 Suppl 1): S189-S193.

［38］ CHIBA T, TOKUUYE K, MATSUZAKI Y, et al. Proton beam therapy for hepatocellular carcinoma: a retrospective review of 162 patients [J]. Clin Cancer Res, 2005, 11 (10): 3799-3805.

［39］ WULF J, GUCKENBERGER M, HAEDINGER U, et al. Stereotactic radiotherapy of primary liver cancer and hepatic metastases [J]. Acta Oncol, 2006, 45 (7): 838-847.

［40］ SCHULZ-ERTNER D, TSUJII H. Particle radiation therapy using proton and heavier ion beams [J]. J Clin Oncol, 2007, 25 (8): 953-964.

［41］ FUKUMITSU N, SUGAHARA S, NAKAYAMA H, et al. A prospective study of hypofractionated proton beam therapy for patients with hepatocellular carcinoma [J]. Int J Radiat Oncol Biol Phys, 2009, 74 (3): 831-836.

［42］ LEE M T, KIM J J, DINNIWELL R, et al. Phase I study of individualized stereotactic body radiotherapy of liver metastases [J]. J Clin Oncol, 2009, 27 (10): 1585-1591.

［43］ LOMAX A J. Charged particle therapy: the physics of interaction [J]. Cancer J, 2009, 15 (4): 285-291.

［44］ MCCAMMON R, SCHEFTER T E, GASPAR L E, et al. Observation of a dose-control relationship for lung and liver tumors after stereotactic body radiation therapy [J]. Int J Radiat Oncol Biol Phys, 2009, 73 (1): 112-118.

［45］ NAKAYAMA H, SUGAHARA S, TOKITA M, et al. Proton beam therapy for hepatocellular carcinoma: the University of Tsukuba experience [J]. Cancer, 2009, 115 (23): 5499-5506.

［46］ KOPEK N, HOLT M I, HANSEN A T, et al. Stereotactic body radiotherapy for unresectable cholangiocar-cinoma [J]. Radiother Oncol, 2010, 94 (1): 47-52.

［47］ SUIT H, DELANEY T, GOLDBERG S, et al. Proton vs carbon ion beams in the definitive radiation treat-ment of cancer patients [J]. Radiother Oncol, 2010, 95 (1): 3-22.

［48］ BUJOLD A, MASSEY C A, KIM J J, et al. Sequential phase Ⅰ and Ⅱ trials of stereotactic body radio-therapy for locally advanced hepatocellular carcinoma [J]. J Clin Oncol, 2013, 31 (13): 1631-1639.

［49］ MAKITA C, NAKAMURA T, TAKADA A, et al. Clinical outcomes and toxicity of proton beam therapy for advanced cholangiocarcinoma [J]. Radiat Oncol, 2014, 9: 26.

［50］ FUKUMITSU N, OKUMURA T, TAKIZAWA D, et al. Proton beam therapy for metastatic liver tumors [J]. Radiother Oncol, 2015, 117 (2): 322-327.

［51］ OHKAWA A, MIZUMOTO M, ISHIKAWA H, et al. Proton beam therapy for unresectable intrahepatic cholangiocarcinoma [J]. J Gastroenterol Hepatol, 2015, 30 (5): 957-963.

［52］ DURANTE M, PAGANETTI H. Nuclear physics in particle therapy: a review [J]. Rep Prog Phys, 2016, 79 (9): 096702.

［53］ HONG T S, WO J Y, YEAP B Y, et al. Multi-institutional phase Ⅱ study of high-dose hypofractionated proton beam therapy in patients with localized, unresectable hepatocellular carcinoma and intrahepatic cholangiocarcinoma [J]. J Clin Oncol, 2016, 34 (5): 460-468.

[54] COLBERT L E, CLOYD J M, KOAY E J, et al. Proton beam radiation as salvage therapy for bilateral colorectal liver metastases not amenable to second-stage hepatectomy [J]. Surgery, 2017, 161 (6): 1543-1548.

[55] FUKUMITSU N, OKUMURA T, NUMAJIRI H, et al. Follow-up study of liver metastasis from breast cancer treated by proton beam therapy [J]. Mol Clin Oncol, 2017, 7 (1): 56-60.

[56] FUKUMITSU N, OKUMURA T, TAKIZAWA D, et al. Proton beam therapy for liver metastases from gastric cancer [J]. J Radiat Res, 2017, 58 (3): 357-362.

[57] CHADHA A S, GUNTHER J R, HSIEH C E, et al. Proton beam therapy outcomes for localized unresectable hepatocellular carcinoma [J]. Radiother Oncol, 2019, 133: 54-61.

[58] HASAN S, ABEL S, VERMA V, et al. Proton beam therapy versus stereotactic body radiotherapy for hepatocellular carcinoma: practice patterns, outcomes, and the effect of biologically effective dose escalation [J]. J Gastrointest Oncol, 2019, 10 (5): 999-1009.

[59] HSIEH C E, VENKATESULU B P, LEE C H, et al. Predictors of radiation-induced liver disease in eastern and western patients with hepatocellular carcinoma undergoing proton beam therapy [J]. Int J Radiat Oncol Biol Phys, 2019, 105 (1): 73-86.

[60] SANFORD N N, PURSLEY J, NOE B, et al. Protons versus photons for unresectable hepatocellular carcinoma: liver decompensation and overall survival [J]. Int J Radiat Oncol Biol Phys, 2019, 105 (1): 64-72.

[61] SIDDIQUI O, POLLOCK A, SAMANTA S, et al. Proton beam therapy in liver malignancies [J]. Curr Oncol Rep, 2020, 22 (3): 30.

[62] OHRI N, TOMé W A, MéNDEZ ROMERO A, et al. Local control after stereotactic body radiation therapy for liver tumors [J]. Int J Radiat Oncol Biol Phys, 2021, 110 (1): 188-195.

[63] 夏文龙, 胡伟刚, 戴建荣, 等. 粒子治疗技术的进展 [J]. 中华放射肿瘤学杂志, 2017, 26 (8): 951-955.

第二章
肝脏解剖和肝癌影像学诊断

第一节

肝脏解剖

　　肝脏是人体最大的实质性器官,具有物质合成、转化与分解的重要功能。肝脏毗邻多个重要器官,包含血管和胆道两类脉管系统,充分认识肝脏的解剖结构,对肝脏疾病的诊断和治疗均有非常重要的意义。

一、肝的形态

　　肝的形状为不规则楔形。肝上面称膈面,表面膨隆,与横膈相邻,有矢状走行的镰状韧带附着并将肝分为左叶和右叶,肝左叶小而薄,肝右叶大而厚。肝下面称脏面,表面凹凸不平,与腹腔器官相邻。脏面有 2 个纵沟和 1 个横沟,呈 "H" 形,沟将肝分左叶、右叶、方叶和尾状叶。横沟称第一肝门(通称肝门),有肝管、肝固有动脉、肝门静脉和肝的神经淋巴管出入。出入肝门的结构被结缔组织包绕,构成肝蒂,其中肝管居前,肝固有动脉居中,肝门静脉居后。右侧纵沟宽而浅,前部为胆囊窝,容纳胆囊;后部为腔静脉沟,有下腔静脉通过。腔静脉沟的上部为第二肝门,肝左、中、右静脉在此处汇入下腔静脉;腔静脉沟的下部为第三肝门,肝右后下静脉和尾状叶静脉在此处汇入下腔静脉。左侧纵沟窄而深,前部为肝圆韧带裂,有肝圆韧带通过;后部为静脉韧带裂,容纳静脉韧带。

　　除膈面后部无腹膜覆盖的裸区以及脏面各沟以外,肝的表面均被覆浆膜,浆膜与肝实质间有一层致密的结缔组织构成的纤维膜。肝肿瘤生长可致肝包膜张力增大,可引起肝区疼痛。

二、肝的位置和毗邻

　　肝大部分位于右季肋区,小部分位于左季肋区。前面大部分被肋骨覆盖,仅肝中部超出剑突下约 3cm,直接与腹前壁相贴。3 岁以下的幼儿,腹腔容积较小而肝的体积相对较大,肝下缘常低于右肋弓下 1.5~2.0cm。7 岁以后,在右肋弓下不能触及肝,否则应考虑为病理性肝大。

　　肝借镰状韧带和冠状韧带连于膈下面和腹前壁,呼吸时可随膈上下移动。平静呼吸时肝的上下移动范围为 2~3cm。肝膈面之上与右肋膈隐窝、右肺底和心膈面紧邻,肝左叶下面邻近胃前壁,后上方邻近食管腹段。肝的脏面与右肾上腺、右肾、十二指肠上部、幽门、胃前面小弯侧及结肠右曲紧邻。肝的毗邻关系和血管关系均较复杂,因此,肝脏疾病往往影响周围其他组织器官,如肝硬化可引起门静脉高压、位于膈面的肿瘤行消融治疗时容易出现心肺并发症等,在施行局部治疗时必须考虑周围脏器的并发症风险。此外,放射治疗时还须考虑肝脏呼吸动度的影响。

三、肝的分叶与分段

常规的肝叶解剖并不完全符合肝内管道系统的分布,也不能满足肝内病变精准定位和手术的需求。目前国际上多采用 Couinaud 肝段划分法,这是 Couinaud 于 1954 年根据肝静脉走行和 Glisson 系统的分布进行划分的。

Glisson 系统包括肝门静脉、肝动脉和肝管,三者在肝内行径一致,被血管周围纤维囊(Glisson 囊)包裹。因肝门静脉管径较粗且解剖变异相对较少,以它作为分叶与分段的基础。Glisson 系统位于肝叶和肝段内,叶间和段间缺少 Glisson 系统分布的裂隙称为肝裂。肝静脉系统包括肝左、中、右静脉及肝右后静脉和尾状叶静脉,各级属支(叶间静脉)走行于在肝裂内,这些静脉也可作为区分肝裂的标志。Couinaud 肝段划分法将肝分为左右半肝、5 叶8 段(I ~ Ⅷ段)、3 个叶间裂和 3 个段间裂(图 2-1-1)。改进的 Couinaud 肝段划分法为 5 叶9 段,把尾状叶右侧、下腔静脉右前方和右侧附近的肝组织称为Ⅸ段。每个肝段可视为功能和解剖上的独立单位。

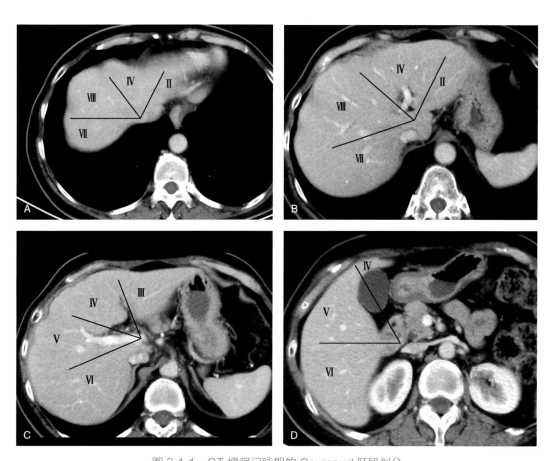

图 2-1-1　CT 增强门脉期的 Couinaud 肝段划分

A.肝脏顶部层面显示 Ⅱ、Ⅳ、Ⅶ、Ⅷ段;B.门静脉上方层面显示 Ⅱ、Ⅳ、Ⅶ、Ⅷ段;

C.门静脉层面显示Ⅲ、Ⅳ、Ⅴ、Ⅵ段;D.门静脉下方层面显示Ⅳ、Ⅴ、Ⅵ段。

肝裂不仅是肝内分叶、分段的自然界线,也是肝部分切除的适宜部位。原发于Ⅳ、Ⅴ及Ⅷ段的肝肿瘤常邻近门静脉、肝静脉主干和下腔静脉,影响手术的完整切除;而原发于Ⅱ、Ⅲ、Ⅵ及Ⅶ段的肝肿瘤一般与肝门部大血管之间有一定距离,易于完整切除。

（一）分叶和分段

1. 尾状叶　Ⅰ段对应解剖学上的尾状叶,位于肝右叶内侧、门静脉与下腔静脉间,具有独特的血流特点。

2. 左外叶　Ⅱ段和Ⅲ段共同组成左外叶,分别位于肝左静脉的外侧和左侧,其中Ⅱ段位于门静脉平面上方,Ⅲ段位于下方。

3. 左内叶　Ⅳ段即左内叶,位于肝中静脉与肝左静脉间,又分为Ⅳa和Ⅳb,分别位于门静脉平面的上方和下方。

4. 右前叶　Ⅴ段和Ⅷ段共同组成右前叶,位于肝右静脉与肝中静脉间,其中Ⅷ段位于门静脉平面上方,Ⅴ段位于下方。

5. 右后叶　Ⅵ段和Ⅶ段共同组成右后叶,分别位于肝右静脉外侧和右侧,其中Ⅶ段位于门静脉平面上方,Ⅵ段位于下方。

（二）肝裂

1. 正中裂　内有肝中静脉走行,将肝分为左、右半肝,直接分开相邻的左内叶和右前叶。

2. 背裂　位于尾状叶前方,将尾状叶与左内叶和右前叶分开。

3. 左叶间裂　内有左叶间静脉和肝门静脉左支矢状部走行,将左内叶和左外叶分开。

4. 左段间裂　内有肝左静脉走行,分左外叶为左外上段(Ⅱ段)和左外下段(Ⅲ段)。

5. 右叶间裂　内有肝右静脉走行,将右前叶与右后叶分开。

6. 右段间裂　相当于肝门静脉右支主干平面,既分开右前上段(Ⅷ段)和右前下段(Ⅴ段),又分开右后上段(Ⅶ段)和右后下段(Ⅵ段)。

四、肝内管道

肝内管道包括血管和肝管。肝的血液供应十分丰富,由肝动脉和门静脉系统双重供血,其中约25%为肝动脉供应,接受来自动脉循环的血液,另外75%由门静脉供应,将来自胃肠道的静脉血引流至肝。肝静脉系统血液回流至下腔静脉。肝管具有分泌胆汁的功能。

1. 肝固有动脉　肝总动脉起源于腹腔干,发出胃十二指肠动脉后,延续为肝固有动脉。肝固有动脉在肝门水平分为肝左、右动脉,分别至左、右半肝。肝左动脉分出左内、外叶动脉。左外叶动脉分出左外上、下段动脉,与相应肝管相伴进入左外上、下段。左内叶动脉又称肝中动脉,多经肝门静脉左支横部浅面入左内叶。肝右动脉分出右前、后叶动脉。右前、后叶动脉均发出上、下段支,分别进入右前上、下段和右后上、下段。

2. 肝门静脉　肝门静脉由肠系膜上静脉及脾静脉于胰腺颈部后方汇合而成,走行于肝十二指肠韧带内,于肝门水平分为门脉左支及右支。肝门静脉左支的分支解剖变异相对较少,左外上支分布于左外上段,左外下支分布于左外下段,左内支分布于左内叶。肝门静脉右支分为右前支和右后支。右前支分出数支腹侧扇状支和背侧扇状支,分别进入右前上段和右前下段。右后支分为右后叶上、下段支,分别分布于右后上段和右后下段。门静脉通常无静脉瓣,门静脉系统压力增高时可出现门脉属支扩张和门体静脉侧支循环,严重时可引起大量腹水、食管静脉丛破裂出血和直肠静脉丛破裂出血。

3. 肝静脉　肝静脉系统将来自肝实质的静脉血引流至下腔静脉。肝右静脉、肝中静脉和肝左静脉汇入下腔静脉肝上段,另有多条尾状叶静脉经尾状叶中部直接汇入下腔静脉。肝静脉的解剖学变异较多,因而肝段的大小变化也较多。

(1)肝左静脉:收集左外叶全部和左内叶小部分的静脉血,主干位于左段间裂内。典型的肝左静脉由上、下两支合成,分别引流Ⅱ段和Ⅲ段的静脉血。

(2)肝中静脉:收集左内叶大部分和右前叶左半的静脉血。由左、右两支合成,其汇合点多在正中裂中 1/3 偏下份。

(3)肝右静脉:收集右前叶右半和右后叶大部分静脉血,前、后两支在右叶间裂中 1/3 偏上处合成,注入下腔静脉右壁。

(4)肝右后静脉:位于肝右叶后部,可分为上、中、下三组。其中肝右后下静脉经第三肝门注入下腔静脉,由于其口径较粗,出现率较高,故临床意义较大。

(5)尾状叶静脉:由尾状叶中部汇入下腔静脉的小静脉,引流尾状叶前上部的血液,称上尾状叶静脉;引流尾状叶后下部静脉血的小静脉,称下尾状叶静脉。

4. 胆管和肝管　胆管引流肝脏产生的胆汁,许多小叶间胆管逐渐汇合成较粗的肝管,自肝门出肝。肝左管主要引流左半肝的胆汁,由左外叶肝管和左内叶肝管合成。肝右管主要引流右半肝的胆汁,由右前叶肝管和右后叶肝管合成。尾状叶肝管可汇入肝左、右管或肝左、右管汇合处,这种混合性引流的特点使得肝门区胆管癌常侵及尾状叶。

五、肝的淋巴引流

肝的淋巴引流分为深层(deep lymphatic system)和浅层(superficial lymphatic system)两大系统。淋巴液主要产生于肝血窦,进入沿门静脉和肝静脉分支(深层)或肝包膜(浅层)分布的毛细淋巴管,这些毛细淋巴管进一步汇合进入肝脏的第一站淋巴结或直接进入纵隔淋巴系统(general lymphatic system)。

1. 深层淋巴系统　包括门静脉和肝静脉两部分淋巴引流。

(1)门静脉系统引流 80% 以上的肝淋巴液,其周围淋巴管随之走行于 Glisson 囊中,这些细小淋巴管通常在肝门处汇集成 12~15 支独立淋巴管,并经肝门引流至肝外。肝外淋巴液引流至肝门淋巴结或胰周淋巴结,并作为淋巴回流的第一站。随后,经肝门淋巴结引流至腹腔干淋巴结或胃小弯和食管旁淋巴结,经胰周淋巴结引流至肠系膜上淋巴结。最终,腹腔干淋巴结和肠系膜上淋巴结通过主动脉旁淋巴结汇入乳糜池,胃小弯和食管旁淋巴结则直接进入后纵隔淋巴系统。

(2)肝静脉的淋巴引流汇集成 5~6 支独立淋巴管,沿下腔静脉离开肝脏,大部分直接进入后纵隔淋巴系统,右肝静脉的少部分淋巴液沿肝肾韧带引流至主动脉旁淋巴结。

2. 浅层淋巴系统   位于肝表面浆膜下的结缔组织中,包括膈面和脏面两部分淋巴引流,大部分淋巴液直接引流至远处淋巴结或纵隔淋巴系统。

(1)膈面淋巴引流沿双侧冠状韧带、三角韧带和镰状韧带走行,经膈肌直接汇入心包、膈上、食管旁淋巴结,继而汇入前纵隔淋巴系统,或沿左、右膈动脉汇入主动脉旁淋巴结。

(2)脏面淋巴引流大部分经肝门汇入肝门淋巴结,而右半肝后部和尾状叶的淋巴管与下腔静脉并行,汇入后纵隔淋巴系统。

第二节 →
肝癌影像学诊断

一、影像学检查

(一)超声

1. 特点   超声检查具有安全、无创、便捷、快速的特点,并且可在床旁及术中使用。但超声容易受伪影影响,造成假阳性诊断。

2. 检查技术   常规灰阶超声可以早期发现肝内占位性病变,并可显示其部位、大小、是否有肝内血管或胆管侵犯和有无腹腔转移灶。彩色多普勒成像用于评估肝内或病灶内血流情况,有利于病灶性质的鉴别。超声造影通过使用对比剂显示肝实质内微血管,能够进行实时对比增强,且具有良好的安全性。术中应用超声造影可以发现隐匿的小病灶,进行实时治疗。

3. 正常表现   正常肝脏回声均匀,稍高于邻近右肾皮质,低于脾脏。门静脉在肝门部分为左右两支,其管壁可见回声增强。肝静脉走行于肝段之间,汇入下腔静脉,较门静脉管壁回声减低,与邻近肝实质不易区分。

(二)计算机断层扫描

1. 特点   多排螺旋计算机断层扫描(computed tomography,CT)具有扫描时间短、密度分辨率高的特点,通过三维立体成像,可以准确定位病变的部位。

2. 检查技术   CT 检查以平扫为基础,注射碘对比剂行增强扫描能进一步了解肝脏及肝内病灶的血供情况和强化程度与时间的相关性。使用肝脏动脉期(注射后 25~30s)和门静脉期(注射后 60~80s)双相螺旋扫描可以更好地对肝内病灶进行定性和鉴别。延迟期(注射后 180s)图像可辅助肝内胆管系统来源病变的诊断。通过多平面重组、三维重建等多种后处理方式可显示肝内占位性病变与血管的关系、评估肝体积。

（三）磁共振成像

1. 特点　增强磁共振成像（magnetic resonance imaging，MRI）具有无辐射、组织分辨率高的特点，可进行形态与功能相结合的综合成像。

2. 检查技术　多种不同的脉冲序列可用于肝脏 MRI 检查，最常用的序列为 T_1 加权序列（T_1 weighted imaging，T_1WI）、T_2 加权序列（T_2 weighted imaging，T_2WI）、弥散加权序列（diffusion weighted imaging，DWI）和增强序列。

（1）T_1WI 和 T_2WI：加权序列可提供基本的组织特征，且 T_1WI 也是增强序列的蒙片，可用于判断组织的强化程度。

（2）DWI：对于肝脏病变的检出，DWI 比 T_2WI 更灵敏，恶性病变因富含细胞而表现出扩散受限，在高 b 值（$\geqslant 500s/mm^2$）图像中呈高信号。

（3）增强检查：较为常用的肝细胞外对比剂为钆喷酸葡胺（gadolinium-diethylenetriamine pentaacetic acid，Gd-DTPA），图像采集方式类似于增强 CT，需要在注射对比剂前、动脉期、门静脉期及延迟期采集图像。

（4）肝脏特异性对比增强：钆塞酸二钠（gadolinium-ethoxybenzyl-diethylenetriamine pentaacetic acid，Gd-EOB-DTPA）是肝细胞特异性对比剂，该对比剂可被功能正常的肝细胞吸收并通过胆汁排泄，使用 Gd-EOB-DTPA 行 MRI 增强造影（EOB-MRI）能提高肝脏恶性肿瘤的检出率和诊断的准确性，尤其是对于最大径<1.0cm 的病灶。

3. 临床应用　增强 MRI 是肝癌检出、临床诊断、分期和疗效评价的优选技术。

二、肝细胞癌的影像学诊断

（一）典型影像

1. 超声　超声检查和血清甲胎蛋白检测相联合，可作为肝细胞癌（hepatocellular carcinoma，HCC）高危患者的极佳早期筛查方法，建议每隔 6 个月检查一次。HCC 病灶通常表现为高回声，超声可以显示病灶的假包膜，表现为病灶外周的低回声带。较大的病灶由于内部出血、坏死或含有脂肪成分，内部回声不均匀。超声检查结合多普勒成像，可用于判断门静脉、肝静脉及下腔静脉内是否存在癌栓或血栓。对于高危患者，任何超声检查新发现的占位性病变，都被认为是潜在的肝癌，需要行进一步检查。

2. CT　对于最大径>2cm 的肝内病灶，多期多排螺旋 CT（multidetector CT，MDCT）检查显示出典型的 HCC 特征，则可以临床诊断为 HCC。多期 MDCT 包括平扫、动脉期、门脉期和延迟期 4 个期像。HCC 平扫表现为低密度肿块，内部可有更低密度的坏死区域。HCC 以肝动脉供血为主，在动脉晚期表现为高强化，门脉期及延迟期可见"廓清"，表现为相对低强化。病灶的假包膜在动脉期表现为相对等密度或低密度，在延迟期可见强化。如出现静脉扩张伴腔内低密度填充，提示有癌栓形成的可能。HCC 的典型 CT 表现见图 2-2-1、图 2-2-2。

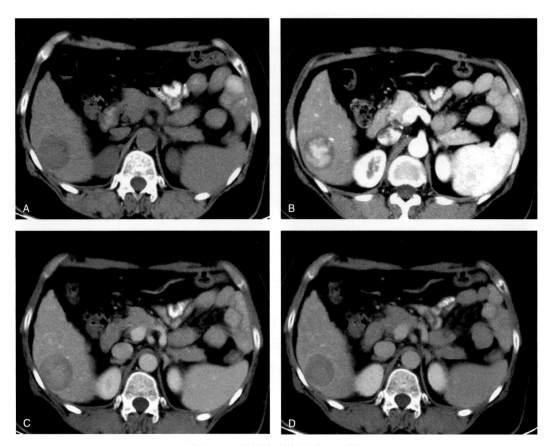

图 2-2-1   肝细胞癌的典型 CT 表现

肝硬化伴肝 S6 类圆形占位,手术病理为肝细胞癌。A. CT 平扫显示不均匀稍低密度肿物;
B. 增强扫描动脉期病变内部可见明显高强化;C. 门静脉可见 "廓清";D. 延迟期可见廓清。

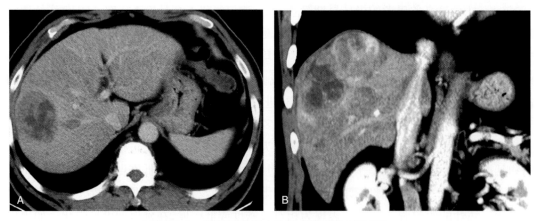

图 2-2-2   肝细胞癌伴癌栓形成的典型 CT 表现

肝右叶占位,肝右静脉内见癌栓。A. 增强 CT 门脉期轴位;B. 增强 CT 门脉期冠状位。

3. MRI   MRI 是诊断 HCC 最敏感的技术,对于最大径 >2cm 的肝内病灶,动态增强 MRI 检查显示典型的 HCC 特征,可以临床诊断为 HCC;对于最大径 1~2cm 的病灶,若

MDCT 和动态增强 MRI 均显示典型的 HCC 特征,则可临床诊断为 HCC。典型 HCC 表现为 T_1WI 低信号、T_2WI 中等高信号,但由于肿瘤内部脂肪变或纤维化,T_1WI 也可以表现为等信号或高信号。病灶的假包膜表现为 T_1WI 低信号。HCC 在钆剂增强 MRI 动脉晚期显示高强化,门脉期及延迟期强化明显减低。伴血管侵犯的患者,MRI 表现为血管流空信号消失,动态增强可见动脉晚期高强化。

使用 Gd-EOB-DTPA 行增强 MRI 检查,可以提高 HCC 诊断的敏感性和特异性,提高乏血供型 HCC 的检出率。在注射对比剂后 15~20min 的肝胆特异期,HCC 等肝脏恶性病变由于无对比剂摄取而呈低信号。HCC 的典型 MRI 表现见图 2-2-3。少数中度分化或分化良好的 HCC 相对于背景肝脏可表现为等或高信号。

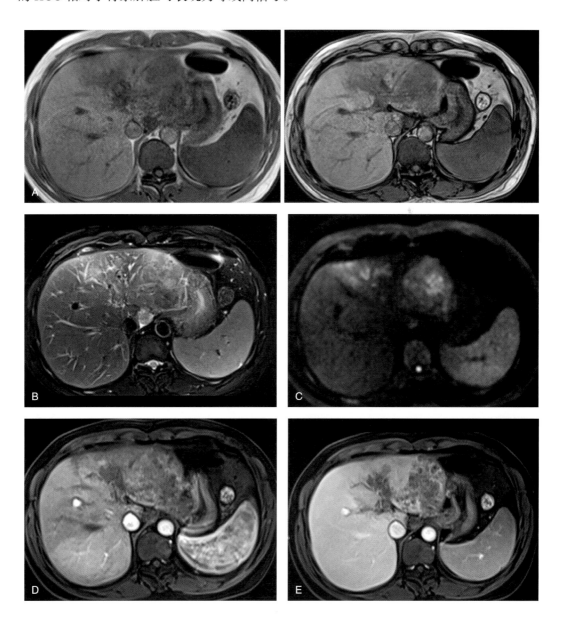

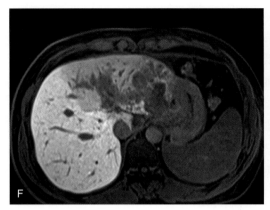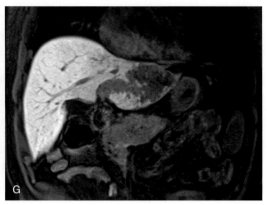

图 2-2-3　肝细胞癌的典型 MRI 表现

肝左叶多结节融合状肿块。A. MRI T_1WI 呈低信号,同反相位未见明显信号减低;B. T_2WI 呈稍高信号,边界不清;C. DWI 可见高信号;D. 增强扫描动脉期可见斑片状高强化;E. 门静脉期可见"廓清";F. 肝胆特异期呈低信号;G. 冠状位显示门脉左支内可见癌栓。

4. HCC 诊断评分系统　2018 版肝脏影像报告和数据系统(Liver Imaging Reporting and Data System, LI-RADS)是美国放射学院自 2011 年首次发布后多次修改及更新后的版本。该指南根据影像学表现将肝脏疾病分为 8 个独立的诊断类别。其中 LR-1 为病变肯定为良性;LR-2 为病变可能为良性;LR-3 为病变中度,可能为恶性;恶性诊断包括 LR-4(可能为 HCC)、LR-5(肯定为 HCC)、LR-M(可能或肯定为恶性,非 HCC 特异性表现)、LR-TIV(静脉内癌栓)。

根据该指南,诊断 HCC 需要结合影像学不同征象的数目综合判断。主要特征包括:动脉期高强化、非边缘廓清、包膜强化、病灶大小和阈值增长,见表 2-2-1。

表 2-2-1　2018 版 LI-RADS 指南 HCC 诊断标准

动脉期高强化		无动脉期高强化		非环形动脉期高强化		
病灶最大径 /mm		<20	≥20	<10	10~19	≥20
主要征象:						
包膜强化	无	LR-3	LR-3	LR-3	LR-3	LR-4
非边缘廓清	1 个	LR-3	LR-4	LR-4	LR-4/LR-5	LR-5
阈值增长	2 个	LR-4	LR-4	LR-4	LR-5	LR-5

LI-RADS:肝脏影像报告和数据系统;HCC:肝细胞癌。LR-3:病变中度,可能为恶性。LR-4/LR-5:由主要征象决定,若主要征象为包膜强化,则归为 LR-4;若主要征象为非边缘廓清或阈值增长,则归为 LR-5。

(二)肝硬化结节

1. 定义　肝硬化结节主要分为以下两类:

(1)再生结节:再生结节由多个肝细胞增生形成,主要由门静脉供血。

(2)异型增生结节:异型增生结节常发生在肝硬化背景下,由再生结节形成。根据细胞的异型程度分为低级别异型增生结节及高级别异型增生结节。高级别异型增生结节属于癌前病变,有可能在短时间内发生恶变。但不论是低级别异型增生结节还是高级别异型增生结节,均没有恶性肿瘤的特征。

2. 影像学表现　虽然 CT 可用于诊断 HCC,但对于肝硬化结节的诊断较为困难。

(1)再生结节:再生结节在 CT 检查中表现为等密度或弥漫分布的肝实质密度不均匀。MRI 检查中 T_1WI 呈等或略高信号,T_2WI 呈等或略低信号,动脉期没有高强化表现,门静脉期为等强化,延迟期为低强化。使用肝细胞特异性对比剂,肝胆特异期信号与正常肝脏实质一致。

(2)异型增生结节:异型增生结节的最大径多在 1cm 左右或更大。CT 平扫为等密度。高级别异型增生结节在 MRI T_1WI、T_2WI 上分别呈高信号及低信号,随着动脉血供增多,部分动脉期可有明显强化,门脉期为等强化,延迟期为低强化。

当异型增生结节 T_1WI 信号减低、T_2WI 信号增高或 T_2WI 低信号内出现略高信号结节("结中结"表现)、病灶内出现脂肪变性、DWI 病灶内出现高信号或肝胆特异期信号减低时,需要警惕其癌变的风险。

在高危人群中,EOB-MRI 对于鉴别低级别异型增生结节、高级别异型增生结节及早期 HCC 具有重要价值。再生结节和异型增生结节的典型 MRI 表现见图 2-2-4、图 2-2-5。

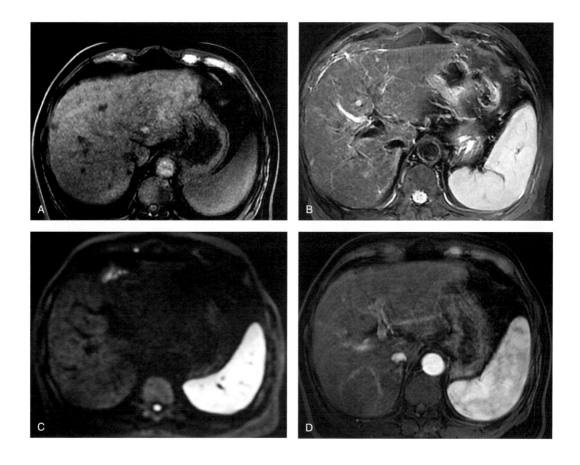

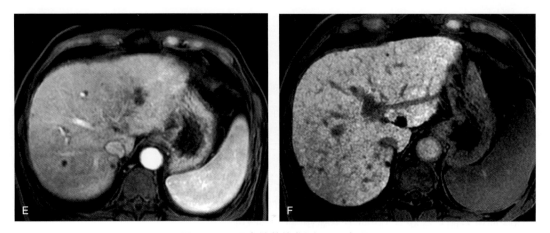

图 2-2-4　再生结节的典型 MRI 表现

A. T_1WI 呈等信号；B. T_2WI 呈等信号；C. DWI 未见明显高信号；D. 增强扫描动脉期未见明显高强化；
E. 延迟期未见强化减低；F. 肝内多发肝胆特异期高信号结节。

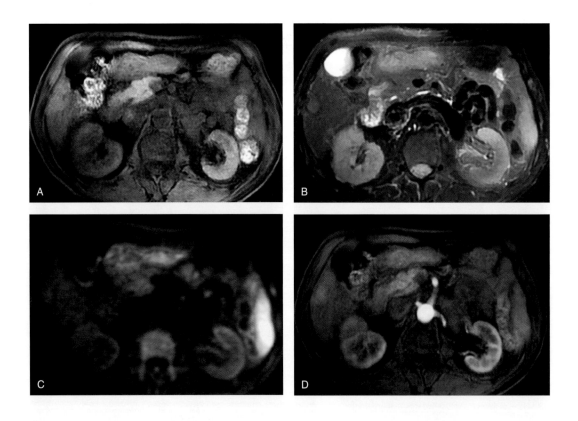

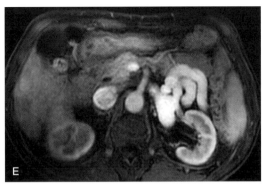
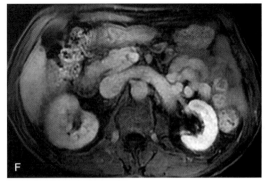
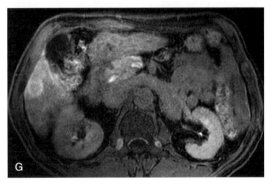

图 2-2-5　异型增生结节的典型 MRI 表现

A. 肝 S6 可见一 T_1WI 稍高信号结节；B. T_2WI 呈稍高信号；C. DWI 可见稍高信号；D. 增强扫描动脉期可见稍高强化；E. 门脉期未见明显强化减低及廓清；F. 延迟期未见明显强化减低及廓清；G. 肝胆特异期呈环形高信号。

三、肝内胆管细胞癌的影像学诊断

肝内胆管细胞癌的大体分型包括以下 4 类：肿块形成型、管周浸润型、管内生长型和混合生长型。其中肿块形成型最为多见，占所有肝内胆管细胞癌的 85%。

（一）超声

肿块形成型肝内胆管细胞癌的超声检查表现为低回声肿块，可伴肝内胆管扩张。

（二）CT

肝内胆管细胞癌 CT 平扫检查表现为低密度肿块，边缘不规则，多期增强扫描表现为动脉期边缘强化，门脉期和延迟期中心强化逐渐增高，边缘强化程度进行性减低。肿瘤多位于肝脏外周，伴有邻近被膜皱缩，另有部分病例伴有邻近胆管扩张。此外，增强 CT 对于诊断肝门部淋巴结转移有较好的提示作用。典型的肿块形成型肝内胆管细胞癌的 CT 表现见图 2-2-6。

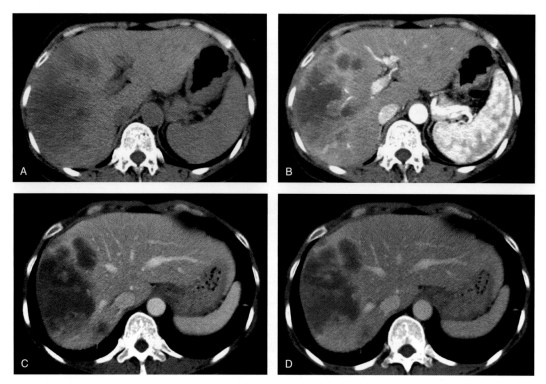

图 2-2-6　肿块形成型肝内胆管细胞癌 CT 表现

肝脏多发模糊稍低密度结节及肿块,穿刺病理为胆管细胞癌。A. CT 平扫显示肝右叶模糊低密度肿块,边界不清;B.增强扫描动脉期边缘强化;C.门静脉期可见中心强化逐渐增高,边缘强化减低;D.延迟期可见中心强化逐渐增高,边缘强化减低。

（三）MRI

肝内胆管细胞癌在 T$_1$WI、T$_2$WI 上分别表现为低信号和稍高信号,由于病灶内部含有纤维成分,因此,T$_2$WI 中心相应区域为低信号。增强 MRI 的强化特征与增强 CT 类似,表现为动脉期边缘强化,门静脉期及延迟期中心延迟强化,内部瘢痕不强化。肝内胆管细胞癌的 MRI 表现见图 2-2-7。

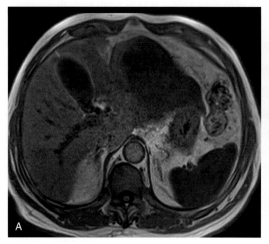
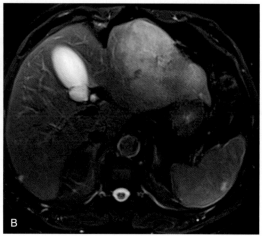

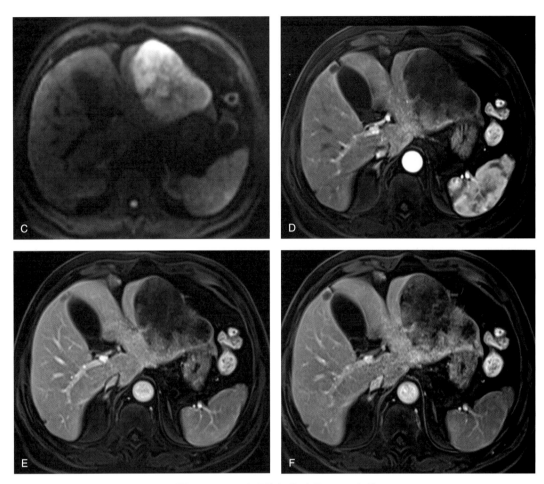

图 2-2-7 肝内胆管细胞癌的 MRI 表现

肝脏左叶占位,手术病理为低分化肝内胆管细胞癌。A. T₁WI 呈低信号;B. T₂WI 呈稍高信号;
C. DWI 呈高信号;D. 增强扫描动脉期边缘强化;E. 门脉期可见对比剂填充;F. 延迟期可见对比剂填充。

四、肝转移瘤的影像学诊断

转移瘤的生长方式和影像学表现取决于原发灶及其转移类型。肝转移瘤最常见的原发肿瘤部位依次是结肠、胃、胰腺、乳腺和肺。肝转移发生率最高的原发肿瘤类型依次是胆囊癌、胰腺癌、结肠癌和乳腺癌。

(一) 超声

大多数肝转移瘤为乏血供肿瘤,超声呈低回声。部分转移瘤呈高回声,多来自胰岛细胞瘤、部分胃肠道肿瘤、肾细胞癌等。超声多作为筛查手段,其发现肝转移瘤的敏感性和特异性分别为 63.0% 和 97.6%。

(二) CT

增强 CT 诊断肝转移瘤的敏感性约为 80.0%,而对最大径在 1cm 以下的病灶其敏感性仅约 50%。

1. 富血供转移瘤   富血供转移瘤相对少见,常见于胰岛细胞瘤、黑色素瘤、甲状腺癌和肾细胞癌转移。一般病灶平扫呈低密度,部分病灶平扫也可呈高密度。富血供转移瘤的影像学表现见图 2-2-8、图 2-2-9。

2. 乏血供转移瘤   病灶密度在水与肝脏之间,增强扫描门脉期其特征明显,常见于结肠癌、肺癌和胃癌转移。乏血供转移瘤的 CT/MRI 表现见图 2-2-10。

(三) MRI

增强 MRI 检查诊断肝转移瘤的敏感性和特异性分别为 81.1% 和 97.2%。大多数转移瘤表现为 T_1WI 低信号、T_2WI 高信号。部分转移瘤如黑色素瘤转移,在 T_1WI 表现为高信号。由于病变内部发生坏死,在转移瘤中心区域可出现 T_1WI 更低、T_2WI 更高信号区。使用肝细胞特异性对比剂显像,肝转移瘤表现为低信号。EOB-MRI 不仅可以提升诊断肝转移瘤的敏感性至 85%,且可用于鉴别囊肿及肝内其他良性病变。

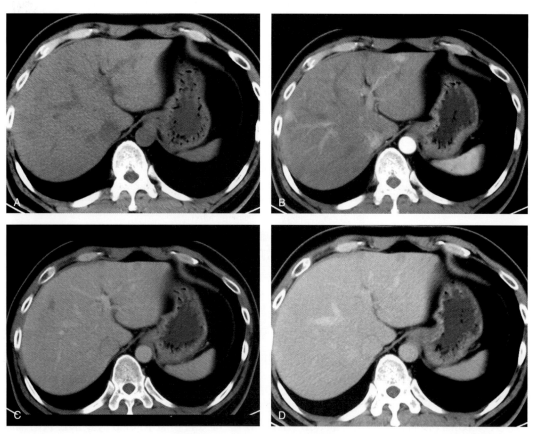

图 2-2-8   富血供转移瘤的 CT 表现

肝脏多发稍低密度结节,穿刺病理为神经内分泌瘤转移。A. CT 平扫显示肝内多个稍低密度结节;
B. 增强扫描动脉期明显高强化;C. 门脉期病灶呈等或低强化;D. 延迟期病灶呈等或低强化。

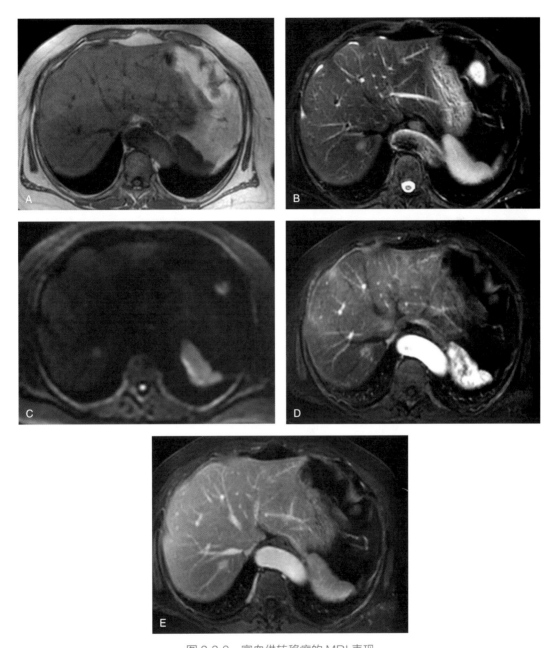

图 2-2-9　富血供转移瘤的 MRI 表现

MRI 显示肝内多发富血供结节，术后病理为神经内分泌瘤转移。A. T_1WI 呈等或稍低信号；
B. T_2WI 呈稍高信号；C. DWI 呈稍高信号；D. 增强扫描动脉期可见高强化；E. 门脉期可见高强化。

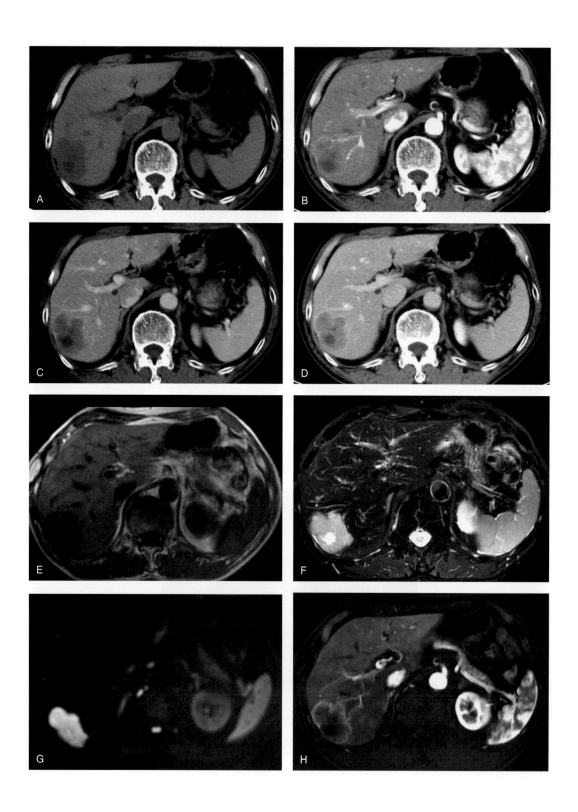

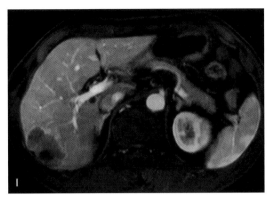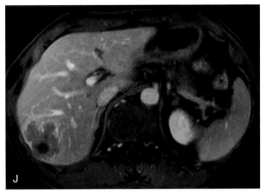

图 2-2-10　乏血供转移瘤的 CT/MRI 表现

直肠癌术后 3 年发现肝脏占位,手术病理为肠癌肝转移。A. CT 平扫显示肝右叶稍低密度肿块,内部可见更低密度坏死区;B. 增强扫描动脉期病变呈低强化;C. 门脉期病变呈低强化;D. 延迟期病变呈低强化;E. MRI 显示 T_1WI 呈低信号;F. T_2WI 呈高信号,其内部坏死区呈液性信号;G. DWI 呈明显高信号;H. 增强扫描动脉期可见边缘环形强化;I. 门脉期呈低强化;J. 延迟期呈低强化。

参考文献

[1] Morine Y, Shimada M. The value of systematic lymph node dissection for intrahepatic cholangiocarcinoma from the viewpoint of liver lymphatics [J]. J Gastroenterol, 2015, 50 (9): 913-927.

[2] 中华人民共和国国家卫生健康委员会医政医管局. 原发性肝癌诊疗指南 (2022 年版)[J]. 中华肝脏病杂志, 2022, 30 (4): 22.

[3] 《原发性肝癌诊疗规范 (年版)》编写专家委员会. 原发性肝癌诊疗规范 (2019 年版)[J]. 中国临床医学, 2020, 27 (1): 140-156.

[4] CHERNYAK V, FOWLER K J, KAMAYA A, et al. Liver Imaging Reporting and Data System (LI-RADS) Version 2018: Imaging of Hepatocellular Carcinoma in At-Risk Patients [J]. Radiology, 2018, 289 (3): 816-830.

[5] 中华医学会外科学分会结直肠外科学组, 北京市医学影像质量控制和改进中心. 结直肠癌病人影像学检查临床适用性评价指南 (2021 版)[J]. 中国实用外科杂志, 2021, 41 (10): 1104-1110.

第三章
肝细胞癌体部立体定向放射治疗

第一节 →
肝细胞癌概述

一、流行病学与病因

原发性肝癌是全球范围内最常见的消化系统恶性肿瘤之一,具有发病率高、恶性程度高、总体预后差的特点。世界卫生组织 2020 年 12 月发布的全球最新癌症负担数据(GLOBOCAN 2020)显示,2020 年全球肝癌新发病例居恶性肿瘤第 6 位,死亡病例居恶性肿瘤第 3 位。中国是肝癌大国,根据最新流行病学数据,肝癌是我国第四大常见恶性肿瘤和第二大恶性肿瘤死亡原因。病理学方面,肝癌统指起源于肝细胞或肝内胆管上皮细胞的恶性肿瘤,其中 75%~85% 为肝细胞癌(hepatocellular carcinoma,HCC),另外少数为肝内胆管细胞癌(intrahepatic cholangiocarcinoma,iCCA)和 HCC-iCCA 混合癌,三者在发病机制、生物学行为、治疗方法及预后等方面有较大差异。本节中的肝癌仅指 HCC。

肝癌的发病是多因素、多步骤的复杂过程。目前,HCC 较为公认的致病因素包括:乙型肝炎病毒(hepatitis B virus,HBV)和 / 或丙型肝炎病毒(hepatitis C virus,HCV)感染、长期酗酒(酒精性肝病)、非酒精性脂肪性肝病、食用黄曲霉毒素污染的食物等。我国 HCC 的病因以慢性 HBV 感染为主,约 95% 的患者曾发生 HBV 感染,约 10% 曾发生 HCV 感染,其中部分为重叠感染。另外,年龄>40 岁、男性、亚裔、有 HCC 家族史等也是发病的危险因素。

二、临床表现

HCC 的临床表现无特异性,症状可来自肿瘤本身或肝炎、肝硬化等基础疾病。由于起病隐匿,HCC 的早期症状常不明显,当出现明显症状时,病情往往已到中晚期。临床表现可因肿瘤大小、部位、血管侵犯情况、邻近器官受侵程度、转移情况和并发症而异。

（一）症状

首发症状以肝区疼痛最为常见,主要因肿瘤生长使肝包膜张力增大所致,常为间歇性或持续性隐痛、钝痛或胀痛,随病情发展而加剧;突发的剧烈腹痛则可能是肝包膜下癌结节破裂出血刺激腹膜所致。此外还可出现食欲减退、腹胀、恶心、呕吐、腹泻等非特异性消化道症状,可伴随乏力、消瘦、发热、营养不良等恶病质表现。此外,存在副肿瘤综合征时可有自发性低血糖、红细胞增多症等特殊表现。晚期患者可出现皮肤黄染、出血倾向(牙龈、鼻出血及皮下瘀斑等)、上消化道出血、肝性脑病、肝肾功能衰竭等。发生肝外转移时可有转移部位的相应症状。

（二）体征

HCC 多继发于肝硬化,因此可能存在脾大、黄疸、腹水等肝硬化的典型体征。中晚期肝癌最常见的体征是肝大,往往呈进行性肿大,可在肋缘下触及,质地坚硬,表面凹凸不平,常有程度不等的触压痛。此外,肝癌血管丰富而迂曲,动脉骤然变细或肿瘤压迫肝动脉、腹主动脉时,可在相应部位听诊到吹风样血管杂音,此体征具有诊断价值,但对早期诊断意义不大。

(三) 转移

HCC 转移以肝内转移最为常见,约占所有转移的 70%。HCC 容易出现门静脉及分支癌栓,癌细胞脱落后可在肝内形成多发转移灶。淋巴结转移以肝门淋巴结转移最为常见,也可转移至胰、脾和主动脉旁淋巴结,偶可累及心包横膈和锁骨上淋巴结。血行转移以肺转移最为多见,也可转移至肾上腺、骨骼等部位。种植转移较少见,偶可种植在腹膜、横膈等处,引起血性腹腔、胸腔积液。

三、辅助检查

HCC 是唯一可进行临床诊断的实体肿瘤,需综合患者的临床表现、病史、血清学标志物、影像学检查做出诊断,必要时可行肝穿刺活检获得病理诊断。

(一) 实验室检查

1. 常规化验　包括血尿便常规、便潜血试验、肝肾功能、凝血功能、机体免疫指标等。

2. 病毒学指标　检测 HBV 和 HCV 感染相关指标,指导抗病毒治疗。血清学检测包括 HBsAg、抗 -HBs、HBeAg、抗 -HBe、抗 -HBc、抗 -HCV,病毒学检测包括 HBV-DNA 定量、HCV-RNA 定量。

3. 肿瘤标志物　血清甲胎蛋白(alpha-fetoprotein,AFP)是 HCC 早期筛查、诊断和疗效监测常用的重要指标之一。AFP 轻度升高时,应密切动态监测,并结合肝功能进行分析。若血清 AFP ≥ 400ng/ml,排除妊娠、慢性或活动性肝病、生殖腺胚胎源性肿瘤及其他消化道肿瘤,则高度提示为肝癌。但约 30% 的肝癌患者 AFP 水平正常,可检测甲胎蛋白异质体、异常凝血酶原和血浆游离微小核糖核酸作为肝癌早期诊断标志物。

(二) 影像学检查

1. 腹部超声　超声(ultrasound,US)是最常用的肝脏影像学检查方法之一,具有简便、实时、无创的优势。常规灰阶超声可早期、敏感地发现肝内占位,初步判断良恶性,并可观察肝内或腹腔转移、肝内血管及胆管侵犯等情况。彩色多普勒血流成像可观察病灶血供,同时明确病灶性质及与肝内重要血管的毗邻关系。超声造影(contrast-enhanced ultrasound,CEUS)可显示肿瘤的血流动力学变化,提高超声诊断的分辨率、敏感性和特异性,有助于鉴别肿瘤性质。

2. 计算机断层扫描(computed tomography,CT)　腹部多期动态增强 CT 常用于肝癌的临床诊断、分期和疗效评价,对观察经导管动脉化疗栓塞(transcatheter arterial chemoembolization,TACE)后的碘油沉积有优势。借助 CT 后处理技术可进行血管三维重建、肿瘤及肝体积测量等。HCC 的典型征象为动态增强扫描中"快进快出"的强化方式,具体表现为:动脉期肿瘤呈均匀或不均匀明显强化,门脉期和 / 或延迟期肿瘤强化低于肝实质。

3. 磁共振成像（magnetic resonance imaging，MRI）   肝脏多模态 MRI 组织分辨率高、可进行形态结合功能成像、无辐射影响，是 HCC 临床诊断、分期和疗效评价的优选影像手段。多模态 MRI 对最大径≤2.0cm 病灶的检出和诊断能力优于动态增强 CT，在评价肿瘤是否侵犯门静脉、肝静脉以及是否存在腹腔或腹膜后淋巴结转移等方面也更具优势。钆塞酸二钠（gadolinium-ethoxybenzyl diethylenetriamine pentaacetic acid，Gd-EOB-DTPA）是肝细胞特异性对比剂，使用 Gd-EOB-DTPA 行 MRI 增强造影（EOB-MRI）可提高最大径≤1.0cm 病灶的检出率，可以对治疗后坏死、出血、再生结节和肿瘤复发进行鉴别，是目前国际上推荐的影像学检查方法。

4. 数字减影血管造影（digital subtraction angiography，DSA）   血管造影可显示肿瘤大小、数目及血供情况，DSA 主要通过选择性或超选择性肝动脉、选择性腹腔动脉和门脉进行。DSA 能提供肿瘤与重要血管解剖关系、门静脉侵犯等准确、客观的信息，对于判断手术完整切除的可能性和制定合理的治疗方案有重要价值。

5. 正电子发射计算机断层显像（positron emission tomography-computed tomography，PET/CT）   PET/CT 可对局部肿瘤和全身转移情况进行全面评估，同时反映肿瘤代谢情况，但对于 HCC 临床诊断的敏感性和特异性尚不理想，不推荐作为常规检查，可作为其他检查手段的补充。

6. 其他   完整的肿瘤分期还需完善胸部 CT、淋巴结超声检查，有临床指征者可行骨扫描和脑 MRI 检查。

（三）穿刺活检

对于具有典型影像学特征、符合 HCC 临床诊断标准的患者，不需要常规进行诊断性穿刺活检。而对于缺乏典型影像学特征的肝脏占位性病变，穿刺活检可获得病理学诊断，为明确病灶性质、肿瘤分子分型及指导治疗、判断预后等提供重要信息。

（四）病理学诊断

1. 大体分型   HCC 大体上可表现为多发结节状（结节型）、单个巨块状（巨块型）和弥漫累及大部分或整个肝脏（弥漫型）。

2. 镜下诊断   对于活检或手术标本，可了解以下情况：①分化程度；②组织学类型；③评估治疗反应，如肿瘤坏死、淋巴细胞浸润、间质纤维化的范围和程度等；④评估癌周浸润、包膜侵犯或突破、微血管侵犯（microvascular invasion，MVI）和卫星结节情况；⑤评估慢性肝病级别，如慢性病毒性肝炎、肝硬化等。

3. 微血管侵犯   MVI 是指显微镜下在内皮细胞衬覆的脉管腔内见到癌细胞团，以门静脉分支最为常见。MVI 是评估肝癌复发风险和选择治疗方案的重要参考依据，应作为常规病理检查指标。MVI 病理分级：M0，未发现 MVI；M1（低危组），MVI≤5 个且发生于近癌旁肝组织（≤1cm）；M2（高危组），MVI＞5 个或发生于远癌旁肝组织。肿瘤侵犯大血管时可形成癌栓，影像学上表现为管腔内充盈缺损，以门脉系统多见，少数可见于下腔静脉、右心房。

4. 免疫组化标志物   免疫组化标志物有助于鉴别良恶性、不同组织类型、原发与转移等。常用的标志物包括精氨酸酶 -1、肝细胞抗原、CD34、磷脂酰肌醇蛋白 3、热休克蛋白 70 等。肝癌组织学类型存在高度异质性,现有的标志物在诊断的敏感性和特异性上存在不足,需要合理组合和客观评估。

(五)肝功能评估

肝癌患者多有肝病基础,部分患者确诊时已处于肝功能失代偿期,导致很多治疗手段无法实施。肝功能是治疗方案决策的重要考量因素,治疗前必须进行肝功能评估,现多采用 Child-Pugh 肝功能分级(表 3-1-1)。

表 3-1-1　Child-Pugh 肝功能分级

观测指标	评分		
	1 分	2 分	3 分
肝性脑病(期别)	无	1~2	3~4
腹水	无	少量	中等量
白蛋白 /(g·L^{-1})	>35	28~35	<28
凝血酶原时间延长 /s	<4	4~6	>6
总胆红素 /(μmol·L^{-1})	<34.2	34.2~51.3	>51.3

A 级:5~6 分;B 级:7~9 分;C 级:10~15 分。

四、诊断与分期

(一)临床诊断

综合 HCC 发病的高危因素、患者的症状体征、血清肿瘤标志物以及影像学特征,可对 HCC 进行临床诊断,可参考国家卫生健康委员会《原发性肝癌诊疗指南(2022 年版)》诊断路线图(图 3-1-1),具体标准如下:

1. HBV/HCV 感染或任何原因引起肝硬化者,至少每 6 个月行一次血清 AFP 检测和超声检查进行早期筛查。若 AFP 升高尤其是持续升高,或超声发现肝内结节,应及时行进一步影像学检查。

2. 发现肝内最大径>2cm 结节,动态增强 MRI、动态增强 CT、EOB-MRI 或 CEUS 这 4 项影像学检查中只要有 1 项显示典型的 HCC 征象,即可做出临床诊断;若均缺乏典型征象,则需行穿刺活检或每 2~3 个月进行影像学联合 AFP 监测。

3. 发现肝内最大径 ≤2cm 结节,4 项影像学检查中至少 2 项显示典型的 HCC 征象,可做出临床诊断;若无或只有 1 项显示典型征象,可行穿刺活检或每 2~3 个月进行影像学联合 AFP 监测。

4. AFP 持续升高者,4 项影像学检查中只要有 1 项显示典型征象,可做出临床诊断;若未发现肝内结节,排除妊娠、慢性或活动性肝病、生殖腺胚胎源性肿瘤及其他消化道肿瘤后,应密切监测 AFP 变化及每 2~3 个月复查影像学。

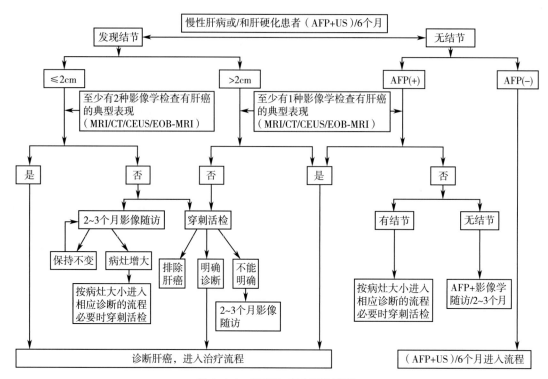

图 3-1-1　肝细胞癌诊断路线图

AFP：甲胎蛋白；US：超声；MRI：磁共振成像；CT：计算机断层扫描；
CEUS：超声造影；EOB-MRI：钆塞酸二钠增强磁共振扫描。

（二）分期

HCC 分期对于治疗方案的制定和预后评价至关重要。影响 HCC 患者预后的关键因素包括临床分期、肿瘤生长速度、患者一般状况、肝功能和治疗方案等。目前国际上有多种分期方案，包括巴塞罗那临床肝癌分期（Barcelona Clinic Liver Cancer Staging，BCLC 分期）、美国癌症联合委员会（American Joint Committee on Cancer，AJCC）TNM 分期、日本肝病学会分期等。依据我国肝癌特点，国家卫生健康委员会主持建立了中国肝癌分期（China Liver Cancer Staging，CNLC），结合肝肿瘤的数目、大小、血管侵犯、肝外转移、Child-Pugh 分级和体力状况（performance status，PS）6 个因素，综合判定肿瘤分期。

1. BCLC 分期　2022 年 BCLC 分期标准见表 3-1-2。

表 3-1-2　BCLC 分期标准

期别	PS 评分	肿瘤情况		Child-Pugh 肝功能评估
		肿瘤数目	肿瘤最大径	
0：极早期	0	单个	≤2cm	良好肝功能储备
A：早期	0	单个	>2cm	良好肝功能储备
		≤3 个	均≤3cm	

期别	PS 评分	肿瘤情况		Child-Pugh 肝功能评估
		肿瘤数目	肿瘤最大径	
B：中期	0	多结节肿瘤	任何	良好肝功能储备
C：进展期	1~2	不论肿瘤情况，门脉侵犯和 / 或肝外转移		良好肝功能储备
D：终末期	3~4	任何	任何	终末期肝功能

BCLC：巴塞罗那分期；PS：体力状况。

2. TNM 分期　AJCC 第 8 版 TNM 分期标准见表 3-1-3。

T——原发肿瘤分期

T_x：原发肿瘤无法评估

T_0：无原发肿瘤的证据

T_{1a}：单发肿瘤最大径 ≤ 2cm

T_{1b}：单发肿瘤最大径 > 2cm 且无血管侵犯

T_2：单发肿瘤最大径 > 2cm 伴血管侵犯，或多发肿瘤，最大径均 ≤ 5cm

T_3：多发肿瘤，至少有 1 个肿瘤最大径 > 5cm

T_4：无论肿瘤数目和大小，累及门静脉的主要分支或肝静脉；或肿瘤直接侵犯除胆囊外的邻近器官，或穿透脏层腹膜

N——区域淋巴结分期

N_x：区域淋巴结无法评估

N_0：无区域淋巴结转移

N_1：有区域淋巴结转移

M——远处转移

M_0：无远处转移

M_1：有远处转移

表 3-1-3　AJCC 第 8 版 TNM 分期标准

期别	T	N	M
ⅠA	T_{1a}	N_0	M_0
ⅠB	T_{1b}	N_0	M_0
Ⅱ	T_2	N_0	M_0
ⅢA	T_3	N_0	M_0
ⅢB	T_4	N_0	M_0
ⅣA	任何 T	N_1	M_0
ⅣB	任何 T	任何 N	M_1

AJCC：美国癌症联合委员会。

3. CNLC　CNLC 标准见表 3-1-4。

表 3-1-4　CNLC 标准

期别	PS 评分	肿瘤情况		Child-Pugh 分级
		肿瘤数目	肿瘤最大径	
Ⅰa	0~2	单个	≤5cm	A~B
Ⅰb	0~2	单个	>5cm	A~B
		2~3 个	≤3cm	
Ⅱa	0~2	2~3 个	单个>3cm	A~B
Ⅱb	0~2	≥4 个	任何	A~B
Ⅲa	0~2	不论肿瘤情况,有血管侵犯		A~B
Ⅲb	0~2	不论肿瘤情况,有肝外转移		A~B
Ⅳ	3~4	任何	任何	C

CNLC:中国肝癌分期;PS:体力状况。

五、治疗原则

HCC 常需要联合多种手段进行综合治疗,针对不同分期合理、有序整合不同的治疗手段可以使疗效最大化。要实现规范化的综合治疗,需要开展多学科团队(multidisciplinary team,MDT)模式,包括肝胆外科、介入科、放射治疗科、肿瘤内科、肝病内科、影像科和病理科等多学科的紧密协作,特别是对复杂疑难的病例,MDT 可给患者带来最大获益。

常规治疗方法可分为外科手术、局部治疗和全身治疗,外科治疗包括肝部分切除和肝移植术,局部治疗手段包括消融治疗、介入治疗和放射治疗,全身治疗包括化疗、分子靶向治疗、免疫治疗等。此外,抗病毒治疗是伴肝炎病毒感染的 HCC 患者治疗中必要且重要的组成部分,有效的抗病毒治疗可预防抗肿瘤治疗过程中诱发病毒激活。总体而言,早期 HCC 首选手术治疗,不宜手术时选择局部消融或精准放射治疗;在局部中晚期 HCC 的治疗中,TACE 联合放射治疗能显著提高疗效;系统治疗近年来取得很大进展,尤其在晚期 HCC 中是主要治疗手段。

(一) 总原则

1. 可切除或移植的 HCC　结合患者 PS 评分和合并症进行评估,对于肝功能 Child-Pugh A 级和高度选择的 Child-Pugh B 级、无门脉高压、肿瘤位置合适、有充足肝功能储备和适宜残余肝体积的患者,如无禁忌证则首选手术切除;符合器官共享联合网络标准者,即 AFP ≤ 1 000ng/ml 且单病灶最大径为 2~5cm,或 2~3 个病灶最大径为 1~3cm,可考虑肝移植,如有指征可行桥接治疗;无法或拒绝手术者行局部治疗,包括消融、根治性放射治疗和 TACE 等。

2. 不可切除的 HCC　因肝脏储备不足、肿瘤部位特殊、疾病范围广泛等不可手术切除者,常需要综合治疗,包括不同局部治疗手段联合、局部治疗联合全身治疗、不同全身治疗手段联合等治疗模式。

3. 转移性 HCC　可选择全身治疗、临床试验或最佳支持治疗。

(二) 主要治疗方法

1. 肝切除术　基本原则是保证切除的彻底性和安全性,即完整切除肿瘤、切缘无残留的同时还需保留足够且有功能的肝组织,要求有良好的血供和胆汁回流以保证术后肝功能代偿,减少并发症,降低死亡率,因此完善的术前肝脏储备功能评估与肿瘤学评估非常重要。对肝功能良好、孤立性肿块且无血管侵犯和有足够残余肝组织者,肝切除术是潜在的治愈选择;对有限且可切除的多灶性病变和有主要血管侵犯者,肝切除术存在争议,部分经谨慎MDT 评估的患者有机会从手术切除中获益;对潜在可切除的 HCC,建议采用多模式、高强度的治疗策略促其转化。此外,合并门脉分支癌栓者,若肿瘤局限于半肝或肝脏同侧,也可考虑手术切除肿瘤并经门脉取栓,但需联合其他局部治疗,如术后 TACE 治疗或术前、术后放射治疗,以减少复发,改善术后生存。

2. 肝移植术　肝移植是肝癌根治性治疗手段之一,尤其适用于肝功能失代偿、不适合手术切除及消融治疗的小肝癌患者。关于肝癌肝移植适应证,国际上主要采用米兰标准、美国加州大学旧金山分校标准等,国内尚无统一标准。符合肝移植适应证的患者在等待肝源期间可以接受桥接治疗控制肿瘤进展,以防止失去肝移植机会。部分肿瘤负荷超出肝移植适应证的患者可以通过降期治疗缩小肿瘤负荷达到适应证。消融治疗、体部立体定向放射治疗(stereotactic body radiotherapy,SBRT)、TACE 和系统抗肿瘤治疗等可用于桥接或降期治疗。

3. 消融治疗　消融治疗借助医学影像技术的引导,对肿瘤病灶靶向定位,局部采用物理或化学的方法直接杀灭肿瘤组织。主要包括射频消融(radiofrequency ablation,RFA)、微波消融(microwave ablation,MWA)、经皮无水乙醇注射等。尽管外科手术被认为是 HCC 根治性治疗的首选方式,但由于大多数患者合并不同程度的肝硬化,部分患者并不能耐受手术治疗。对于最大径 ≤3cm 的 HCC,RFA 可以获得根治性治疗效果,无瘤生存率和总生存率类似或稍低于手术切除,可作为手术的替代方案。RFA 与 MWA 在局部疗效、并发症发生率以及远期生存率方面无显著差异,可以根据肿瘤的大小、位置来选择。不推荐对最大径>5cm 的病灶实施单纯消融治疗。对于邻近大血管、主要胆管、膈肌和其他腹腔脏器的病灶,考虑发生出血、气胸等并发症风险高时,应谨慎实施 RFA。

4. 介入治疗　肝脏为双重供血器官,正常肝组织的血供 75%~85% 来自门静脉,20%~25% 来自肝动脉,而 HCC 的血供 90%~95% 来自肝动脉,这为肝癌介入治疗提供了解剖学基础。介入治疗主要包括单纯经动脉栓塞(transcatheter arterial embolization,TAE)、化疗栓塞(常规 TACE 和药物洗脱微球栓塞)、肝动脉灌注化疗和钇 -90 放射栓塞治疗。TAE的原则是减少或消除流向肿瘤的血流,导致肿瘤缺血坏死,是不可切除 HCC 的有效治疗选择。而 TACE 除动脉阻断外,还向肿瘤细胞输送高浓度的化疗药物,延长化疗药物与癌细胞的作用时间,最大限度地降低化疗的全身毒性,是常用的非手术治疗方法之一。提倡 TACE

联合消融、放射治疗、外科手术、分子靶向药物、免疫治疗和抗病毒治疗等进行综合治疗,以进一步提高 TACE 疗效。

5. 放射治疗　在二维放射治疗年代,全肝照射容易诱发放射性肝病(radiation-induced liver disease,RILD),限制了放射治疗在肝癌中的应用。近年来随着技术进步,如三维适形放射治疗(three-dimensional conformal radiotherapy,3D-CRT)、调强放射治疗(intensity modulated radiotherapy,IMRT)、SBRT 及图像引导放射治疗(image-guided radiotherapy,IGRT)等的不断应用,精准放射治疗得以实现,肿瘤区域在受到高剂量精准照射的同时正常组织器官能得到充分保护,大大推动了肝癌放射治疗的发展。参考《中国原发性肝细胞癌放射治疗指南(2020年版)》,SBRT 可作为小肝癌(最大径 ≤5cm)的根治性治疗手段,是不可或无法耐受手术、RFA 患者的有效替代方案。对于最大径>3cm 或邻近大血管、中央胆道等特殊位置的肿瘤,SBRT 较 RFA 更有优势。在以手术为主的综合治疗中,放射治疗可发挥降期、转化、桥接作用,以及作为窄切缘(<1cm)手术、术后 MVI 阳性者的重要辅助治疗。对不可手术切除的HCC,尤其是伴有癌栓的患者,放射治疗联合 TACE 较单一治疗能提高局部控制率和生存率。另外,转移性 HCC 患者可进行转移灶的姑息性放射治疗,缓解或减轻患者痛苦,改善生活质量以及延长带瘤生存期。

6. 全身治疗　抗肿瘤药物治疗在中晚期 HCC 治疗过程中发挥重要作用。多年来,靶向药物索拉非尼一直被认为是晚期 HCC 唯一的全身治疗选择,而近年来越来越多药物被证明对 HCC 有良好疗效,尤其是靶向联合免疫治疗。阿替利珠单抗联合贝伐珠单抗被认为是中晚期不可切除 HCC 的一线系统治疗方案。另外,卡瑞利珠单抗联合阿帕替尼、信迪利单抗联合贝伐珠单抗类似物、多纳非尼、仑伐替尼、索拉非尼或者含奥沙利铂的系统化疗也是一线治疗选择。二线治疗选择有瑞戈非尼、阿帕替尼、卡瑞利珠单抗或替雷利珠单抗。对慢性病毒性肝炎患者,抗病毒治疗应贯穿抗肿瘤治疗全过程,同时酌情进行保肝利胆、支持对症治疗等。

第二节 →
小肝癌体部立体定向放射治疗

在世界范围内,原发性肝癌的发病率居所有肿瘤的第 6 位,但死亡率高居第 3 位。其中,肝细胞癌(hepatocellular carcinoma,HCC)是最常见的病理类型,占所有原发性肝癌的75%~85%。HCC 通常起病隐匿,仅有 10%~30% 的患者可在早期诊断,但随着筛查系统的不断完善和影像技术的不断进步,HCC 的早期诊断率有所提升,部分亚洲国家的早期 HCC 患者可占 60%~65%。对于早期小肝癌,肝切除术、肝移植和消融治疗都是根治性的治疗手段。

然而,受肿瘤位置、患者年龄、肝功能和基础疾病的限制,30%~40% 的早期小肝癌患者不能接受手术治疗。另外,肝源的缺乏和严格的肝移植标准也限制了这部分患者接受肝移植治疗。对于不可手术的小肝癌患者,局部消融治疗如射频消融(radiofrequency ablation,RFA)和微波消融(microwave ablation,MWA)等是主要治疗手段之一。部分研究显示,RFA 治疗小肝癌在疗效和安全性方面均不劣于手术治疗,而 MWA 与 RFA 的疗效相似。然而,对于邻近大血管、胆管、膈肌或较大的病灶,局部消融治疗的应用和疗效均会受到一定的限制。

在二维放疗年代,因全肝照射的肝脏毒性难以耐受,放射治疗极少用于 HCC 中。而在三维放疗年代,三维适形放射治疗和调强放射治疗的出现使得治疗更加精准,正常组织可得到更好的保护,放射治疗在 HCC 中的应用也逐渐增多。体部立体定向放射治疗(stereotactic body radiotherapy,SBRT)可给予肿瘤局部高剂量照射,同时肿瘤周围剂量快速跌落,有效降低了正常组织的受量。SBRT 联合先进的呼吸运动管理技术,可在最大程度上保证治疗的精准度,是目前最先进的放疗技术之一。早在 20 世纪 90 年代,就有 SBRT 应用于 HCC 的报道,Blomgren 等探索性地使用 SBRT 治疗 31 例患者的颅外病灶,其中包括 8 例 HCC 患者,处方剂量为 16~66Gy/1~3f,局部控制率可达 80%。早期研究的成功使得研究者进一步积极探索 SBRT 在 HCC 中的疗效。20 余年来,国内外研究者积累了大量 SBRT 治疗 HCC 的经验。其中,小肝癌的治疗是 SBRT 在 HCC 中的主要应用场景,已有多项研究报道了 SBRT 治疗小肝癌的疗效。此外,部分研究者也将 SBRT 在小肝癌中的疗效与 RFA、手术的疗效进行了比较。在大部分研究中,小肝癌定义为最大径 ≤5cm 的 HCC 病灶,也有少部分研究将最大径在 6cm 左右的病灶定义为小肝癌。本文将对目前 SBRT 在小肝癌中的报道进行归纳,并对比其与目前一线局部治疗手段的疗效和毒副反应。

一、体部立体定向放射治疗在小肝癌中的疗效和失败模式

(一) SBRT 治疗小肝癌的整体疗效

1. SBRT 治疗小肝癌的大样本研究　SBRT 应用于 HCC 已有近 30 年。近年来,SBRT 在小肝癌中的应用也趋于成熟,相关研究报道也从小样本的探索性研究逐渐演变为大型回顾性研究和前瞻性研究。前瞻性研究入组条件统一、治疗方案一致、质量控制好,但大样本回顾性研究数据可能更能代表实际临床实践中 SBRT 的疗效。以下几项回顾性研究报道了 SBRT 在小肝癌中的疗效,详细研究信息见表 3-2-1。

国内研究者于 2016 年报道了 132 例小肝癌患者接受 SBRT 治疗的疗效。该研究纳入肿瘤最大径 ≤5cm,Child-Pugh A~B 级,不适合手术和消融治疗或经其他局部治疗后复发的患者。治疗前经超声或计算机断层扫描(computed tomography,CT)引导在肿瘤处植入 3~4 个金属标记,使用 CyberKnife 系统实施 SBRT,处方剂量为 42~46Gy/3~5f 或 28~30Gy/1f (57%~80% 等剂量线)。研究中位随访 21 个月,1 年局部控制率为 90.9%。1、3、5 年总生存 (overall survival,OS) 率分别为 94.1%、73.5% 和 64.3%。1、3、5 年无进展生存(progression-free survival,PFS) 率分别为 82.7%、58.3% 和 36.4%。共 11 例患者出现 3 级以上肝脏毒性,其中 8 例患者治疗前为 Child-Pugh B 级。该研究取得的局部控制率和生存率与根治性手术

和 RFA 作为一线治疗时的疗效接近,提示对于不适合手术和局部消融治疗的原发或复发小肝癌患者,SBRT 可作为有效的替代治疗方式。另外,该研究为国内样本量较大的研究,入组患者有 90.2% 合并乙肝病毒感染,其结果能代表 SBRT 在国内 HCC 患者中的疗效。值得注意的是,这项研究中出现 3 级以上肝脏毒性的患者大多数治疗前肝功能为 Child-Pugh B 级者,提示我们在对肝功能较差的患者实施 SBRT 时需谨慎。另一项韩国的研究在 290 例患者的队列中报道了 SBRT 的疗效。该研究纳入的同样是不可手术且不适合 RFA 治疗的小肝癌患者,仅 8 例患者为初治病例,其余患者均在 SBRT 治疗前接受过其他局部治疗。接受处方剂量 30~60Gy/3~4f 治疗后,5 年局部控制率为 91.3%,仅 6.5% 的病灶在 SBRT 治疗后出现局部复发,但全组患者 5 年 OS 率仅为 44.9%,低于前述国内研究的数据,这可能与大多数患者既往接受了多程治疗、SBRT 介入时机较晚等因素有关。

除了大型回顾性研究外,近期一项系统性综述也对 SBRT 治疗小肝癌(≤ 3 个病灶,最大径 ≤6cm)的疗效进行了汇总分析。这项综述纳入了 14 项研究、共 1 238 例小肝癌患者,汇总的 1 年和 3 年 OS 率分别为 93.0%〔95% 置信区间(confidence interval, CI: 88.0%~96.0%〕和 72.0%(95% CI: 62.0%~79.0%),汇总的 1 年和 3 年局部控制率分别为 96.0%(95% CI: 91.0%~98.0%)和 91.0%(95% CI: 85.0%~95.0%)。毒副反应方面,汇总的 ≥3 级肝脏毒性和放射性肝病(radiation-induced liver disease, RILD)发生率分别为 4.0%(95% CI: 2.0%~8.0%)和 14.7%(95% CI: 7.4%~24.7%)。

SBRT 在 HCC 中的高级别证据仍较少,回顾性研究大多纳入多程治疗后、复发及小部分初治不适合其他局部治疗的小肝癌患者,这反映了 SBRT 在临床中实际的应用场景。以上较大样本量的回顾性研究和系统性综述的结果提示 SBRT 治疗小肝癌患者可以取得极佳的局部疗效,3~5 年局部控制率可达 90% 左右,说明 SBRT 可作为小肝癌手术和消融以外的有效治疗手段。

2. 小肝癌 SBRT 治疗的近期疗效和病理反应　在目前文献报道中,用于 HCC 疗效评价的标准主要包括实体瘤疗效评价标准(response evaluation criteria in solid tumors, RECIST)和改良 RECIST 标准(modified RECIST, mRECIST)。相较于 RECIST,mRECIST 以增强 CT 或磁共振成像(magnetic resonance imaging, MRI)动脉期的强化范围作为存活肿瘤进行评价,对 HCC 的疗效评价更为准确。对于经 SBRT 治疗的小肝癌,以 RECIST 标准评价的完全缓解(complete response, CR)率约为 25%,客观缓解率(objective response rate, ORR)为 70%~80%,而以 mRECIST 标准评价的 CR 率达 60%~90%,ORR 达 85%~95%,高于 RECIST 的评价(表 3-2-1)。结合 SBRT 治疗 HCC 极佳的长期局部控制率,mRECIST 可能是更为合适的近期疗效评价标准。另外,HCC 经过 SBRT 治疗后,大部分变化趋势为肿瘤体积逐渐缩小、强化程度逐渐减弱,这个过程通常可持续数月之久。因此,SBRT 的疗效也受评价时间节点的影响。在 Kimura 等的研究中,SBRT 治疗后 3 个月内的 CR 率为 31%,3~6 个月时为 55%,而 6~12 个月时达 72%。在 Yoon 等的研究中,治疗后 2 个月的 CR 率为 30.2%,4 个月时为 64.1%,而 6 个月时达 84.9%。上述两项研究均采用 mRECIST 进行评价,随着治疗后时间延长,CR 率逐渐增高,反映了 HCC 经 SBRT 治疗后的影像学改变具有滞后性,疗效评价的时间不宜过早。

表 3-2-1 SBRT 在小肝癌中的应用研究

研究者（发表年份）	研究性质（入组时间）	入组人群/例	病例特征	病灶大小	放疗剂量/次数	近期疗效	局部疗效	RFS/PFS	OS	AE	失败模式
Cárdenes 等(2010)	前瞻性 I 期（2005—2007）	17	不适合手术 Child-Pugh A~B级 病灶数目：1~3 个 既往治疗：23.5%	4 (2~6) cm	36~48Gy/3f 40Gy/5f (80%~90%等剂量线)	CR 率：25% PR 率：56% SD 率：19% PD 率：0 (RECIST,最佳疗效)	LC 率：100%	NR	2 年 OS 率：60%	3 级或以上 AE 率：23.5% RILD 率：17.6%	NR
Kwon 等(2010)	回顾性（2004—2007）	42	不适合手术或 RFA Child-Pugh A~B级 单发或多发 既往治疗：81%	15.4 (3.04-81.82) cm³	30~39Gy/3f (70%~85%等剂量线)	CR 率：59.6% PR 率：26.2% SD 率：14.3% PD 率：0 (mRECIST,12个月内)	3 年 IFPFS 率：68.0%	NR	3 年 OS 率：58.6%	3 级或以上 AE 率：2.4%	NR
Sanuki 等(2014)	回顾性（2005—2012）	185	不适合手术或消融 Child-Pugh A~B级 单发 既往治疗：68.1%	0.8~5.0cm	35~40Gy/5f (70%~80%等剂量线)	NR	3 年 LC 率：91%	NR	3 年 OS 率：70%	3 级或以上 AE 率：1.6% Child-Pugh 评分升高≥2分：10.3% 5 级肝衰竭：1.1%	NR

续表

研究者（发表年份）	研究性质（入组时间）	入组人群/例	病例特征	病灶大小	放疗剂量/次数	近期疗效	局部疗效	RFS/PFS	OS	AE	失败模式
Kimura等(2015)	回顾性(2008—2013)	65	不适合手术或消融 Child-Pugh A~B级 病灶数目:1~3个 既往治疗:大部分	1.6 (0.5~5.4) cm	48Gy/4f 60Gy/8f	CR率:97.3% PR率:1.4% SD率:1.4% PD率:0 (mRECIST, 6~12个月)	2年LC率:100%	2年PFS率:40.0%	2年OS率:76.0%	3级或以上AE率:23.1%	NR
Lasley等(2015)	前瞻性 I~II期 (2005—2012)	59	不适合手术 Child-Pugh A~B级 单发或多发 既往治疗:15%	2.0~107.3cm³	36~48Gy/3f 40Gy/5f (80%~90% 等剂量线)	DCR Child-Pugh A级:89% Child-Pugh B级:95%	3年LC率 Child-Pugh A级:91% Child-Pugh B级:82%	3年PFS率 Child-Pugh A级:47.8% Child-Pugh B级:22.9%	3年OS率 Child-Pugh A级:61.3% Child-Pugh B级:26.1%	Child-Pugh等级升高 Child-Pugh A级:50.0% Child-Pugh B级:33.3% 3级或以上上肝脏AE率 Child-Pugh A级:10.5% Child-Pugh B级:38%	NR
Su等(2016)	回顾性(2009—2015)	132	不适合手术或消融 Child-Pugh A~B级 病灶数目:1~3个 初治或复发	3.0 (1.1~5.0) cm	42~46Gy/3~5f 28~30Gy/1f (57%~80% 等剂量线)	NR	2年LC率:84.1%	5年PFS率:36.4%	5年OS率:64.3%	3级或以上AE率:8.3%	NR

续表

研究者（发表年份）	研究性质（入组时间）	入组人群/例	病例特征	病灶大小	放疗剂量/次数	近期疗效	局部疗效	RFS/PFS	OS	AE	失败模式
Baumann 等（2018）	回顾性（2012—2016）	37	Child-Pugh A~C 级 病灶数目：1~6 个 既往治疗：93%	2.7 (1.1~5.6) cm	40~50Gy/5f 21~30Gy/3f (95% PTV)	NR	1年 LC 率：95%	1年 RFS 率：66%	1年 OS 率：87%	3级或以上 AE 率：8%	NR
Zhang 等（2018）	回顾性（2011—2012）	28	不适合手术或消融 Child-Pugh A~B 级 单发 既往治疗：64.3%	2.1 (1.1~3.0) cm	35~60Gy/3~6f (72%~80% 等剂量线)	CR 率：60.71% PR 率：28.57% SD 率：7.14% PD 率：3.58% (mRECIST, 3~6个月)	3年 LC 率：89.28%	NR	3年 OS 率：78.57%	3级或以上 AE 率：3.6%	NR
Kim 等（2019）	前瞻性 I~II 期（2012—2015）	32	不适合手术或其他局部治疗 Child-Pugh A~B 级 病灶数目：1~3 个 既往治疗：81.2%	2.1 (1.0~4.5) cm	36~60Gy/4f (95% PTV)	CR 率：90.6% PR 率：6.3% (mRECIST)	2年 LC 率：80.9%	2年 PFS 率：42.7%	2年 OS 率：81.3%	3级或以上 AE 率：28.1%	局部：15% 肝内：85% 肝外：20%

续表

研究者（发表年份）	研究性质（入组时间）	入组人群/例	病例特征	病灶大小	放疗剂量/次数	近期疗效	局部疗效	R=S/PFS	OS	AE	失败模式
Sun 等 (2019)	回顾性 (2011—2014)	108	不适合其他治疗 Child-Pugh A级 单发 初治	2.3 (0.7~4.9) cm	48Gy/8f 49Gy/7f 50Gy/5f 54Gy/6f (60%~86% 等剂量线)	CR率: 60.19% PR率: 27.78% SD率: 3.70% PD率: 8.33% (mRECIST, 6个月)	3年LC率: 95.1%	3年PFS率: 60.6%	3年OS率: 80.6%	RILD率: 7.4%	局部: 20% 肝内: 80% 肝外: 20%
Yeung 等 (2019)	回顾性 (2011—2015)	31	不适合其他治疗 Child-Pugh A~B级 病灶数目: 1~5个 既往治疗: 83.9%	3.3 (1.3~5.0) cm	45~55Gy/3f 40~50Gy/5f (95% PTV)	NR	1年LC率: 94%	1年PFS率: 49%	1年OS率: 84%	3级或以上AE率: 32%	局部: 14.3% 肝内: 90.5% 远处: 9.5%
Pan 等 (2019)	回顾性 (2008—2016)	33	不适合手术 不完全消融后 Child-Pugh A~B级	4.1 (3.4~5.2) cm	30~54Gy/6f	CR率: 100% (mRECIST, 1个月)	局部进展率: 18.2%	3年PFS率: 49.3%	3年OS率: 71.1%	3级或以上AE率: 0	NR
Durand-Labrunie 等 (2020)	前瞻性II期 (2009—2014)	43	不适合手术 Child-Pugh A~B级 单发 初治	2.8 (1.0~6.0) cm	45Gy/3f (80% 等剂量线)	CR率: 25% PR率: 55% SD率: 18% PD率: 3% (RECIST, 6个月)	2年LC率: 94%	2年PFS率: 48%	2年OS率: 69%	3级或以上AE率: 31%	局部: 13.3% 肝内: 73.3% 远处: 13.3%

续表

研究者（发表年份）	研究性质（入组时间）	入组人群/例	病例特征	病灶大小	放疗剂量/次数	近期疗效	局部疗效	RFS/PFS	OS	AE	失败模式
Park 等 (2020)	回顾性 (2007—2013)	290	不适合手术或RFA Child-Pugh A~B级 病灶数目：1~3个 既往治疗：97.2%	1.7 (0.7~6) cm	30~60Gy/3~4f	NR	5年LC率：91.3%	5年肝内RFS：19.1% 5年DMFS：73.9%	5年OS率：44.9%	3级或以上肝脏AE率：2.8% Child-Pugh评分升高>2分：5.5%	局部：6.5% 肝内：72.4% 远处：22.1%（占全组比例）
Yoon 等 (2020)	前瞻性 II 期 (2013—2016)	50	不适合其他治疗 Child-Pugh A级 病灶数目：1~3个 既往治疗：96.0%	1.3 (0.7~3.1) cm	45Gy/3f (91%~100%等剂量线)	CR率：84.9% PR率：7.5% SD率：5.7% PD率：0 (mRECIST, 6个月)	5年LC率：97.1%	5年RFS率：26.8%	5年OS率：77.6%	3级或以上AE率：0 Child-Pugh评分升高≥2分：4%	局部：2.8% 肝内：91.7% 远处：22.2%
Kibe 等 (2020)	回顾性 (2005—2017)	初治：245 挽救：144（病灶数目）	不适合手术或RFA Child-Pugh A~B级 病灶数目：1~3个	初治：2.0 (1.0~5.6) cm 挽救：2.3 (1.0~6.2) cm	35~40Gy/5f (60%~80%等剂量线包括95%PTV)	NR	3年LRR 初治：2.8% 挽救：11.1%	NR	3年OS率 初治：71.5% 挽救：66.1%	3级或以上AE率：0	NR

续表

研究者（发表年份）	研究性质（入组时间）	入组人群/例	病例特征	病灶大小	放疗剂量/次数	近期疗效	局部疗效	RFS/PFS	OS	AE	失败模式
Jackson 等(2021)	回顾性(2006—2018)	80	Child-Pugh B级 单发或多发 既往治疗：56%	2.5 (IQR: 1.8~3.4) cm	10~12Gy/3~5f (99.95% PTV)	NR	2年FFLP率：81%	NR	中位OS时间：17.1个月	Child-Pugh评分升高：23.7%	NR
Kimura 等(2021)	前瞻性(2014—2018)	36	不适合手术或RFA Child-Pugh评分≤7分 单发 初治	2.3 (1~5) cm	40Gy/5f (95% PTV)	NR	3年LC率：90%	NR	3年OS率：78%	3级或以上AE率：11% Child-Pugh评分升高：34.3%	局部：25% 肝内：75%

SBRT：体部立体定向放治疗；RFS：无复发生存；PFS：无进展生存；OS：总生存；AE：不良事件；PTV：计划靶区；CR：完全缓解；PR：部分缓解；SD：疾病稳定；PD：疾病进展；RECIST：实体瘤疗效评价标准；LC：局部控制；RILD：放射性肝病；RFA：射频消融；IFPFS：野内无进展生存；mRECIST：改良实体瘤疗效评价标准；DCR：疾病控制率；DMFS：无远处转移生存率；LRR：局部复发率；IQR：四分位数；FFLP：无局部进展。

病理反应方面,因 SBRT 主要用于不可手术、不适合其他局部治疗的患者,SBRT 治疗后极少有患者接受手术治疗,故大部分研究缺乏对 SBRT 治疗后病理反应的报道。但我们可从几项以 SBRT 作为肝移植前桥接治疗手段的研究中得到相关数据。2017 年 Sapisochin 等的研究对比了经导管动脉化疗栓塞(transcatheter arterial chemoembolization,TACE)、RFA 和 SBRT 作为肝移植前桥接治疗手段的疗效。该研究共入组 379 例患者,其中 244 例接受 RFA,99 例接受 TACE,36 例接受 SBRT。该研究中 SBRT 为桥接治疗手段,需平衡疗效和安全性,确保后续移植手术的顺利开展,因此,其处方剂量要低于根治性 SBRT 剂量,中位处方剂量为 36Gy/6f。接受移植手术后,RFA 组有 49.2% 的患者达到病理完全缓解,显著高于 TACE 组的 23% 和 SBRT 组的 13%($P<0.001$),这可能与接受 SBRT 治疗的肿瘤病灶偏大(肿瘤最大径为 2.9~5.8cm)及处方剂量较低等因素有关。另外,国内学者也在 2021 年报道了一项 SBRT 作为肝移植前桥接治疗的研究。该研究前瞻性地纳入了 40 例接受 SBRT 作为移植前桥接治疗的患者,并与该中心既往使用 TACE 和高强度聚焦超声(high-intensity focused ultrasound,HIFU)作为桥接治疗手段的疗效进行比较。该研究的 SBRT 剂量较 Sapisochin 等的研究高,中位放疗剂量为 50Gy/5f(95% PTV)。研究结果显示,SBRT 组的病理完全缓解率为 48.1%,高于 TACE 组的 25% 和 HIFU 组的 17.9%,也高于 Sapisochin 等研究中 SBRT 组的数据,与 RFA 组持平。这两项研究提示,随着 SBRT 剂量增加,放疗后病理完全缓解率也会增加。在使用足够的剂量治疗小肝癌时,SBRT 可取得与 RFA 相似的病理完全缓解率。

(二) SBRT 在初治小肝癌中的应用

对于初治小肝癌患者,肝切除术、肝移植和 RFA 仍是目前标准的一线治疗手段。然而,如前所述,目前标准的局部治疗手段受到肿瘤位置、大小、肝功能状态、患者耐受性等诸多因素的限制,而 SBRT 作为非侵入性(无创性)治疗手段具有一定优势。然而,在回顾性研究中,SBRT 大多应用于不可手术、不适合 RFA 的复发、难治或治疗后残存的 HCC 患者。鉴于此,研究者开始尝试在前瞻性研究中探索 SBRT 作为一线治疗在小肝癌中的疗效,目前共有两项前瞻性 II 期研究对此进行了报道。

2020 年的法国研究是首个探索 SBRT 在初治小肝癌中疗效的多中心 II 期临床研究。该研究纳入不可手术、肿瘤最大径为 1~6cm 的单发 HCC 患者,接受 45Gy/3f(80% 等剂量线)的 SBRT 治疗,主要研究终点为 18 个月的局部控制率,次要研究终点包括急性、晚期毒副反应、OS 和 PFS。研究在 2009—2014 年纳入法国 3 家中心的 43 例患者,中位肿瘤最大径为 2.8cm,大部分患者为 AJCC 分期 T_1 期(82%)、Child-Pugh A 级(88%)、东部肿瘤协作组(Eastern Cooperative Oncology Group,ECOG)评分为 0~1 分(95%)。超过半数患者有酒精性肝硬化(57%),而乙肝或丙肝感染者仅占 25%。研究中位随访 4.0 年,全组患者 18、24 个月局部控制率分别为 98% 和 94%,18、24 个月 OS 率分别为 72% 和 69%,中位生存时间为 3.5 年。共 31% 的患者出现 3 级以上毒副反应,10% 的患者在接受 SBRT 治疗后 3 个月内出现 Child-Pugh 评分增加,18 个月时患者的生活质量与基线时无显著差异。另外,同一时期发表的 SRTSPH 研究也在类似的人群中对 SBRT 的疗效进行了探索。这项多中心、单臂研究纳入初治、最大径为 1~5cm、Child-Pugh 评分 ≤ 7 分的不适合手术和 RFA 的 HCC 患者。研究拟入组患者 60 例,但因入组缓慢,在纳入 36 例患者后提前关闭入组。入组患者的中位肿瘤最大径为 2.3cm,大部分患者同样为 AJCC 分期 T_1 期(92%)、Child-Pugh A 级(91%)、ECOG 评分为 0~1 分(97%)。与法国研究不同的是,该组患者大部分存在丙肝病毒感染(64%),而乙肝病毒感染者仍相对较少(8%)。入组患者均接受 40Gy/5f(95% PTV)的 SBRT 治疗,中位随访 20.8 个月,3 年 OS 率为 78%,3 年的无局部进展生存(local progression-free survival, LPFS)率为 73%,3 年局部控制率为 90%。4 例(11%)患者出现 3 级以上 SBRT 相关毒副反应。

这两项前瞻性单臂研究在初治小肝癌患者中探索了 SBRT 的疗效和毒副反应,根据研究报道,经 SBRT 治疗后的局部控制率在 90% 以上,且毒副反应可耐受,两项研究的结果对于提高 SBRT 在 HCC 治疗中的地位有重要意义。目前,多数指南仍推荐手术和 RFA 作为初治小肝癌的首选治疗手段,TACE 也可作为上述两种治疗的替代方案。在既往报道中,手术一线治疗小肝癌的 3 年 OS 率为 75%~90%,RFA 治疗最大径在 5cm 以内小肝癌的 3 年 OS 率为 70%~80%,3 年无复发生存(recurrence-free survival, RFS)率为 40%~50%,3 年局部肿瘤进展率可达 21.4%。而 TACE 治疗小肝癌的 3 年 OS 率为 60%~70%。在这两项针对 SBRT 的前瞻性研究中,法国研究的 2 年局部控制率和 OS 率分别为 94% 和 69%,SRTSPH 研究 3 年局部控制率和 OS 率分别为 90% 和 78%,均与手术和 RFA 的疗效接近,但因样本量相对较少、证据级别相对较低,仍不足以支持 SBRT 作为小肝癌的一线治疗手段。另外,这两项研究纳入的大部分为酒精性肝硬化和丙肝病毒感染的患者,我国大部分 HCC 患者具有乙肝病毒感染的基础,需要在国内人群中进一步探索 SBRT 治疗小肝癌的疗效。这两项前瞻性研究较好的疗效和较轻的毒副反应提示 SBRT 是小肝癌潜在一线治疗选择之一。然而,仍需要更大样本量的前瞻性研究和随机对照研究结果来进一步明确 SBRT 在小肝癌中的作用和最佳适用范围。

(三) SBRT 在复发、残存小肝癌中的挽救治疗

对于不可手术的早期小肝癌,RFA 是目前指南推荐的首选根治性治疗手段,对于不适合 RFA 的患者,也可考虑 TACE 治疗。然而,RFA 对于体积大、靠近大血管的病灶,可能会出现消融不完全的情况,对于最大径在 3cm 以上的病灶,消融不完全的比例可达 20% 以上。另外,小肝癌在接受 TACE 治疗后,不完全坏死的发生率达 60%~80%。对于局部治疗后复发、残存的病灶,再程手术或 RFA 一方面受患者耐受性的限制,另一方面疗效也不理想。因此,研究者进一步探索了 SBRT 这种非侵入性治疗手段在复发、残存小肝癌中的疗效。

Pan 等的研究纳入了 72 例消融不完全的小肝癌患者,其中 39 例接受再程 RFA,33 例接受 SBRT 治疗。SBRT 的处方剂量为 30~54Gy/6f。在基线特征上,SBRT 组的肿瘤更大,邻近血管的病灶更多,患者的 Child-Pugh 评分更高。直接比较结果显示,SBRT 组局部疾病进展率更低(18.2% vs. 59.0%,P=0.002),3 年 PFS 更高(49.3% vs. 22.3%,P=0.036),而 3 年 OS 率差异无统计学意义(71.1% vs. 57.6%,P=0.680),经倾向评分匹配法校正基线因素后结果一致,两组均未出现 3 级以上毒副反应。该研究提示,SBRT 可作为消融不完全小肝癌的

首选治疗手段,尤其是对于肿瘤较大和邻近大血管的病灶。此外,日本学者也探索了 SBRT 在复发、残存小肝癌中的疗效。该研究纳入 323 例患者共 389 个病灶接受 SBRT 治疗,其中 245 个病灶以 SBRT 或 TACE+SBRT 作为初始治疗手段,144 个复发、残存病灶以 SBRT 作为挽救治疗手段。研究结果显示,初始治疗组和挽救治疗组的 3 年累积局部复发率(local recurrence rate,LRR)分别为 2.8% 和 11.1%(P=0.004)。在接受挽救治疗的患者中,TACE、RFA 和其他治疗后复发、残存患者的 3 年累积 LRR 分别为 12.4%、14.8% 和 7.3%。

总体而言,SBRT 非常适用于治疗后复发、残留小肝癌,这些患者大多在既往接受了手术、TACE、RFA 等侵入性治疗,对于传统局部治疗手段的耐受性下降。而 SBRT 作为非侵入性治疗手段,利用 HCC 对放射线的敏感性来控制局部病灶,相较于传统局部治疗手段有着不同的作用机制,是传统治疗手段的有效补充和提升。

(四) SBRT 在 Child-Pugh B 级小肝癌中的应用

Child-Pugh 分级系统是目前临床上常用的对肝硬化患者肝脏功能储备进行评估的标准。Child-Pugh A 级提示患者处于肝硬化代偿期,对治疗的耐受性好,而 Child-Pugh B~C 级的患者则处于肝硬化失代偿期,肝功能差,难以耐受高强度的治疗。Child-Pugh B 级患者的治疗通常较为棘手,临床医师需平衡治疗强度与治疗毒性,避免因严重的肝脏毒性抵消了治疗获益。有研究显示,Child-Pugh 分级与 SBRT 治疗后的 RILD 发生率显著相关,且 Child-Pugh 分级为 SBRT 治疗后 OS 的独立预后因素。尽管治疗风险高,但这类患者可选择的治疗手段有限,仍有研究尝试在 Child-Pugh B 级的小肝癌患者中探索 SBRT 的安全性与疗效。

Lasley 等的 I / II 期前瞻性研究共纳入 38 例 Child-Pugh A 级和 21 例 Child-Pugh B 级接受 SBRT 治疗的小肝癌患者。大部分 Child-Pugh A 级患者处方剂量为 48Gy/3f(80%~90% 等剂量线),而大部分 Child-Pugh B 级患者处方剂量为 40Gy/5f(80%~90% 等剂量线)。研究结果显示,Child-Pugh A 级和 B 级患者的 3 年局部控制率分别为 91% 和 82%,两组差异无统计学意义(P=0.61)。而 Child-Pugh A 级患者的 3 年 OS 率显著优于 Child-Pugh B 级患者(61% $vs.$ 26%,P=0.03)。毒副反应方面,有 10.5% 的 Child-Pugh A 级患者出现 3 级以上肝脏毒性,而 Child-Pugh B 级患者中比例高达 38%。该研究提示,SBRT 治疗 Child-Pugh B 级小肝癌患者仍可取得很好的局部疗效。然而,尽管研究者对 Child-Pugh B 级患者的剂量进行了一定程度的降低,其毒副反应仍显著高于 Child-Pugh A 级患者,长期生存情况也劣于 Child-Pugh A 级患者。因此,在对 Child-Pugh B 级患者行 SBRT 治疗前应综合考虑患者的治疗获益和风险。

另外,有研究者尝试使用个体化给量的方法来治疗 Child-Pugh B 级小肝癌患者。在这项研究中,所有患者共计划进行 5 次 SBRT 治疗,在治疗前行吲哚菁绿(indocyanine green,ICG)评估肝功能后,患者先接受 3 次治疗,休息 1 个月后进行 ICG 评估,并根据评估结果调整后续 2 次治疗方案。研究共纳入 80 例 Child-Pugh B 级小肝癌患者,半数以上患者 Child-Pugh 评分为 8~9 分,74% 的患者只接受了 3 次分割的 SBRT 治疗,中位单次剂量为 12Gy。研究结果显示,1 年局部控制率为 92%,中位生存时间为 17.1 个月,且仅有 24% 的患者

Child-Pugh 评分升高 2 分以上，这与既往研究中 Child-Pugh A 级患者接受 SBRT 治疗的数据相当。该研究对 Child-Pugh B 级小肝癌患者个体化给量和间断治疗的模式在保证治疗安全的同时，并未导致疗效下降，是一种值得借鉴和进一步探索的治疗模式。

Child-Pugh B 级小肝癌患者肝功能差、对治疗耐受不佳，治疗风险高。尽管如此，SBRT 也是这类患者为数不多可供选择的治疗方案之一。在进行治疗时，需注意严格地进行剂量限制，个体化地制定治疗方案，才能在带来治疗获益的同时避免严重的毒副反应。

（五）小肝癌 SBRT 治疗后的失败模式

经 SBRT 治疗后，小肝癌以照射野外、肝内失败为主要失败模式。在前述的韩国研究中，共 290 例患者 321 个病灶接受了 SBRT 治疗，其中 97.2% 的患者接受过其他局部治疗。中位随访 38.2 个月后，共 21 个病灶（6.5%）出现局部失败，210 例患者（72.4%）出现肝内失败，64 例患者（22.1%）出现远处转移。Yoon 等在一项 II 期临床研究中报道了 45Gy/3f 的 SBRT 治疗 50 例小肝癌患者的疗效，这组患者既往也都接受了多程治疗。经过中位 47.8 个月的随访，共 36 例患者在 CT 或 MRI 影像上确认失败。其中，仅 1 例出现局部失败，33 例为肝内计划靶区（planning target volume，PTV）外失败，8 例为远处转移。初治患者的失败模式也与之相似，在前述法国研究中，43 例初治小肝癌在 SBRT 治疗后随访 4 年，15 例患者出现疾病进展，2 例为野内失败，11 例为肝内照射野外进展，2 例为远处转移。总体而言，小肝癌经 SBRT 治疗后，局部失败率占 5%~20%，肝内失败率占 70%~90%，肝外失败率占 10%~20%。较高的肝内失败率提示持续抗病毒治疗和全身治疗对 HCC 患者的重要性。

（六）总结

近年来，SBRT 在小肝癌中的应用越来越多，除了不适合手术和其他局部治疗手段的病灶或复发、残存病灶外，SBRT 作为一线治疗手段在初治早期 HCC 中也有了一些探索。在目前的报道中，SBRT 无论在初治患者还是复发、残存患者中均展现出很好的局部疗效，多数研究的 3 年局部控制率在 85% 以上，前瞻性研究中的长期生存情况也不劣于目前标准一线治疗手段。在失败模式方面，经 SBRT 治疗后的小肝癌主要以肝内照射野外失败为主。这些研究结果说明，SBRT 作为手术、消融、移植等一线治疗手段的替代治疗方案已有较为充足的依据。然而，SBRT 的实施对技术、设备、医务人员的要求较高。另外，大多数中心参照其内部标准实施 SBRT，缺乏统一的标准化流程与规范。随着 SBRT 在小肝癌中应用逐渐增多、地位逐渐提高，亟须达成 SBRT 治疗小肝癌的共识，规范其治疗流程。在规范化治疗的基础上，才可能开展高质量的前瞻性研究，进一步探索 SBRT 在小肝癌中的应用价值。

二、小肝癌体部立体定向放射治疗与其他局部治疗手段比较

肝移植、肝切除术、消融都是小肝癌一线根治性治疗手段。近年来，随着技术进步，放疗在 HCC 中的应用越来越多。SBRT 依赖于先进的放疗设备和技术，可在较少的分割次数内给予肿瘤局部较高的剂量，同时有效保护周围正常组织，非常适合小肝癌的治疗。根据目

前大部分的报道,SBRT 治疗小肝癌的 3 年局部控制率在 85% 以上,且毒副反应较轻。鉴于 SBRT 较好的疗效以及越来越多的临床应用,许多研究将其与传统局部治疗手段进行了比较,以下将对此进行归纳总结。

（一）SBRT 与消融治疗比较

消融治疗是 HCC 的传统局部治疗手段之一。经皮酒精注射(percutaneous ethanol injection,PEI)可引起肿瘤细胞脱水、蛋白变性进而导致病灶出现凝固性坏死,是最早应用于 HCC 的消融手段之一。近年来,PEI 逐渐被更为先进的热消融技术取代。热消融主要通过将肿瘤局部加热至高于 60℃或冷冻至低于 –40℃引起肿瘤凝固坏死,包括 RFA、MWA 和冷冻消融(cryoablation,CA)等技术。RFA 使用射频电极在局部肿瘤处施加高频交流电,产生摩擦热、引起局部高温,导致局部肿瘤组织变性坏死。RFA 治疗早期 HCC 时局部控制率可达 70%~90%,5 年 OS 率为 40%~70%。部分研究显示,RFA 治疗早期 HCC 在疗效和安全性方面均不劣于手术治疗,然而,RFA 的疗效受肿瘤大小的限制,其疗效随着病灶大小的增加而下降。MWA 同样使用专用的微波针经皮穿刺进入局部肿瘤内,使肿瘤内的极性分子在微波场的作用下高速运动摩擦产生热量,进而引起变性坏死。相较于 RFA,MWA 消融范围更大,受血流灌注引起的热沉效应的影响较小,更适用于邻近大血管或较大的肿瘤。尽管有理论上的优势,但并未发现 MWA 与 RFA 在疗效上有显著差异。CA 又称氩氦刀,依靠氩气和氦气的快速交替在短时间内引起局部肿瘤组织冷冻和解冻,使肿瘤组织崩解、变性、坏死。相较于 RFA,CA 在疗效及并发症方面均不占优势,目前临床上应用较少。

以 RFA 为主流的局部消融治疗被认为是小肝癌的根治性治疗手段之一,国内外多个指南将其纳入病灶最大径<2cm 的极早期 HCC 的一线治疗推荐,对于病灶最大径超出此范围的早期 HCC(3~4cm),也可作为不可手术患者的替代治疗。与此同时,SBRT 也被证明在小肝癌中有很好的疗效,大部分研究报道的 3 年局部控制率在 85% 以上。适应证的重叠使得研究者进一步对比 SBRT 与局部消融治疗在小肝癌中的疗效和安全性。因 RFA 是最常用的局部消融技术,故大部分研究对比了 SBRT 与 RFA 的疗效。目前暂无随机对照研究报道,主要的回顾性研究归纳见表 3-2-2。

早年一项重要的研究为 Wahl 等于 2016 年发表的回顾性研究。该研究纳入 224 例不可手术、无转移的 HCC 患者,其中 161 例接受 RFA 治疗,63 例接受图像引导的 SBRT 治疗。研究发现,两组的 OS 和无局部进展(freedom from local progression,FFLP)相当,RFA 和 SBRT 组的 2 年 FFLP 率分别为 80.2% 和 83.8%,2 年 OS 率分别为 53% 和 46%。此外,两组的 3 级以上毒副反应差异也无统计学意义,RFA 组 11%,而 SBRT 组为 5%($P= 0.31$)。进一步分析提示,在接受 RFA 治疗的患者中,肿瘤大小为 FFLP 的预测因素,而肿瘤大小并非 SBRT 局部疗效的预测因素。在肿瘤最大径 ≥2cm 的亚组中进行分析发现,SBRT 的 FFLP 要优于 RFA,而在肿瘤最大径<2cm 的亚组中,两种治疗手段疗效无差异。该研究提示,RFA 和 SBRT 都是不可手术 HCC 的有效局部治疗手段,但肿瘤最大径 ≥2cm 时 SBRT 可能更有优势。

表 3-2-2 SBRT 与 RFA 的比较研究

研究者（发表年份）	研究性质（入组时间）	入组人群/例	病灶大小	放疗剂量	局部疗效	OS	AE	主要结论
Shiozawa 等（2015）	回顾性（2011—2014）	RFA：38 SBRT：35	RFA：(1.75±0.61)cm (0.7~2.9cm) SBRT：(2.86±1.15)cm (1.2~5.0cm) (P=0.001)	60Gy/3~5f (95% PTV)	1年LC率 RFA：97.4% SBRT：97.1% (P=0.71)	1年OS率 RFA：100% SBRT：95.2% (P=0.075)	晚期AE率 RFA：0 SBRT：11.4%	SBRT是早期HCC重要的局部治疗选择
Wahl 等（2016）	回顾性（2004—2012）	RFA：161 SBRT：63	RFA：1.8 (0.6~7.0)cm SBRT：2.2 (0~10.0)cm (P=0.14)	27~60Gy/3~5f (75%~85% 等剂量线)	2年FFLP率 RFA：80.2% SBRT：83.8% (P>0.05)	2年OS率 RFA：53% SBRT：46% (P>0.05)	3级或以上AE率 RFA：11% SBRT：5% (P=0.31)	RFA和SBRT都是不可手术HCC有效的局部治疗选择，SBRT在≥2cm病灶中更具优势
Rajyaguru 等（2018）	回顾性（2004—2013）	RFA：3 684 SBRT：296	SBRT组3~5cm病灶更多	64%总剂量小于50Gy	NR	5年OS率 RFA：29.8% SBRT：19.3% (P<0.001) (匹配后)	NR	RFA治疗Ⅰ~Ⅱ期HCC比SBRT可获得更长的生存期
Hara 等（2019）	回顾性（2012—2016）	RFA：231 SBRT：143	RFA：1.4 (0.4~3.0)cm SBRT：1.7 (1.0~3.0)cm (P<0.01)	35~40Gy/5f 或 36~45Gy/12~15f (60%~80% 等剂量线)	3年LRR RFA：12.9% SBRT：5.3% (P<0.01)	3年OS率 RFA：72.2% SBRT：63.6% (P=0.11)	Child-Pugh 评分升高≥2分 RFA：10.2% SBRT：8.2% (P=0.23)	对于不适合RFA的患者，SBRT是可接受的替代治疗选择

续表

研究者（发表年份）	研究性质（入组时间）	入组人群/例	病灶大小	放疗剂量	局部疗效	OS	AE	主要结论
Kim等(2019)	回顾性(2012—2016)	RFA: 668 SBRT: 105	RFA: 1.6 (0.5~4.6) cm SBRT: 2.4 (0.7~5.5) cm (P<0.001)	36~60Gy/3~5f (95% PTV)	2年FFLP RFA: 70.2% SBRT: 76.3% (P=0.248)	2年OS率 RFA: 74.8% SBRT: 79.8% (P=0.504)	3级或以上AE率 RFA: 3.7% SBRT: 0 (RILD: 6.7%)	SBRT是RFA的有效替代治疗手段，SBRT在膈下病灶和>2cm病灶中局部控制更佳
Kim等(2020)	回顾性(2010—2016)	RFA: 1568 SBRT: 496	RFA: 1.9 (1.5,2.5) cm SBRT: 3.0 (1.8,5.2) cm (P<0.001)	BED 86.4(78.8, 105.6) Gy (70%~85%等剂量线)	3年LRR RFA: 27.9% SBRT: 21.2% (P<0.001)	2年CMR RFA: 18.9% SBRT: 25.7% (P<0.001)	3级或以上AE率 RFA: 2.6% SBRT: 1.6% (P=0.268)	SBRT可能是不可手术HCC的有效替代治疗方法，在膈下大病灶(>3cm)和TACE治疗后进展的患者中更具优势
Jeong等(2021)	回顾性(2013)	RFA: 179 SBRT: 87	RFA: 1.5 (0.5~3.0) cm SBRT: 1.5 (0.8~2.8) cm (P=0.441)	30~60Gy/3~4f	4年LCR RFA: 92.7% SBRT: 95.0% (P=0.535)	4年OS率 RFA: 78.1% SBRT: 64.1% (P=0.012)	3级或以上AE率 RFA: 0.6% SBRT: 1.1%	对于肿瘤位置不适合行RFA的小肝癌，SBRT可能是可行的替代方法

SBRT: 体部立体定向放射治疗；RFA: 射频消融；OS: 总生存；AE: 不良事件；PTV: 计划靶区；LC: 局部控制；HCC: 肝细胞癌；FFLP: 无局部进展；NR: 未报告；LRR: 局部复发率；RILD: 放射性肝病；BED: 生物效应剂量；CMR: 累积死亡率；LCR: 局部控制率。

另外,2019 年一项日本的回顾性研究对比了 SBRT 和 RFA 在病灶最大径 ≤3cm、数目不超过 3 个的早期 HCC 患者中的疗效。研究纳入 374 例患者,其中 231 例接受 RFA 治疗,143 例接受 SBRT 治疗。在基线特征上,SBRT 组相比于 RFA 组肿瘤更大、距重要组织器官更近、分期更晚和患者一般情况更差。尽管如此,经过治疗后,SBRT 组的 3 年 LRR 为 5.3%,显著优于 RFA 组的 12.9%(P<0.01)。对于距离血管小于 1mm 的肿瘤,SBRT 组和 RFA 组的 3 年 LRR 分别为 5.2% 和 25.5%(P<0.01),但对于距离血管 2~5mm 的肿瘤,两组的 3 年 LRR 差异无统计学意义(P=0.29)。两组的 3 年 OS 率分别为 72.2% 和 63.6%,同样差异无统计学意义(P=0.11)。经过倾向评分匹配平衡两组的基线肝功能等特征后,结论与匹配前一致。在毒副反应方面,SBRT 组和 RFA 组出现 Child-Pugh 评分升高 ≥2 分者分别占 10.2% 和 8.2%,SBRT 组有 4 例患者因肝衰竭死亡,而 RFA 组有 2 例患者因腹膜炎和出血性胃溃疡死亡。总体而言,SBRT 组局部控制效果更好,尤其是距离血管较近的肿瘤,两组的长期生存和毒副反应无显著差异,提示 SBRT 也是早期 HCC 的有效局部治疗手段,且在肿瘤体积较大、邻近重要脏器、血管的情况下相比 RFA 更具优势。

除此之外,2020 年的一项亚洲多中心研究在更大的队列中对比了 RFA 与 SBRT 治疗不可手术 HCC 的疗效。研究共纳入 7 家中心的 2 064 例患者,其中 1 568 例患者接受 RFA,496 例患者接受 SBRT,接受 SBRT 治疗的患者在基线上分期更晚、肿瘤更大且既往接受了更多的前期治疗。研究结果显示,SBRT 组和 RFA 组的 3 年累积 LRR 分别为 21.2% 和 27.9%(P<0.001),SBRT 在局部控制效果方面有明显优势,经倾向评分匹配和多因素分析后结论一致。死亡率方面,直接比较显示 SBRT 组死亡率更高,经倾向评分匹配后两组死亡率相当,说明 SBRT 组患者预后较差主要是因为更差的基线特征。毒副反应方面,SBRT 组和 RFA 组 ≥3 级的毒副反应分别为 1.6% 和 2.6%,差异无统计学意义(P=0.268)。亚组分析显示,SBRT 在小病灶、膈下大病灶和 TACE 治疗后进展的患者中更具优势。该大规模、多中心研究同样也显示出 SBRT 优越的疗效,是 RFA 的有效替代治疗手段。

上述 3 项研究均提示 SBRT 有不劣于 RFA 的疗效。然而,也有研究的结论与此不一致。Rajyaguru 等使用美国国家癌症数据库(National Cancer Database,NCDB)对比 SBRT 和 RFA 在 Ⅰ~Ⅱ期(AJCC 分期)HCC 中的疗效。研究共纳入 3 684 例接受 RFA 治疗的患者和 296 例接受 SBRT 治疗的患者。使用倾向评分匹配法和逆概率加权法校正两组的基线特征后,均提示 RFA 组的 OS 要优于 SBRT 组。该研究自发表后引发了激烈的讨论,许多学者指出该研究的不足之处。首先,该研究汇总 SBRT 组仅 296 例患者,远远少于 RFA 组,这体现出目前 RFA 仍是标准治疗手段之一,进行 SBRT 治疗的可能更多是不适合 RFA 的患者,如肿瘤邻近大血管、合并多种基础疾病、肝功能较差者等,这些因素都会导致预后变差。另外,尽管作者使用了倾向评分匹配法和逆概率加权法来校正组间混杂因素,但对于公共数据库中未能收集到的因素则无法进行匹配,如肿瘤数目、基线肝功能、甲胎蛋白(alpha fetoprotein,AFP)水平等,而这些因素都会影响患者的预后。此外,该研究使用 OS 作为研究终点,而 HCC 患者通常会经历多次失败,其 OS 不但受初始治疗的影响,失败后的治疗也对 OS 有极大的影响。该研究缺乏局部控制的数据,仅使用 OS 作为疗效评价终点无法直接体现局部治疗的疗效。最后,该研究数据来自公共数据库,而 SBRT 的疗效依赖于严格的质量控制,公共数据库中缺乏相关信息。因此,尽管该研究使用大样本数据得出 RFA 在 OS 方面要优于 SBRT 的结果,但使用公共数据进行比较存在很大缺陷,还需要开展前瞻性研究来得到更准确的结论。

除了上述回顾性研究外,还有数项荟萃分析对 SBRT 和 RFA 在 HCC 中的疗效进行比较,结果均显示 SBRT 与 RFA 在局部控制方面与 RFA 相当或更优。而在 OS 方面,部分研究提示 SBRT 劣于 RFA,这可能因为回顾性研究中接受 SBRT 治疗的患者在基线上较接受 RFA 的患者有更多的预后不良因素,故局部控制的获益难以体现在 OS 上。

SBRT 对技术、设备和临床医师的要求高,其费用或许高于传统的局部治疗手段,有两项研究对比了 SBRT 和 RFA 的卫生经济学效用。Pollom 等使用 Markov 模型估计了 SBRT 和 RFA 治疗不可手术局限 HCC 的成本 - 效益比,模型利用已发表文献或公共数据库中的数据作为模型参数,模拟患者初治和局部进展时的情形。结果提示,患者接受 SBRT 作为初治手段时成本 - 效益比不高,而接受 RFA 作为初治手段、SBRT 作为挽救治疗手段时成本 - 效益比最高。另一项研究则使用监测、流行病学及预后(Surveillance, Epidemiology, and End Results, SEER)数据库中的真实数据进行分析。研究纳入 2011—2014 年 SEER 数据库中接受 SBRT 或 RFA 作为初治手段的 Ⅰ~Ⅱ期 HCC 患者,其中接受 RFA 治疗者 408 例,SBRT 治疗者 32 例。在总体花费方面,RFA 组中位花费为 85 016 美元,显著高于 SBRT 组的 51 746 美元,这可能与 RFA 组患者一般情况好、生存时间长、接受了更多治疗相关。而在治疗后 90d 内的花费上,SBRT 组与 RFA 组相当。在成本 - 效益比方面,SBRT 组与 RFA 组也无显著差异。与 Pollom 等研究的结论不同,该研究基于真实患者数据的分析结果显示,SBRT 作为初治手段治疗早期 HCC 也可取得与 RFA 相似的效益。结合这两项研究结果,SBRT 在治疗 HCC 时其成本 - 效益比与 RFA 具有可比性,其成本 - 效益比并非显著高于 RFA。然而,上述结果均基于国外数据,国内的医保覆盖、治疗费用、治疗可及性与国外有一定差异,未来也有必要在国内人群中分析探索 SBRT 和 RFA 治疗 HCC 的成本 - 效益比。

结合现有证据,SBRT 在局部控制方面可能略优于 RFA,尤其是在最大径 ≥ 2cm 病灶和毗邻血管、靠近膈肌的病灶中优势明显,在 OS 和毒副反应方面两者没有显著差别,在缺乏更高级别证据的情况下,SBRT 可作为不能接受 RFA 治疗患者的有效替代手段,但两种治疗手段究竟孰优孰劣仍需随机对照研究来回答。在实际临床决策中,尽管 RFA 仍是除肝切除术和肝移植外小肝癌的首选局部治疗手段之一,但 RFA 治疗早期 HCC 也存在一定的局限性。对于邻近膈肌、胃肠道、大血管、胆管的肿瘤,RFA 可能引起这些组织器官损伤。在治疗邻近血管的肿瘤时,RFA 的疗效会受到热沉效应的影响。对于最大径超过 2cm 的病灶,RFA 可能控制不佳。此外,尽管发生率低,RFA 引起的肿瘤种植也值得关注。相较 RFA 而言,SBRT 受解剖因素的限制更小,大血管和软组织对放射治疗的耐受更好。此外,SBRT 对于较大的病灶也能取得相对较好的控制效果。但 SBRT 对胃肠道和正常肝脏组织的损伤也是需要考虑的因素。另外,SBRT 治疗时间较 RFA 长,对设备、技术的要求更高。在做出治疗决策时,需综合患者的病灶大小、位置、毗邻关系和两种治疗手段的特点做出合理推荐。

（二）SBRT 与手术比较

对于初治的早期 HCC，肝切除术和肝移植是目前推荐的一线治疗方案，对于不可手术的早期 HCC，RFA 也是根治性治疗手段之一，而 SBRT 可以取得与 RFA 相似的疗效。鉴于此，一些回顾性研究直接比较了 SBRT 与手术的疗效，详细研究数据归纳于表 3-2-3。

Su 等的研究在肿瘤最大径 ≤5cm、Child-Pugh A 级、1~2 个病灶的 HCC 中对比了手术切除与 SBRT 的疗效和毒副反应。共纳入 82 例接受 SBRT 的患者和 35 例接受手术切除的患者。SBRT 治疗主要应用于因各种原因不能接受手术或局部消融治疗的患者。SBRT 组 5 年 OS 率、PFS 率和无肝内复发率分别为 70.0%、40.7% 和 55.1%，手术切除组对应为 64.4%、40.3% 和 42.4%，差异均无统计学意义。毒副反应方面，手术组出血、疼痛、体重下降发生率显著高于 SBRT 组。该研究提示，对于 Child-Pugh A 级、1~2 个病灶的小肝癌患者，SBRT 的局部疗效、长期生存均与手术相近，且 SBRT 为无创治疗手段，毒副反应相对较轻。

但在 Nakano 等的研究中，SBRT 的疗效劣于手术。这项回顾性研究纳入 281 例病灶最大径 ≤3cm、1~3 个病灶的早期 HCC 患者，其中 254 例接受手术治疗，27 例接受 SBRT。SBRT 同样应用于因一般情况差而不可手术或拒绝手术的患者，以及因肿瘤位置或出血倾向不适合行 RFA 的患者。因此，SBRT 组在基线上有更多的不良预后因素。直接比较显示，手术组 5 年 OS 率和无病生存（disease-free survival，DFS）率分别为 81.2% 和 48.0%，而 SBRT 组的 5 年 OS 率和 DFS 率仅为 47.8%（$P=0.000\,5$）和 16.4%（$P=0.011\,4$）。作者使用 2:1 的倾向评分匹配法来平衡两组的基线特征。匹配后，手术组共 54 例患者，SBRT 组仍为 27 例患者，两组基线特征平衡。在匹配后的人群中比较显示，手术组 OS 率仍更好（$P=0.014\,9$），两组 DFS 率差异无统计学意义（$P=0.051\,2$）。该研究中手术组和 SBRT 组的肝内复发比例分别为 36.6% 和 44.4%，差异无统计学意义（$P=0.428\,4$），说明 SBRT 组的局部疗效与手术接近，但其局部疗效未能转化为生存获益，提示 SBRT 组可能还有其他影响预后的因素。另外，该研究中 SBRT 组较小的样本量可能也不足以代表 SBRT 治疗的整体疗效。

在目前对比手术与 SBRT 的研究中，大多选择无法或不适合手术的早期 HCC 患者接受 SBRT，尽管如此，与接受手术切除的患者相比，SBRT 在 PFS 或 DFS 方面也表现出不劣于手术的疗效。虽然现有的小样本回顾性研究证据级别较低，但反映出 SBRT 在早期 HCC 中具有较好的局部疗效和生存预后，是不可手术患者有效的替代治疗手段。未来，有必要在前瞻性研究中进一步对比 SBRT 与手术的疗效，进一步明确 SBRT 在早期 HCC 治疗中的地位。

（三）总结

对于小肝癌，肝切除术、肝移植、RFA 都是根治性治疗手段。然而，这些传统局部治疗手段也存在局限性。尽管手术是小肝癌的主要根治性治疗手段，但是仍有 30%~40% 的患者不能接受手术治疗。对于最大径 ≥2cm、邻近膈肌、胃肠道、大血管、胆管的肿瘤，RFA 治疗也受到限制。SBRT 作为一种安全、有效的治疗方式越来越受到重视。SBRT 可以在较少的分次内给予局部肿瘤较高的剂量，同时剂量在靶区边缘快速跌落有利于保护周围正常组织。就目前 SBRT 与其他治疗对比的研究来看，接受 SBRT 治疗的患者大多数不适合或不能耐受其他局部治疗，如一般情况更差、肝功能更差、肿瘤更大、数目更多等，在这种情况

表 3-2-3　SBRT 与手术的比较研究

研究者（发表年份）	研究性质（入组时间）	入组人群/例	病例特征	放疗剂量	局部疗效	PFS/DFS	OS	AE	主要结论
Yuan 等 (2013)	回顾性 (2006—2011)	手术: 26 SBRT: 22	I 期	39~54Gy/3~8f (72%~82% 等剂量线)	3 年 LC 率 SBRT: 67.7%	PFS 率无差异	3 年 OS 率 手术: 69.2% SBRT: 57.1% ($P=0.12$)	2 级以上 AE 率 手术: 氨基转移酶升高: 65.4% 胸水: 11.5% 腹水: 15.4% SBRT: 乏力: 31.8% 恶心: 31.8%	SBRT 治疗早期 HCC 疗效与手术切除相当
Su 等 (2017)	回顾性 (2010—2015)	手术: 35 SBRT: 82	最大径 ≤5cm, Child-Pugh A 级, 1~2 个病灶	42~48Gy/3~5f (57%~80% 等剂量线)	5 年 IRF 率 手术: 42.4% SBRT: 55.1% ($P=0.666$)	5 年 PFS 率 手术: 40.3% SBRT: 40.7% ($P=0.932$)	5 年 OS 率 手术: 64.4% SBRT: 70.0% ($P=0.558$)	3 级以上 AE 率 手术: 疼痛: 5.7% 出血: 14.3% 体重下降: 5.7% SBRT: 体重下降: 2.4% 恶心: 1.2%	对于 Child-Pugh A 级, 1~2 个病灶的小肝癌, SBRT 局部疗效与手术切除相似, 且 SBRT 非有创操作
Nakano 等 (2018)	回顾性 (2008—2015)	手术: 254 SBRT: 27	最大径 ≤3cm, 1~3 个病灶	48Gy/4f 或 60Gy/8f	NR	5 年 DFS 率 手术: 48.0% SBRT: 16.4% ($P=0.0114$)	5 年 OS 率 手术: 81.2% SBRT: 47.8% ($P=0.00005$)	3 级以上 AE 率 手术: 9.1% SBRT: 3.7%	手术治疗小肝癌患者有更长的 OS 和 DFS, 但 SBRT 可能是不可手术早期 HCC 的有效替代治疗手段
Sun 等 (2020)	回顾性 (2011—2015)	手术: 195 SBRT: 122	最大径 ≤5cm, Child-Pugh A~B 级, 初治, 单病灶	48~54Gy/5~8f (100% 等剂量线包括 GTV)	5 年 LC 率 SBRT: 92.3%	5 年 PFS 率 手术: 46.1% SBRT: 46.0% ($P=0.767$)	5 年 OS 率 手术: 73.0% SBRT: 63.0% ($P=0.023$)	3 级以上 AE 率 手术: 21.54% SBRT: 0	SBRT 可能是合并肝炎肝硬化, Child-Pugh 评分高, 血小板低的初治 HCC 的有效替代治疗手段

SBRT: 体部立体定向放射治疗; PFS: 无进展生存; DFS: 无病生存; OS: 总生存; AE: 不良事件; HCC: 肝细胞癌; PTV: 计划靶区; LC: 局部控制; IRF: 无肝内复发; NR: 未报告; GTV: 大体肿瘤区。

下,SBRT 依然取得不劣于其他治疗手段的局部疗效和生存获益,且患者耐受良好。除疗效外,SBRT 相较于其他治疗手段有更广的适用范围,肿瘤邻近血管、胆管、膈肌的病灶均适用于 SBRT 治疗。另外,SBRT 是非侵入性治疗手段,相较于其他有创治疗手段,可能更适用于耐受性较差的患者。综上所述,SBRT 在 HCC 的治疗中疗效好、适用范围广、安全性高,是传统局部治疗手段的有效替代治疗方式。但目前的研究大多数证据级别较低,未来有必要开展前瞻性随机对照研究来进一步探索 SBRT 与其他局部治疗手段的优劣,明确 SBRT 在 HCC 治疗中的价值。

第三节
局部中晚期肝癌(大肿瘤、门脉癌栓等)体部立体定向放射治疗

随着三维适形放疗和调强放射治疗的技术应用,放射治疗逐渐成为肝细胞癌(hepatocellular carcinoma,HCC)重要的治疗手段之一。美国国立综合癌症网络指南已明确推荐中晚期肝癌患者需行放射治疗。体部立体定向放射治疗(stereotactic body radiation therapy,SBRT)作为一种无创、有效且安全的治疗方式,可以提高肿瘤局部剂量,同时保护正常部分肝组织,显著降低放射性肝病发生率,疗效逐渐受到肯定。SBRT 在局部中晚期肝癌中的应用,主要集中在两大类肿瘤:一类为大肝癌;一类为伴有大血管癌栓,如门脉癌栓的肝癌。

一、大肝癌

国际上通常将最大径>5cm 的肝癌称为大肝癌,最大径≤5cm 的肝癌称为小肝癌,最大径<3cm 的肝癌称为微小肝癌。大肝癌容易侵犯肝包膜,出现血管浸润,发生肝内转移,在确诊时处于巴塞罗那分期中晚期,且多数分化程度更低,生存期短于小肝癌。在大肝癌中,手术的作用相对有限,仅 20%~30% 患者可接受手术治疗。

根据目前大多数研究报道,SBRT 在 HCC 中主要应用于小肝癌。与之相比,大肝癌 SBRT 的循证依据较少。但回顾文献发现,部分小肝癌 SBRT 研究将入组标准定为肿瘤最大径≤6cm,且在实施 SBRT 治疗后取得了较好的疗效,文献报道,2~3 年的局部控制率可以达到 70%~90%,客观缓解率为 37%~73%,2 年总生存率达 60%~70%,而与此同时放射性肝病的发生率低于 10%。这意味着对最大径>5cm 的大肝癌患者实施立体定向放疗绝非禁忌,至少对于最大径为 5~6cm 的患者,立体定向放疗也是可选的治疗手段。此外,在肿瘤最大

径>6cm 的 HCC 中,SBRT 也得到了一些应用。有研究纳入了最大径 ≤ 10cm 的患者,结果显示,1 年生存率达到 32.3%,1 年疾病控制率达到 44.5%,中位生存期为 7.9 个月,未发现 3 级以上急性毒副反应。

总体上,肿瘤的大小与是否可行 SBRT 有一定的关系,但非绝对限制性因素。肿瘤与周边正常组织(如肠道、胃)的位置关系,以及剩余正常肝体积的多少,才是影响 SBRT 可行性的关键因素,肿瘤距离肠道、胃等正常组织越近,SBRT 可行性越小。

射频消融(radiofrequency ablation,RFA)也是大肝癌可选择的局部治疗手段之一。Wahl 等针对未手术、未转移的肝癌患者,对比了 161 例接受了射频治疗和 63 例接受了 SBRT 者。结果显示,两组的 3 级以上并发症的发生率分别为 11% 和 5%(P=0.31),2 年的局部无进展生存率分别为 80.2% 和 83.8%,2 年总生存率分别为 53% 和 46%,两者差异均无统计学意义。但亚组分析显示,对于最大径>2cm 的病灶,SBRT 的局部无进展生存率高于 RFA (P=0.025),其中,SBRT 组和 RFA 组中病灶最大径 ≥ 5cm 的患者比例分别为 3.7% 和 1.2%。这显示 SBRT 在最大径 ≥ 5cm 的 HCC 患者中局部控制方面可能的优势。

二、肝癌合并门脉癌栓

由于肝癌的生物学特性和肝脏解剖学特点,肝细胞癌易侵犯肝内的脉管系统,尤其是门静脉系统,形成门脉癌栓(portal vein tumor thrombus,PVTT)。门脉癌栓发生的部位、范围与预后密切相关,国际上常用的肝癌分期如 TNM 分期、BCLC 分期、日本综合分期(JIS)等均认可门脉癌栓的重要性。目前,针对门脉癌栓的分型标准有日本的 Vp 分型(表 3-3-1)和我国程树群教授提出的程氏分型(表 3-3-2)。

表 3-3-1　门脉癌栓分型——日本肝癌研究学会 Vp 分型

Vp1	门脉癌栓局限于门静脉二级分支以远
Vp2	门脉癌栓侵犯门静脉二级分支
Vp3	门脉癌栓侵犯门静脉一级分支
Vp4	门脉癌栓侵犯门静脉主干或对侧一级分支

表 3-3-2　门脉癌栓分型——程氏分型

Ⅰ型	门脉癌栓侵犯肝叶或肝段的门静脉分支
Ⅱ型	门脉癌栓侵犯至门静脉左支或右支
Ⅲ型	门脉癌栓侵犯至门静脉主干
Ⅳ型	门脉癌栓侵犯至肠系膜上静脉
I_0型	术后病理学诊断门静脉微血管侵犯

初诊肝细胞癌中,10%~60% 的患者合并门脉癌栓。接受手术的肝癌患者中,门脉癌栓的发生率为 26%。接受非手术治疗的肝癌患者中,门脉癌栓的发生率为 11.3%~38%。未

接受治疗的肝癌合并门脉癌栓患者的中位生存期仅为 2.7~4 个月。此外，即使在接受了综合治疗的人群中，门脉癌栓也是肝癌预后不良的标志。既往研究显示，无肉眼大血管癌栓的肝细胞癌根治术后，有微血管侵犯（microvascular invasion，MVI）和无 MVI 患者的 1、3、5 年生存率分别为 88.46%、71.15%、63.30% 和 98.56%、86.54%、76.70%，差异有统计学意义（$P=0.015$）；1、3、5 年无病生存率分别为 65.38%、51.92%、45.93% 和 83.17%、65.38%、58.53%，差异有统计学意义（$P=0.031$）。MVI 是总生存期、无病生存期的独立预后不良因素。

门脉癌栓的位置特殊性限制了手术和介入治疗的实施。而门脉丰富的血供，为门脉癌栓的放疗敏感性奠定了理论基础。尽管如此，既往门脉癌栓也曾被认为不适合放疗，但这种陈旧观点很快被新兴的精准放疗模式打破，现有的循证依据具体结果见表 3-3-3。

1. 立体定向放疗与常规分割放疗的对比　学者们先期致力于探索立体定向放疗和常规分割放疗在伴门脉癌栓肝癌中的疗效差异。

Yang 等在一项回顾性研究中纳入 140 例伴门脉癌栓的肝细胞癌患者。立体定向放疗组 54 例（可评估 45 例），给予中位剂量 45（40，48）Gy，单次 6~12.5Gy（70%~83% 等剂量线）；常规分割放疗组 86 例（可评估 59 例），给予中位剂量为 51.5（45，54）Gy，单次 1.8~3Gy（90% 等剂量线）。立体定向放疗组的总体有效率（62.2% vs. 33.8%，$P=0.003$）、1 年总生存率（34.9% vs. 15.3%，$P=0.012$）和野内无进展生存率（69.6% vs. 32.2%，$P=0.007$）均显著优于常规分割组。两组出现放射性肝病（16.7% vs. 19.8%，$P=0.646$）、Child-Pugh 评分增加 ≥ 2 分（22.2% vs. 26.4%，$P=0.612$）的比例差异无统计学意义。多因素分析结果显示，立体定向放疗技术和生物效应剂量（biological effective dose，BED）≥ 65Gy 是提高生存率的独立相关因素。

Matsuo 等比较了 43 例接受立体定向放疗与 54 例接受常规分割三维适形放疗（3-dimensional conformal RT，3DCRT）的肝癌伴门脉癌栓 / 下腔静脉癌栓患者的情况。立体定向放疗组在有效率（67% vs. 46%，$P=0.04$）、1 年生存率（49.3% vs. 29.3%，$P=0.02$）和 1 年局部进展率（20.4% vs. 43.6%，$P=0.01$）方面均有明显优势。究其原因，立体定向放疗组的 BED 更高（73.4Gy vs. 58.5Gy，$P<0.001$）。两组急性毒副反应相似，未见 3 级及以上消化系统毒副反应（如溃疡、出血、穿孔或梗阻）。

一项纳入共 37 项研究，共 2 513 例肝细胞癌伴 PVTT 患者的大型荟萃分析比较了不同放疗模式的疗效与安全性。与 3DCRT 和选择性内照射（selective internal radiotherapy，SIRT）相比，立体定向放射治疗具有较高的局部控制率（SBRT：86.9%，3DCRT：82.8%，SIRT：57.5%）和有效率（SBRT：70.7%，3DCRT：51.3%，SIRT：33.3%；3DCRT vs. SBRT，$P=0.001$；3DCRT vs. SIRT，$P=0.031$）。以上 3 种不同放疗模式的 1 年生存率相近（SBRT：48.5%，3DCRT：43.8%，SIRT：46.5%）。在 3DCRT 和 SIRT 组，最常见的 3 级及以上急性毒副反应分别为淋巴细胞减少（19 个患者队列中有 12 个队列出现，发生率范围：2%~45%，其中 6 个队列的发生率>10%）和胆红素异常（9 个患者队列中 8 个队列出现，其中 6 个队列的发生率>10%），而在 SBRT 组，3 级及以上急性毒副反应少见（3 项 SBRT 研究中仅 1 项报道了 3 级及以上血小板减少，发生率为 15%）。

表 3-3-3　肝癌伴大血管癌栓患者接受 SBRT 的研究

研究者（发表年份）	研究性质（入组时间）	入组人群/例	Child-Pugh A 级 /%	放疗剂量	疗效		中位总生存期/月	1 年生存率 /%	≥3 级毒副反应
					ORR	DCR			
Kumar 等（2021）	回顾性（2018—2020）	29	28	32~50Gy/5~6f（95% PTV）	90%	97%	15	60	氨基转移酶升高:7%胆红素升高:7%淋巴细胞减少:31%
Choi 等（2008）	回顾性（2004—2005）	9	7	30~36Gy/3f（70%~85% 等剂量线）	44.4%	100.0%	8	43.2	氨基转移酶升高:3%
Que 等（2020）	回顾性（2009—2016）	18	15	36~45Gy/3~5f（70%~96% 等剂量线）	77.8%	88.9%	12.5	55.6	皮疹:11%胆红素升高:6%白细胞减少:17%血小板减少:28%
		36	31	36~45Gy/3~5f（70%~96% 等剂量线）	75.0%	77.8%	7	33.3	天冬氨酸氨基转移酶升高:8%丙氨酸氨基转移酶升高:8%胆红素升高:3%血小板减少:3%
Yang 等（2019）	回顾性（2007—2016）	54	35	40~48Gy/4~5f（70%~83% 等剂量线）	62.2%	95.6%	10.9	34.9	腹痛:2%
Shui 等（2018）	回顾性（2015—2017）	70	45	25~50Gy/5f（95% PTV）	79.0%（3月时）	85.5%（3月时）	10.0	40.0	白细胞减少:7%血小板减少:6%氨基转移酶升高:4%胆红素升高:9%低蛋白血症:16%

续表

研究者（发表年份）	研究性质（入组时间）	入组人群/例	Child-Pugh A级/%	放疗剂量	疗效		中位总生存期/月	1年生存率/%	≥3级毒副反应
					ORR	DCR			
Lo 等（2017）	回顾性（2007—2015）	89	69	25~60Gy/4~6f（62%~83%等剂量线）	76.2%	94.0%	10.9	45.9	恶心/呕吐：1% 腹痛：2% 胃炎/胃溃疡：2%
Matsuo 等（2016）	回顾性（2013—2014）	27	14	42~55Gy/10~15f（95% PTV）	70.4%	92.6%	NR	56.7	氨基转移酶升高：4% 白细胞减少：8% 血小板减少：15%
		16	8	36~54Gy/10~15f（95% PTV）	62.5%	81.3%	NR	38.1	胆红素升高：6% 低蛋白血症：6% 白细胞减少：6%
Kang 等（2014）	回顾性（2004—2008）	34	23	21~60Gy/6f	原发灶：88.2% 癌栓：73.5%	原发灶：94.1% 癌栓：85.3%	15	58.8	NR
		37	25	21~60Gy/6f	原发灶：89.2% 癌栓：70.3%	原发灶：94.6% 癌栓：86.5%	15	54.1	NR
		30	21	21~60Gy/6f	原发灶：83.3% 癌栓：66.7%	原发灶：93.3% 癌栓：83.3%	12	50.0	NR

SBRT：体部立体定向放射治疗；ORR：客观缓解率；DCR：疾病控制率；PTV：计划靶区；NR：未报告。

　　上述研究提示，相对于常规分割放疗或 SIRT，立体定向放疗具有更好的局部疗效和潜在的生存获益。立体定向放疗产生的严重毒副反应也相对较少，可作为伴有门脉癌栓肝细胞癌患者的有效治疗方式。

2. 单纯 SBRT 的回顾性研究　Kumar 等回顾性分析了 SBRT 在其他局部治疗(如介入栓塞化疗、射频消融)或全身治疗(如索拉非尼)后失败的肝细胞癌伴门脉癌栓患者中的作用。研究纳入 29 例患者,其 Child-Pugh 分级为 A5~B7 级且靶区外肝体积 ≥ 700ml。中位肿瘤最大径为 8.6cm(5~14cm),中位肿瘤体积为 275ml(151~1 196ml),伴 Vp2、Vp3、Vp4 型癌栓患者数分别为 6 例(20%)、11 例(36%)、12 例(41%)。SBRT 中位处方剂量为 48Gy/6f(32~50Gy/5~6f)。结果显示,中位随访时间 8 个月(1~20 个月),1 年局部控制率、无进展生存率、总生存率分别为 95%、53.4% 和 60%。3 级毒副反应发生率<5%,其中最常见的是淋巴细胞减少。肿瘤体积 ≥ 350ml 较肿瘤体积<350ml 的患者预后显著更差(肿瘤体积 ≥ 350ml,中位总生存期 4 个月,$P=0.01$;中位无进展生存期 2 个月,$P=0.003$)。该研究说明即便是在伴有门脉癌栓的 HCC 的后线治疗中,SBRT 也起到较好的挽救治疗效果。

一项全球多中心的回顾性研究在进展期肝癌患者中比较 SBRT 与索拉非尼的有效性和安全性。索拉非尼组 901 例患者,SBRT 组 122 例患者,其中伴门脉癌栓患者比例在两组中分别为 34% 和 18%($P<0.001$),伴肝外转移比例分别为 35.7% 和 13.1%($P<0.001$)。索拉非尼组患者的基线分期显著晚于 SBRT 组。SBRT 的中位处方剂量为 44Gy(21~66Gy)/3~12f(80% 等剂量线)。中位 BED 为 84.4Gy(36~124Gy)。结果显示,SBRT 组与索拉非尼组的中位总生存期分别为 18.1 个月和 8.8 个月($P<0.001$)。使用倾向评分匹配法消除两组基线特征的差异后,两组中位总生存期分别为 17.0 个月和 9.6 个月($P<0.001$)。多因素分析结果显示,SBRT 是总生存改善的独立预后因素($HR=0.53$,95% CI: 0.36~0.77,$P=0.001$)。亚组分析结果显示,对于伴门脉癌栓的患者,SBRT 较索拉非尼未带来显著的生存优势(9 个月 *vs.* 6 个月,$P=0.568$)。其原因可能包括以下几个方面:首先,倾向评分匹配之后再进行亚组分析,亚组内部的患者基线特征是否均衡尚不得知;其次,匹配后样本数量减少,有限的样本量增加了达到统计学差异的难度。此外,从毒副反应对比来看,SBRT 组的毒副反应发生率明显更低(<20% *vs.* 73.6%)。

3. SBRT 联合治疗　前述的研究说明,SBRT 在伴有门脉癌栓的肝细胞癌患者中的有效性和安全性均较高,为其作为综合治疗的一部分奠定了基础。近年来,含有 SBRT 的综合治疗也是研究热点之一。

Que 等回顾性分析了肝细胞癌伴门脉癌栓患者接受 SBRT 联合或不联合索拉非尼的疗效。18 例患者接受 SBRT 同步索拉非尼治疗,36 例患者接受单纯 SBRT。SBRT 同步索拉非尼组较单纯 SBRT 组在数值上有更高的无进展生存期和总生存期(中位无进展生存期: 6 个月 *vs.* 3 个月,$P=0.24$;中位总生存期: 12.5 个月 *vs.* 7 个月,$P=0.28$),但差异无统计学意义。但值得关注的是,一方面研究样本量偏少,另一方面联合治疗组并未增加毒副反应。

一项回顾性研究评估 SBRT 联合经导管动脉化疗栓塞(transcatheter arterial chemoembolization,TACE)在肝癌伴 PVTT 患者中的作用。101 例肝癌伴门脉癌栓患者分为三组: A 组($n=34$)接受 SBRT+TACE(间隔 2~3 周),B 组($n=37$)接受 TACE+SBRT(间隔 2~3 周),C 组($n=30$)接受单纯 SBRT。治疗 3 个月后,患者的总体有效率为 87.1%(88/101)。A、B 组在有效率、生存率、甲胎蛋白(alpha fetoprotein,AFP)下降率、腹胀和腹部不适缓解率方面差异无统计学

意义(*P*>0.05),但均显著高于 C 组(*P*<0.05)。A 组出现肝功能损伤的风险显著低于 B 组
(32.4% *vs.* 40.5%,*P*<0.05),与 C 组差异无统计学意义(32.4% *vs.* 30.0%,*P*>0.05)。该研究结
果表明,TACE 联合 SBRT 对于 HCC 伴门脉癌栓患者来说是一种相对有效、安全和可行的
治疗方法。

　　Shui 等回顾性分析了 70 例不可手术或存在 TACE 禁忌证的肝细胞癌伴广泛门脉癌栓
患者,根据程氏分型,Ⅱ 型患者 42 例(60%),Ⅲ 型患者 27 例(38.6%),Ⅳ 型患者 1 例(1.4%)。
其中 20 例(28.6%)患者仅接受 SBRT,46 例(65.7%)患者在 SBRT 治疗后进行 TACE,4 例
(5.7%)患者在 SBRT 治疗后接受肝叶切除术或肝移植术。中位随访时间 9.5 个月(1.0~21.0
个月)。中位处方剂量为 40Gy(25~50Gy)/5f(95% PTV)。总体来看,接受一线 SBRT 治
疗后 1、3、6 个月的客观缓解率分别为 77.4%、79.1% 和 83.3%,疾病控制率分别为 92.5%、
85.5% 和 90.2%。SBRT 治疗前 AFP 升高的 57 例患者中,29 例(54.7%)在 SBRT 治疗后 1
个月内 AFP 下降 ≥50%,其中,6 例(11.3%)患者的 AFP 下降至正常值。全组中位生存时
间为 10.0 个月(95% *CI*: 7.7~12.3),6、12 个月总生存率分别为 67.3% 和 40.0%。接受 SBRT
联合 TACE 的患者较接受单纯 SBRT 的患者具有显著延长的总生存期(12.0 *vs.* 3.0 个月,
P<0.001)。放疗近期评效好的患者通常生存期更长。SBRT 治疗后 3 个月内门脉癌栓达到
部分缓解、疾病稳定和疾病进展的患者的中位生存期分别为 13.0、8.0、4.0 个月。急性毒副
反应方面,3 级白细胞减少、3 级血小板减少、3 级肝酶升高、3 级胆红素升高、3 级低蛋白血
症的发生率分别为 7.1%、5.7%、4.3%、8.6%、15.7%。无 4 级毒副反应。晚期毒副反应如胃肠
道狭窄、出血、穿孔和溃疡在随访期间尚未观察到,无放射性肝病发生。

　　根据目前的文献报道,肝癌伴门脉癌栓患者接受 SBRT 的 1 年局部控制率为 50%~
100%,1 年生存率为 35%~60%,3 级及以上毒副反应发生率较低。多数的循证依据认为,
SBRT 是肝癌伴门脉癌栓的一个有效、安全的无创性局部治疗方式,另外,SBRT 与索拉非
尼、TACE、手术、移植术的联合应用安全性也较好。但目前 SBRT 治疗肝癌伴门脉癌栓的研
究主要为回顾性研究,证据等级较低,期待进一步开展更多的前瞻性研究来提供更高的循证
医学依据。

第四节 →
肝癌体部立体定向放射治疗剂量学研究

　　肝癌 SBRT 的最佳剂量分割模式尚未形成共识。本章阐述肝癌 SBRT 放疗的剂量 - 效
应关系(简称量 - 效关系),梳理临床研究中常用的剂量分割模式,为临床实践提供依据。

一、肝癌 SBRT 的剂量 - 效应关系

剂量 - 效应关系一直是肿瘤放疗剂量学研究中的关键问题,提高放疗剂量往往意味着局部控制率的提高,但同时也增加了正常组织损伤的风险。在某些肿瘤中,放疗剂量的提高并不一定能转化为局部控制率的获益,因此寻找合适的放疗剂量具有重要的临床价值。

针对肝癌的 SBRT 放疗,有部分研究探讨了剂量 - 效应关系这一问题。2021 年国内学者发表的一项回顾性研究纳入了 602 例肝癌患者,研究者按生物效应剂量(biological effective dose,BED)高低将入组患者分为高剂量组(BED ≥ 100Gy)、中剂量组(EQD$_2$ ≥ 74Gy,BED<100Gy)以及低剂量组(EQD$_2$<74Gy),多因素分析结果显示,高剂量组(BED ≥ 100Gy)与更好的无进展生存(progression-free survival,PFS)率和总生存(overall survival,OS)率相关,但与局部控制率无显著相关性,研究者建议在正常器官可耐受的前提下尽量将肝癌 SBRT 的 BED 提高到 100Gy 以上。另一项纳入 44 例 HCC 患者的回顾性研究发现,45Gy/3f(BED=112.5Gy,95% PTV)和 60Gy/3f(BED=180Gy,95% PTV)两种放疗剂量相比,3 年局部控制率、3 年无肝内失败生存以及 3 年总生存率分别为 100%和 93.7%(P=0.462)、30.0% 和 39.2%(P=0.688)以及 67.5% 和 80.3%(P=0.513),差异均无统计学意义。近年来 3~5 次分割的 SBRT 治疗研究,同样可以发现采用 45Gy/3f 的几项研究 2 年局部控制率均可达 90% 以上,这一结果已经比较理想,按 α/β 值为 10 计算,45Gy/3f 的 BED 已达 112.5Gy,将剂量进一步提高到 60Gy/3~5f 似乎也很难再进一步提高局部控制率,提示 BED 约为 100Gy 的 SBRT 剂量对于肝细胞癌是足够的。实际上,肝细胞癌放疗难度较大,由于正常器官耐受等问题,在真实世界中放疗剂量往往难以达到 BED ≥ 100Gy 的要求,而大样本数据库的数据表明,即使 BED<100Gy,肝癌放疗疗效也不一定会有显著降低。Sheth 等分析了美国国家癌症数据库(National Cancer Database,NCDB)中 2004—2014 年接受 SBRT 放疗的肝癌数据,BED ≥ 100Gy 和 BED<100Gy 的两组人群中位 OS 分别为 30.8 个月和 20.8 个月,Log-rank 检验结果显示,两组之间差异无统计学意义(P=0.062)。在多因素分析中,BED ≥ 100Gy 并不与更好的 OS 相关,而肿瘤大小和分期是更重要的预后因素。

二、肝癌 SBRT 剂量分割的选择

1. 单次分割　目前为止,单次分割治疗 HCC 的临床研究极少,现有研究纳入患者绝大多数为肝转移瘤,因此单次分割用于肝细胞癌的临床数据极为匮乏。考虑到我国 HCC 患者绝大多数为病毒相关肝癌,存在弥漫性肝硬化,因此单次分割对于国内 HCC 患者能否安全实施仍然存疑,并且肝脏正常组织限量也缺少参考,临床实践中应该谨慎实施。其次,单次分割放疗剂量大,对放疗精准度的要求更高,核磁引导的 SBRT 可能是适宜的单次分割放疗技术之一。

2. 3~5 次分割　美国 NCDB 的数据显示,3 次和 5 次分割的 SBRT 在 HCC 的治疗中

得到了广泛应用,中位 BED 为 100Gy,50Gy/5f 是最常用的剂量分割模式。采用何种分割模式主要受肿瘤大小、分期、医学中心经验和全身治疗等的影响。低 BED、高肿瘤负荷、高 AFP、SBRT 距诊断的时间长以及医学中心的经验不足是不良的预后因素。3~5 次分割的 SBRT 治疗肝癌也是目前国际上主流的分割次数,相关研究数量也较多(表 3-4-1)。早期肝癌的首选治疗为手术或射频消融,因此,目前研究证据主要集中在不可手术或不宜射频消融治疗的肝癌。Park 等回顾性纳入了不宜接受射频消融治疗的小肝癌(最大径 ≤6cm),患者接受 30~60Gy/3~4f 的 SBRT 治疗,其中绝大多数患者在放疗前接受过其他局部治疗,86.6% 的患者伴有肝炎、肝硬化。研究结果显示,全组患者 5 年局部控制率为 91.3%,5 年 OS 率达 44.9%,3 级及以上的放射性肝病的发生率为 2.8%,未出现消化道出血或穿孔。这说明即使在肝硬化背景下,只要合理限制正常肝体积的受量,患者可以耐受单次分割 ≥10Gy 的 SBRT 治疗。来自北美两个中心的长期随访数据发现,接受 3~6 次,BED 为 45~180Gy 的 SBRT 治疗后,肝癌的 5 年局部控制率和 OS 率分别为 86.3% 和 24.1%。来自韩国的一项 Ⅱ 期单臂前瞻性研究进一步证实,对于不适合其他根治性治疗的小肝癌患者(最大径 3.1cm),采用 45Gy/3f(BED 为 112.5Gy)的剂量分割方案,2 年局部控制率为 100%,5 年 OS 率为 77.6%,达到了与小肝癌手术治疗相当的疗效,且全组患者均未见 3 级及以上毒副反应。另一项韩国的 Ⅱ 期前瞻性研究纳入 65 例接受过 TACE 治疗的肝癌患者,肿瘤最大径更大(中位 2.4cm,范围 1.0~9.9cm),放疗剂量也由 45Gy/3f 提高至 45~60Gy/3f(BED:112.5~180Gy,90% 等剂量线)。研究结果显示,2 年局部控制率为 97%,2 年 OS 率为 84%,其中有 1 例患者出现了消化道溃疡,该患者接受的放疗剂量为 51Gy,食管最大剂量为 42Gy,提示在肿瘤体积较大、放疗野邻近消化道时可能需要适当降低单次分割剂量以保护重要危及器官。上述研究纳入患者大多非初治患者,2020 年发表在红皮杂志上的一项多中心 Ⅱ 期研究探讨了 3 次 SBRT 在初治肝癌中的治疗价值。研究入组 43 例无远处转移的肝癌患者,所有患者均有肝硬化背景,肿瘤最大径为 1~6cm,多学科团队讨论均认为不适合接受其他标准的局部治疗,接受 45Gy/3f 的 SBRT 治疗(BED 为 112.5Gy,80% 等剂量线)。患者 18 个月时的局部控制率达到 98%,中位生存时间为 3.5 年,主要的 3 级及以上不良反应为肝功能异常(19%)和胃肠道不适(5%)。值得注意的是,本研究入组了 5 例(12%)伴有门脉癌栓的患者,说明 45Gy/3f 的剂量分割模式对于存在大血管侵犯的初治肝癌患者可能也是安全有效的。

对于 3~5 次分割的放疗模式,Jackson 等进行了一项个体化剂量调整的研究。该研究分为中断组和不中断组,中断组在接受 3 次放疗后休息 1 个月,再根据正常组织受损概率和肝功能变化决定是否接受后 2 次放疗,不中断组则连续接受 3~5 次的放疗。研究发现,两组的局部控制率无显著差别,而中断组的放疗方案可能会降低放疗毒性。然而,该研究同样存在偏倚,例如中断组的中位 BED 显著高于不中断组(100Gy *vs.* 74.2Gy,$P<0.001$)。加之理论上而言,中断放疗带来的放射损伤修复不仅发生在正常组织内,在肿瘤细胞中亦能出现。因此,中断放疗这一举措并不能作为常规的推荐,更适合在一般状况较差或肝功能较差者中进行尝试。

表 3-4-1 肝细胞癌 SBRT 3~5 次分割治疗的主要研究

研究者 (发表年份)	研究性质 (入组 时间)	入组人 群 / 例	病例特征	放疗剂量	肿瘤 最大径 / cm	局部 控制率	生存率
Takeda 等 (2016)	前瞻性 (2007— 2012)	90	Child-Pugh A/B 级 单个肿瘤最大 径为 1~4cm 不能手术 / 消 融	35~40Gy/5f(60%~ 80% 等剂量线包括 95% PTV)	2.3 (1.0~4.0)	3 年: 96.3%	3 年: 66.7%
Henke 等 (2018)	前瞻性 (NR)	10 (HCC: 5)	磁共振加速器 寡转移 / 不可 手术	50~60Gy/4~5f (95% 等剂量线包 括 95% PTV)	3.5 (1.6~11)	6 个月: 89.1%	1 年: 75%
Robbins 等 (2019)	回顾性 (2004— 2013)	456	NCDB 非转移性 HCC	24~60Gy/3~5f	3.2 (0.6~17)	NR	中位 OS 20.3 个月
Jackson 等 (2019)	回顾性 (2005— 2017)	178	总胆红素 ≤3mg/dl	3~5f,有间歇 (99.5% PTV)	2.6 (1.8~4.1)	1 年: 95.4% 2 年: 89.5%	NR
Kim 等 (2019)	前瞻性 (2012— 2015)	32	Child-Pugh A/B 级 肿瘤最大径 ≤6cm	36~60Gy/4f(95% 等剂量线包括 100% PTV)	2.1 (1.0~4.5)	1 年: 90.6% 2 年: 80.9%	1 年: 96.9% 2 年: 81.3%
Kibe 等 (2020)	回顾性 (2005— 2017)	323	Child-Pugh A/B 级 局部治疗失败 后挽救 病灶 ≤3 个,最大径 ≤5cm	35~40Gy/5f(60%~ 80% 等剂量线包 括 95% PTV)	2.0 (1.0~5.6)/ 2.3 (1.0~6.2)	3 年: 85.2%~ 98.6%	3 年: 69.2%
Durand- Labruni 等 (2020)	前瞻性 (2009— 2014)	43	Child-Pugh A 级 可有门脉癌栓	45Gy/3f(80% 等 剂量线)	2.8 (1.0~6.0)	1.5 年: 98% 2 年: 94%	1.5 年: 72% 2 年: 69%
Jang 等 (2020)	前瞻性 (2012— 2015)	65	Child-Pugh A/B7 级 肿瘤最大径 <10cm 可有门脉癌栓	45~60Gy/3f(90% 等剂量线)	2.4 (1.0~9.9)	2 年: 97% 3 年: 95%	2 年: 84% 3 年: 76%

续表

研究者 （发表年份）	研究性质 （入组时间）	入组人群/例	病例特征	放疗剂量	肿瘤最大径/cm	局部控制率	生存率
Yoon 等 （2020）	前瞻性 （2013—2016）	50	Child-Pugh A级 除外血管受侵 病灶 ≤3 个， 最大径 ≤5cm	45Gy/3f （91%~100% 等剂量线）	1.3 （0.7~3.1）	2 年： 100% 5 年： 97.1%	2 年： 96.0% 5 年： 77.6%
Park 等 （2020）	回顾性 （2007—2013）	290	不适合 RFA	30~60Gy/3~4f	1.7 （0.7~6.0）	5 年： 91.3%	5 年： 44.9%
Mathew 等 （2020）	回顾性 （2003—2016）	297	除外肝外转移 除外血管受侵	27~60Gy/3~6f （75%~85% 等剂量线包括 99.5% PTV）	2.7 （0.5~18.1）	1 年： 93.7% 5 年： 86.3%	3 年： 39.0% 5 年： 24.1%
Lee 等 （2022）	回顾性 （2012—2017）	302	Child-Pugh A/B 级 TACE 不完全	36~60Gy/3~4f （95% PTV）	2.0 （0.7~6.9）	3 年： 91.2%	3 年： 72.7%

RFA：射频消融；TACE：经导管动脉化疗栓塞；OS：总生存；PTV：计划靶区；NR：未报告；HCC：肝细胞癌。

　　两项回顾性研究结果显示，3~5 次分割的 SBRT 也可用于其他治疗后局部残存或复发的 HCC 患者。Lee 等纳入 302 例 TACE 术后仍有肿瘤活性的单灶肝癌，研究采用 36~60Gy/3~4f（BED：79.2~150Gy，95% PTV）的分割剂量，3 年局部控制率达 91.2%，3 年 OS 率达 72.7%。Kibe 等将肝癌患者按接受根治性或挽救性治疗分为五组，接受 35~40Gy/5f（BED：59.5~72Gy，60%~80% 等剂量线包括 95% PTV）的放疗者，根治组和挽救组的 3 年局部复发率分别为 2.8% 和 11.1%（P=0.004）。挽救治疗和肿瘤大小是影响局部复发的独立危险因素。

　　还有研究利用 TOMO 和磁共振加速器等技术实施 3~5 次分割的 SBRT，同样取得了较为理想的局部控制率和生存率。从客观上来讲，TOMO 和磁共振加速器并不能使 SBRT 的生物学效应发生改变，但是更加精准的放疗实施能更加充分地发挥 SBRT 剂量跌落快、对正常组织保护好的优势。

　　整体而言，3~5 次分割的 SBRT 的治疗可单独或与其他治疗手段联合应用于肝细胞癌患者。接受 SBRT 的患者 Child-Pugh 评分大多不超过 7 分，放疗剂量多为 45~60Gy，BED 在绝大多数研究中均达到 80Gy 以上，肿瘤平均最大径在 3cm 左右，野内控制率可达 90% 以上，3 级以上毒副反应大多不超过 5%。

　　3. 6 次以上分割　采用 6 次以上分割治疗 HCC 同样在临床中取得了不错的疗效，更多的分割次数意味着更低的单次放疗剂量，这可以在靶区紧邻重要危及器官时保证治疗的安全性。Sun 等回顾性纳入 108 例最大径不超过 5cm 的单发肝细胞癌,除外癌栓、淋巴结转移及远处转移患者,入组患者均不适宜或拒绝其他局部治疗。研究采用的放疗分割剂量为 48~54Gy/5~8f(BED:76.8~102.6Gy),全组患者 1、2、3 年的局部控制率分别为 98.1%、96.2%、95.1%,1、2、3 年总生存率分别为 96.3%、89.8%、80.6%。进一步分析发现,BED ≥ 100Gy 与更长的 OS、PFS 相关。另外两项前瞻性研究允许合并癌栓的患者入组,其中一项还纳入了 50% 左右的转移瘤和肝内胆管细胞癌患者,两项研究均采用 6 次的分割放疗模式,总剂量为 24~60Gy(BED:33.6~120Gy)。研究结果显示,对中晚期肝癌而言,SBRT 的毒性需要特别关注,3 级及以上毒副反应可见于 30% 的患者,但整体而言 SBRT 可以耐受,且不会造成整体生活质量的显著下降。相关研究具体数据详见表 3-4-2。

表 3-4-2 肝细胞癌 SBRT 6 次以上分割治疗的主要研究

研究者 (发表年份)	研究性质 (入组时间)	入组人群/例	病例特征	放疗剂量	肿瘤最大径/cm	局部控制率	生存率
Bujold 等 (2013)	前瞻性 (NR)	102	Child-Pugh A 级 正常肝 ≥ 700ml	24~54Gy/6f	9.9 (1.8~43.3)	1 年: 87%	中位 OS 17.0 个月
Klein 等 (2015)	前瞻性 (2004—2010)	222	Child-Pugh A/B 级 肝细胞癌、肝内胆管细胞癌及肝转移瘤	24~60Gy/6f	NR	NR	1 年:58.2% 5 年:10.5% 中位 OS: 肝细胞癌 16.9 个月 肝内胆管癌: 12.1 个月 肝转移瘤: 18.2 个月
Sun 等 (2019)	回顾性 (2011—2014)	108	Child-Pugh A 级 单个<5cm 无癌栓、淋巴结转移及远处转移	48Gy/8f 49Gy/7f 50Gy/5f 54/Gy6f	2.3 (0.7~4.9)	1 年: 98.1% 3 年: 95.1%	1 年:96.3% 3 年:80.6%

OS:总生存;NR:未报告。

总之,目前肝细胞癌 SBRT 治疗多采用 30~50Gy,3~5 次分割的模式。肝细胞癌患者往往存在肝硬化背景,正常肝脏对放疗的耐受性相对较差。但另一方面肝细胞癌的放疗敏感性较转移瘤更高,因此可根据病灶大小、位置、分期、危及器官限量等因素合理调整放疗剂量,即使 BED<100Gy,往往也可以有效地控制肿瘤。

第五节 →
肝癌体部立体定向放射治疗在综合治疗中的作用

早期肝细胞癌(hepatocellular carcinoma,HCC)可通过手术、肝移植、射频消融、放射治疗等单一治疗手段达到根治效果,然而因确诊时肿瘤分期偏晚或一般状况较差等原因,大多数患者失去了通过单一治疗手段达到根治的机会。对于这部分患者,往往需要通过多学科协作,综合利用多种治疗手段以取得最佳疗效。随着体部立体定向放射治疗(stereotactic body radiotherapy,SBRT)技术的普及和综合治疗理念的提升,SBRT 在中晚期 HCC 中的应用证据也逐渐增多。本节将对现有研究数据进行回顾,梳理 SBRT 在肝癌综合治疗中的应用现状,为后续开展更多 SBRT 联合治疗的相关研究提供依据。

一、体部立体定向放射治疗与经导管动脉化疗栓塞联合

对于不适合手术 / 肝移植 / 射频消融治疗的 BCLC A~B 期 HCC,经导管动脉化疗栓塞(transcatheter arterial chemoembolization,TACE)仍是目前的一线选择,然而单纯 TACE 治疗的客观缓解率(objective response rate,ORR)仅 40%~60%。鉴于单纯 TACE 治疗的疗效并不理想,通过联合其他有效的治疗手段来提高整体疗效是临床的客观需求。SBRT 作为一种精准的局部治疗手段,其在 HCC 中的安全性和有效性已经得到大量研究的证实。关于 TACE 联合 SBRT 的疗效和安全性报道也逐年增多,相关研究数据见表 3-5-1。

(一) TACE 联合 SBRT 对比单纯 TACE

目前尚无 TACE 联合 SBRT 对比单纯 TACE 治疗 HCC 的前瞻随机对照研究,但在几项设计良好的回顾性研究中,均显示 TACE 联合 SBRT 较单纯 TACE 有更好的局部疗效和生存获益。

Wong 等在一项多中心回顾性研究中对比了 TACE 联合 SBRT 和单纯 TACE 治疗不可手术 HCC 的疗效和安全性,联合组的治疗方案为进行 1 次 TACE 后行序贯 SBRT 治疗,SBRT 剂量为 5~8.5Gy×6f 或 4Gy×6~10f。经倾向评分匹配(propensity score matching,PSM)后,TACE 联合 SBRT 组 49 例,单纯 TACE 组 98 例,两组中位肿瘤最大径均接近10cm。结果显示,联合组疾病控制率(disease control rate,DCR)为 98%,高于单纯 TACE 组的 56.7%。联合组和单纯 TACE 组中位总生存(overall survival,OS)期分别为 23.9 个月和 10.4 个月,1、3 年 OS 率分别为 67.2% 和 43.9%、36.5% 和 13.3%(P=0.003);中位无进展生存(progression-free survival,PFS)期分别为 7.6 个月和 5.7 个月,1、3 年 PFS 率分别为 32.5% 和 15.1%、21.4% 和 5.1%,两组 PFS 比较差异具有统计学意义(P=0.012)。多因素回归分析结果显示,TACE 联合 SBRT 是 OS 和 PFS 的独立预后因素。毒副反应方面,SBRT 治疗后未出现经典放射性肝病(radiation-induced liver disease,RILD),联合治疗加重了骨髓抑制,

表 3-5-1　SBRT 联合 TACE 治疗 HCC 的相关研究

研究者（发表年份）	研究性质/入组时间	入组人群/例	病例特征	放疗剂量	近期疗效	局部疗效或 PFS	OS	毒副反应
Wong 等 (2019)	多中心回顾性 (2007—2014)	TACE+SBRT 组: 49 TACE: 202 PSM 分析 1:2	中位肿瘤最大径接近 10cm	5~8.5Gy×6f 或 4Gy×6~10f	PSM 后 DCR TACE+SBRT: 98% TACE: 56.7%	PSM 后 mPFS TACE+SBRT: 7.6 个月 TACE: 5.7 个月 ($P=0.012$)	PSM 后 mOS TACE+SBRT: 23.9 个月 TACE: 10.4 个月 ($P=0.003$)	两组均无经典 RILD
Jacob 等 (2015)	回顾性 (2008—2013)	TACE: 124 TACE+SBRT: 37	最大径 ≥3cm	36~60Gy/3f (中位 45Gy)	LR 率 TACE: 25.8% TACE+SBRT: 10.8% ($P=0.04$)	NR	mOS TACE: 20 个月 TACE+SBRT: 33 个月 ($P=0.02$)	NR
Honda 等 (2013)	回顾性 (2005—2011)	TACE+SBRT: 30 TACE: 38	最大径 ≤3cm	48~60Gy/4~8f	CR 率 TACE+SBRT: 96.3% TACE: 3.3% ($P<0.001$)	mPFS TACE+SBRT: 15.2 个月 TACE: 4.2 个月 ($P=0.029$)	3 年 OS 率 TACE+SBRT: 100% TACE: 66.1% ($P=0.469\ 5$)	无 RILD, TACE+SBRT 组有 1 例 (3.3%)CTP 评分升高 2 分
Jun 等 (2018)	多中心回顾性 (2011—2016)	TACE+SBRT: 85 TACE: 114 PSM 后各 85 例	最大径 ≤5cm	40~60Gy/3~5f	NR	PSM 后 3 年 LC 率 TACE+SBRT: 89.9% TACE: 44.8% ($P<0.001$) 3 年 PFS 率 TACE+SBRT: 32.3% TACE: 21.6% ($P=0.022$)	PSM 后 1 年 OS 率 TACE+SBRT: 98.8% TACE: 99.7% 3 年 OS 率 TACE+SBRT: 89.1% TACE: 83.3% 5 年 OS 率 TACE+SBRT: 80.7% TACE: 71.0% ($P=0.206$)	PSM 后 3 个月内 CTP 评分升高 ≥2 分比例 TACE+SBRT: 9.4% TACE: 5.5% ($P=0.119$)

续表

研究者(发表年份)	研究性质(入组时间)	入组人群/例	病例特征	放疗剂量	近期疗效	局部疗效或PFS	OS	毒副反应
Kang 等(2012)	前瞻性Ⅱ期(2008—2011)	50(47例可评效)	TACE治疗1~5次后残留	42~60Gy/3f(70%~80%等剂量线包括97% PTV)	CR率:38.3% PR率:38.3%	2年LC率:94.6%	2年OS率:68.7% 2年PFS率:33.8%	3级胃肠毒性3例(6.4%),4级胃溃疡穿孔2例(4.3%)
Buckstein 等(2022)	前瞻性(2014—2020)	32	TACE治疗2次后行计划性SBRT	35~50Gy/5f	ORR:91% CR率:63% PR率:28% PD率:3%	mPFS 35个月	mOS未达到	2例(6.3%)5级食管静脉曲张出血 3个月时3例(9.4%)CTP评分升高≥2分
Buckstein 等(2018)	回顾性(2011—2015)	TACE序贯SBRT:52 挽救SBRT:51	TACE治疗1~7次	24-50Gy/3-5f	CR率 TACE序贯SBRT:79.6% 挽救SBRT:43.5%(P=0.006)	1年LC率 TACE序贯SBRT:95.4% 挽救SBRT:86.3%(P=0.052)	1年OS率 TACE序贯SBRT:70.8% 挽救SBRT:61.5%(P=0.052)	NR
Paik 等(2016)	回顾性(2006—2011)	TACE达到CR(1组):24; TACE+其他根治性治疗(2组):47; TACE+SBRT(3组):37; TACE+非根治性治疗(4组):70	TACE后有残留	40~60Gy/3~5f(70%~80%等剂量线包括97% PTV)	NR	NR	5年OS率 1组:50% 2组:58% 3组:53% 4组:28%; 1组、2组、3组间OS无显著差异,均显著优于4组	NR
Shen 等(2018)	回顾性(2009—2017)	TACE+SBRT:26, TACE+索拉非尼:51 PSM后两组各26例	伴MVI	30~42Gy/6f(SBRT靶区只包括癌栓)	PSM后 ORR TACE+SBRT:42.3% TACE+索拉非尼:23.1%(P=0.139)	PSM后 mPFS 10.0个月 vs. 3.5个月 (P<0.001)	PSM后 mOS:24.2个月 vs. 8.4个月 (P<0.001)	SBRT相关3级AE:白细胞降低11.5%,血小板降低11.5%

续表

研究者（发表年份）	研究性质（入组时间）	入组人群/例	病例特征	放疗剂量	近期疗效	局部疗效或PFS	OS	毒副反应
Su 等 (2016)	回顾性 (2011—2015)	SBRT: 50 TACE+SBRT: 77	最大径 >5cm, 无癌栓	30~50Gy/3~5f (56%~80% 等剂量线)	NR	PFS 无显著差异	mOS SBRT: 21 个月 TACE+SBRT: 42 个月 (P=0.047)	RILD: 2.0% vs. 2.6% 3/4 级毒副反应: 10.0% vs. 7.8% (P=0.442)
Sun 等 (2021)	回顾性 (2011—2016)	手术: 50 SBRT+TACE: 66 PSM 后各 36 例	大肝癌	50~54Gy/5~6f	NR	PSM 后 3 年 PFS 率 手术: 42.3% SBRT+TACE: 39.3% (P=0.445)	PSM 后 3 年 OS 率 手术: 66.7% SBRT + TACE: 52.8% (P=0.143)	两组无 ≥ 3 级胃肠道毒性 手术组腹痛 (P=0.007)、贫血 (P=0.033)、肝酶升高 (P=0.041) 比例高于 SBRT + TACE 组
Kang 等 (2014)	回顾性 (2004—2008)	SBRT+TACE: 34 TACE+SBRT: 37 SBRT: 30	伴 PVTT	SBRT 总剂量 21~60Gy	肝内病灶 CR 率: 28.7% PR 率: 58.4% PVTT CR 率: 17.8% PR 率: 52.5% 三组 ORR 无显著差异	PFS 无显著差异	mOS SBRT+TACE: 17 个月 TACE+SBRT: 15 个月 SBRT: 12 个月 (P=0.298)	CTP 评分升高比例: SBRT+TACE: 32.4% TACE+SBRT: 40.5% SBRT: 30.0% (无显著差异)

SBRT: 体部立体定向放射治疗; TACE: 经导管动脉化疗栓塞; HCC: 肝细胞癌; PTV: 计划靶区; OS: 总生存; PFS: 无进展生存; mPFS: 中位 PFS; CR: 完全缓解; PR: 部分缓解; LC: 局部控制率; LR: 局部复发; ORR: 客观缓解率; CTP: Child-Turcotte-Pugh (Child-Pugh); RILD: 放射性肝病; PVTT: 门脉癌栓; PSM: 倾向评分匹配; AE: 不良事件; NR: 未报告; MVI: 大血管侵犯; DCR: 疾病控制率。

但是单纯 TACE 组的肝肾功能损伤更严重,两组 3~4 级毒副反应发生率均较低,且主要是可控的氨基转移酶或胆红素升高。这项多中心回顾性研究提示,相比于单纯 TACE,TACE 联合 SBRT 能显著提高 HCC 局部疗效、降低肿瘤复发和提高患者生存,同时未明显增加毒副反应。

另一项研究探索了 TACE 联合 SBRT 在最大径 ≥3cm HCC 中的疗效,共纳入单纯 TACE 治疗 124 例,TACE 联合 SBRT 治疗 37 例,TACE 治疗次数为 1~2 次,SBRT 剂量为 36y~60Gy/3f(中位剂量 45Gy),中位时间间隔 2 周。TACE 联合 SBRT 组和单纯 TACE 组多灶比例分别为 45.9% 和 52.9%(P=1.0),中位肿瘤最大径分别为 6.1cm 和 5.8cm(P=0.09)。结果表明,TACE 联合 SBRT 组局部复发率显著低于单纯 TACE 组(10.8% $vs.$ 25.8%,P=0.042),中位 OS 显著延长(33 个月 $vs.$ 20 个月,P=0.002)。SBRT 治疗后仅出现 1 例 3 级胃肠道反应,其余均为 1~2 级毒副反应。该研究的结果与 Wong 等的结果基本一致,但入组标准限定肿瘤最大径 ≥3cm(中位大小约 6cm),患者肿瘤负荷较 Wong 等的研究(中位最大径约 10cm)降低,这可能是该研究的 OS 较 Wong 等的研究更好的主要原因。这项研究扩大了 TACE 联合 SBRT 的潜在适用范围,为将来开展前瞻性研究选择入组患者提供了参考。

对于最大径 ≤3cm 的 HCC,Honda 等开展了一项样本量相对较小的回顾性研究,纳入 TACE 联合 SBRT 治疗 30 例和单纯 TACE 治疗 38 例,SBRT 剂量为 48~60Gy/4~8f。结果同样显示,TACE 联合 SBRT 对比单纯 TACE 具有显著的局部控制优势,完全缓解(complete response,CR)率分别为 96.3% 和 3.3%(P<0.001)。在既往未接受过其他治疗的亚组中,联合治疗组(12 例)的中位 DFS 显著优于单纯 TACE 组(15.2 个月 $vs.$ 4.2 个月,P=0.029)。此外,联合治疗组 1、3 年 OS 率均为 100%;单纯 TACE 组 1、3 年 OS 率分别为 88.9%、66.1%(P=0.029)。虽然该研究样本量较小,但结果提示 TACE 联合 SBRT 在最大径 ≤3cm 的小肝癌中仍然显示出比单纯 TACE 治疗更好的局部疗效和长期生存。

以上 3 项研究表明,不论肿瘤大小,TACE 联合 SBRT 相较于单纯 TACE 都可能具有更好的局部疗效和生存获益,且不会明显增加毒副反应。然而也有研究得出不完全一致的结论,比如在 Jun 等的一项多中心回顾性研究中,TACE 联合 SBRT 虽然能显著提高 PFS,但对于提高 OS 作用有限。考虑到以上研究均为回顾性,研究结果会受选择偏倚、患者异质性等因素影响,TACE 联合 SBRT 是否确实优于单纯 TACE 仍需行前瞻性随机对照研究得出结论。

(二) 挽救性 SBRT 对比计划性序贯 SBRT

前文提到 TACE 联合 SBRT 整体上表现出比单纯 TACE 更好的疗效,但 SBRT 是在 TACE 治疗后有计划地进行还是在反复 TACE 后疗效不佳时进行还没有明确答案。我们可以从以下几项研究中寻找答案,其中两项是前瞻性单臂研究,SBRT 分别作为挽救性治疗和计划性序贯治疗。

第一项前瞻性研究来自韩国放射与医学科学研究所,探索了 SBRT 作为 TACE 治疗后残留病灶的挽救性治疗的价值。该研究纳入了 2008—2011 年 50 例经 TACE(中位治疗 2 次,范围 1~5 次)治疗后仍有残留病灶患者,治疗前中位肿瘤最大径为 2.9cm,SBRT 剂量为 42~60Gy/3f(70%~80% 等剂量线包括 97% PTV)。结果显示,在 47 例有评效结果的患者中,

TACE 联合挽救性 SBRT 的 ORR 为 86.6%,其中有一半达完全缓解(complete response,CR),提示 SBRT 作为 TACE 治疗后的挽救性治疗有很好的局部控制作用。中位随访 17 个月,2 年局部控制(local control,LC)率为 94.6%,2 年 OS 率为 68.7%,2 年 PFS 率为 33.8%。毒副反应方面,3 例(6.4%)发生 3 级胃肠道毒性,另有 2 例(4.3%)发生 4 级胃溃疡出血,且出血的 2 例患者既往均有胃溃疡病史,提示对有胃溃疡病史的患者实施 SBRT 治疗应更加谨慎。失败模式方面,以肝内放疗野外复发为主(22 例,46.8%),其次是远处转移(10 例,21.3%),无放疗野内复发病例。作为首次探索 TACE 联合 SBRT 治疗 HCC 的前瞻性研究,其结果显示挽救性 SBRT 不仅能取得很好的局部控制效果,治疗安全性也能得到保障,3~4 级毒副反应发生率在 10% 左右。这一结果为后续开展更多 TACE 联合 SBRT 的研究奠定了基础。

第二项前瞻性研究中 SBRT 不再是挽救性措施,而是计划性地行 TACE 联合 SBRT 序贯治疗。研究纳入了 2014—2020 年治疗的 32 例 HCC 患者,主要入组条件为单个病灶、肿瘤最大径为 4~7cm 且不适合手术或肝移植治疗。所有患者均在接受 2 次 TACE 治疗后 1 周内开始 SBRT 治疗,放疗剂量为 35~50Gy/5f。结果显示,ORR 为 91%,其中 63% 达 CR,28% 为部分缓解(partial response,PR),仅 1 例(3%)出现局部疾病进展(progressive disease,PD)。达到 CR 的中位时间为 10.1 个月。1 年和 3 年 LC 率均为 85%。中位随访时间 37 个月,中位 PFS 为 35 个月,中位 OS 仍未达到。在预后影响因素分析中,近期疗效达到 CR 的患者,其 PFS 在数值上高于未达 CR 者,但差异无统计学意义($P=0.09$)。在毒副反应方面,总体上治疗耐受性良好,但有 2 例发生食管静脉曲张破裂出血,有 3 例在 SBRT 治疗后 3 个月内 Child-Pugh 评分升高 ≥2 分。失败模式方面,除 1 例 PD 外,其他所有患者均未出现放疗野内复发。这项前瞻性研究为 TACE 序贯 SBRT 治疗 HCC 提供了较高质量的证据,其结果证明 TACE 序贯 SBRT 对于不可手术或移植的中期 HCC 是有效且毒副反应较轻的治疗模式。

以上两项前瞻性研究为 TACE 联合 SBRT 的应用提供了较高质量的循证依据,但也有明显不足,即研究设计均为单臂无对照组,因此研究结果不能直接用来比较 TACE 联合 SBRT 与单独 TACE 的疗效和毒副反应的差异。尽管从数值上来看,TACE 联合挽救性 SBRT 的 CR 率及 PFS 明显低于 TACE 序贯 SBRT,但这也可能由于患者基线特征差异所致。然而,在一项患者基线特征无显著差异的回顾性研究中,计划性 SBRT 仍表现出优于挽救性 SBRT 的疗效。该研究纳入了 103 例不可手术 HCC 患者,其中 52 例接受 TACE 序贯 SBRT,另外 51 例接受 TACE 失败后挽救性 SBRT,两组患者之间基线肿瘤负荷和肝功能等临床特征无显著差异。中位 TACE 治疗次数为 2 次(挽救性 SBRT 组 1~4 次,序贯 SBRT 组 1~7 次),中位 SBRT 剂量均为 40Gy(范围 24~50Gy)。全组患者 CR 率为 62.1%,其中序贯 SBRT 组 CR 率为 79.6%,显著高于挽救性 SBRT 组的 43.5%($P=0.000\ 6$)。序贯 SBRT 组的 OS 率也显著高于挽救性 SBRT 组($P=0.023$)。另外,全组患者 ORR 为 88.4%,1 年 LC 率为 91%,2 年为 89%。这些研究结果表明,不管是作为 TACE 后的挽救性治疗还是计划性序贯治疗,SBRT 都是安全且有效的选择,且计划性 SBRT 在局部控制和长期生存方面可能均优于挽救性 SBRT。因此,根据现有的研究结果,推荐在 TACE 治疗 1~2 次后行计划性序贯 SBRT 治疗。

（三）TACE 联合 SBRT 对比其他治疗

1. TACE 联合 SBRT 对比 TACE 联合其他治疗　Paik 等回顾性分析了 178 例经 TACE 治疗的 HCC,其中 TACE 治疗后 24 例达 CR,未达 CR 的患者中接受挽救性 SBRT 治疗 37 例,接受其他根治性治疗(如手术、射频消融、无水乙醇注射)47 例,接受非根治性治疗(如索拉非尼、化疗、反复 TACE 等)70 例。结果显示,接受挽救性 SBRT 或其他根治性治疗的患者 5 年 OS 率与经 TACE 治疗后达 CR 患者接近(5 年 OS 率: 50%~58%),且均显著高于接受非根治性治疗的患者(5 年 OS 率: 28%)。研究结果提示,与挽救性手术、射频消融(radiofrequency ablation,RFA)类似,挽救性 SBRT 可以使患者的 OS 提高到与接受初治 TACE 后即达 CR 患者相似的水平,对于不适合手术或 RFA 的情况,SBRT 可作为一种有效的替代选择。此外,另一项回顾性研究在伴门脉癌栓(portal vein tumor thrombus,PVTT)的 HCC 中对比了 TACE+SBRT(n=26)和 TACE+ 索拉非尼(n=51)的疗效,其中 SBRT 的靶区只包括 PVTT,研究结果也提示 TACE+SBRT 组的 OS、PFS 均显著优于 TACE+ 索拉非尼组。多因素分析结果表明,治疗方案是唯一的生存预后因素。该研究与 Paik 等的研究结果一致,均强调了局部治疗在挽救性治疗中的价值。因此,推荐对于 TACE 治疗后仅肝内病灶残留而无肝外转移的患者,尽可能通过 SBRT 等局部治疗来达到接近根治的疗效。

2. TACE 联合 SBRT 对比单纯 SBRT　Su 等的一项回顾性研究纳入了 127 例肿瘤最大径 ≥5cm 的 HCC,其中 77 例接受了 TACE+SBRT,另外 50 例接受了单纯 SBRT,TACE+SBRT 组肿瘤最大径>10cm 的比例显著更高(26/77 *vs.* 7/50,P=0.013),SBRT 的剂量为 30~50Gy/3~5f。结果显示,TACE+SBRT 组 OS 显著高于单纯 SBRT 组(中位 OS 时间: 42 个月 *vs.* 21 个月,5 年 OS 率: 46.9% 比 32.9%,P=0.047),两组 PFS 接近。预后因素分析结果显示,在全组患者中,BED_{10} ≥100Gy、EQD_2 ≥74Gy 与更好的 OS、PFS 相关。两组总体毒副反应和 ≥3 级毒副反应发生率差异均无统计学意义,其中 SBRT 组有 1 例 RILD,而 SBRT+TACE 组有 2 例。该研究提示,对于最大径 ≥5cm 的 HCC,相比于单纯 SBRT,TACE 联合 SBRT 有助于提高患者 OS,且 BED_{10} ≥100Gy 可能提高患者生存获益。

3. TACE 联合 SBRT 对比单纯手术　Sun 等的回顾性研究纳入了 116 例大肝癌患者,肿瘤最大径为 5~10cm,其中手术治疗 50 例,TACE 联合 SBRT 治疗 66 例,经 PSM 后两组各 36 例。SBRT 剂量为 50~54Gy/5~6f。结果显示,两组患者的 OS 和 PFS 差异均无统计学意义,手术组 1、2、3 年 OS 率分别为 83.3%、77.8%、66.7%; SBRT+TACE 组分别为 80.6%、72.2%、52.8%(P=0.143)。手术组 1、2、3 年 PFS 率分别为 71.6%、57.3%、42.3%; SBRT+TACE 组分别为 66.1%、45.8%、39.3%(P=0.445)。研究结果提示,对于大肝癌,TACE 联合 SBRT 可以取得与手术相似的疗效,对于那些不能接受手术治疗的患者,TACE 联合 SBRT 是值得考虑的替代选择。

以上研究将 TACE 联合 SBRT 与其他局部治疗手段进行了对比,均提示 TACE 联合 SBRT 是一种有效的治疗选择,尤其是在大肝癌中,其疗效优于单纯 SBRT,与手术治疗相近。另外,对于 TACE 治疗后残留病灶行挽救性 SBRT 和挽救性手术、RFA 的疗效也相当。因此,对于不适合手术或 RFA 治疗的患者,应考虑及时行 SBRT 治疗。

此外,目前大多数临床实践和研究设计均是在 TACE 治疗后行计划性序贯 SBRT 或挽救性 SBRT,但是有学者考虑将 SBRT 放在 TACE 治疗前,因为理论上认为 SBRT 可以使肿瘤内血管正常化,从而使 TACE 治疗药物更容易进入肿瘤内部,提高 TACE 治疗疗效。Kang 等在其回顾性研究中探讨了临床实践中 SBRT 与 TACE 先后顺序的问题,研究纳入了 101 例伴 PVTT 的 HCC 患者,其中 SBRT+TACE 组 34 例,TACE+SBRT 组 37 例,单纯 SBRT 组 30 例。SBRT 和 TACE 之间间隔均为 2~3 周。全组患者肝内病灶 ORR 为 87.1%,三组之间差异无统计学意义;全组患者 PVTT 的 ORR 为 70.3%,三组之间差异亦无统计学意义。三组的中位 OS 时间分别为 15、15、12 个月,差异无统计学意义(P=0.298);三组 PFS 时间差异亦无统计学意义。毒副反应方面,SBRT+TACE 组 Child-Pugh 评分增加比例低于 TACE+SBRT 组(32.4% *vs.* 40.5%),差异有统计学意义(P<0.05)。这项研究提示,在临床实践中,可以考虑在 TACE 前行 SBRT 治疗,其疗效等同于目前常用的 TACE 后行 SBRT 治疗方案,而且在肝功能保护方面具有一定优势。因此,对于肝功能较差、伴 PVTT 的 HCC 患者,可以考虑先行 SBRT 治疗。但是在不伴有 PVTT,或者肝功能良好的 HCC 中,尚无 SBRT+TACE 与 TACE+SBRT 的直接对比研究。

总而言之,根据目前的研究结果,对于不能通过单一治疗手段达到根治的 HCC,TACE 联合 SBRT 相比单纯 TACE、单纯 SBRT 和其他非根治性挽救治疗方案在局部控制和生存获益方面均具有明显优势,且未明显增加严重毒副反应,是一种较为理想的联合治疗模式。但是这些研究大多为回顾性研究,目前只有两项是前瞻性单臂研究,其结果仍需在更多的前瞻随机对照研究中加以证实。另外,关于 SBRT 在 TACE 治疗后介入时机、SBRT 在 TACE 前应用是否会有更好的疗效等问题也需要进一步探索。

二、体部立体定向放射治疗与手术联合

(一) SBRT 作为桥接治疗

目前,原发性肝癌 SBRT 与手术联合的主要应用场景是肝移植前的桥接治疗。相比于传统桥接治疗,SBRT 在局部控制率、脱落率等方面的表现不劣于甚至超出 RFA 和 TACE 等桥接治疗手段。另外,SBRT 具有无创、毒副反应较小等特征,在桥接治疗方面显示出良好的应用前景。

SBRT 作为桥接治疗的证据基本来自回顾性研究,目前只有一项相关的前瞻性研究。Wong 等于 2010—2020 年纳入了 40 例接受 SBRT 作为桥接治疗的 HCC 患者,并与作为历史对照的 TACE(n=59)、高强度聚焦超声(high-intensity focused ultrasound,HIFU)(n=51)进行了对比。SBRT 中位剂量为 50Gy/5f。研究结果显示,SBRT 组的 1 年局部控制率显著优于另外两组(SBRT 组 92.3%,TACE 组 43.5%,HIFU 组 33.3%,P=0.02)。SBRT 组的 1 年和 3 年脱落率显著更低(SBRT 组为 15.1% 和 23.3%,TACE 组为 28.9% 和 45.8%(P=0.034),HIFU 组 33.3% 和 45.1%,P=0.032)。三组接受肝移植手术后的病理完全缓解(pathologic complete response,pCR)率在 SBRT 组显著更高(SBRT 组 48.1%,TACE 组 25%,HIFU 组 17.9%,P=0.037)。但在长期生存方面,三组中接受肝移植患者的 OS、无复发生存无显著差异。毒副反应方面,三组相似,手术并发症也无差异。多因素回归分析结果提示,SBRT 治

疗是低脱落率的独立相关因素。本研究是当前唯一一项以 SBRT 作为桥接治疗的前瞻性研究，研究结果提示，与传统的桥接治疗手段相比，SBRT 在局部控制率、病理完全缓解率和脱落率等方面具有显著优势，且毒副反应较轻，这些结果为 SBRT 作为桥接治疗的应用提供了高质量的循证依据。

Sapisochin 等在其回顾性研究中也对 3 种常用桥接治疗手段进行了比较，其中 SBRT 组 36 例，RFA 组 244 例，TACE 组 99 例。SBRT 剂量 30~40Gy/6f（中位 36Gy/6f）。结果显示，三组的脱落率接近（SBRT 组 16.7%，RFA 组 20.2%，TACE 组 16.8%，P=0.7）。移植后 5 年生存率也没有显著差异（SBRT 组 75%，RFA 组 73%，TACE 组 69%，P=0.7）。毒副反应方面，三组之间术后并发症发生率和严重程度相似。虽然这项研究的结论不同于 Wong 等的前瞻性研究，但也说明 SBRT 用于肝移植前桥接治疗是安全的，其疗效至少不劣于传统的 RFA 或 TACE。类似的研究结果在其他回顾性研究中也得到验证，具体见表 3-5-2。

（二）术后辅助 SBRT

原发性肝癌近切缘（<1cm）术后辅助常规分割放疗在提高患者总生存中的价值已经在多项研究中得到证实，然而关于肝癌术后辅助 SBRT 治疗的研究非常少，目前仅 1 项前瞻性随机对照研究报道了该治疗模式的结果，研究纳入 76 例近切缘（<1mm）术后且伴微血管浸润（microvascular invasion，MVI）的 HCC 患者，其中对照组 38 例行单纯手术治疗，试验组 38 例在术后辅助行 SBRT 治疗。SBRT 在术后 1 个月开始，靶区范围为手术切缘，总剂量为 35Gy，在 1 周内完成。结果显示，辅助 SBRT 组无病生存（disease-free survival，DFS）显著优于单纯手术组，辅助 SBRT 组 1、3、5 年 DFS 率分别为 92.1%、65.8%、56.1%，单纯手术组分别为 76.3%、36.8%、26.3%，差异有统计学意义（P=0.005）。辅助 SBRT 组 OS 也优于单纯手术组（5 年 OS 率：75.0% $vs.$ 53.7%，P=0.053）。毒副反应方面，SBRT 相关的毒副反应发生率为 31.6%，无 3 级及以上毒副反应。该研究结果提示，SBRT 作为近切缘手术后辅助治疗，能显著提高肝癌患者 DFS 和 OS，且 SBRT 相关的毒副反应均是 1~2 级，是安全、有效的治疗选择。该研究也为进一步开展大型随机对照研究、验证辅助 SBRT 的价值奠定了基础。

（三）术前新辅助 SBRT

与辅助 SBRT 情况类似，目前关于肝癌新辅助 SBRT 的研究也极少。Kishi 等在一项小样本前瞻性研究中纳入了 8 例伴 PVTT 的 HCC，治疗方案为 SBRT（靶区仅包括 CT 定位图像上的 PVTT）+ 手术 + 辅助 HAIC，其中 SBRT 剂量为 48Gy/4f。结果显示，8 例中有 2 例因 PD 未能行手术治疗，剩余 6 例完成手术治疗。手术与放疗的间隔时间为 6~17d，其中 3 例（50%）PVTT 达到 pCR。中位随访 22.5 个月，6 例患者均存活，仅 1 例出现复发。毒副反应方面，无 3 级及以上 SBRT 相关毒副反应，提示新辅助 SBRT 安全性较高。该研究中 SBRT 治疗后有 2 例因出现 PD 从而失去手术机会，其原因可能是该研究仅依据增强 CT 定位勾画靶区，而未行 MRI 定位，因此靶区范围精确度不足。另外，尽管该研究样本量少，其结果能初步说明在伴有 PVTT 的 HCC 中应用新辅助放疗是安全且有效的，这一结果与 Wei 等的研究结果趋势一致，虽然后者采用的是 3Gy × 6f 的放疗剂量。应在更多的研究中进一步探索新辅助 SBRT 的价值。

表 3-5-2　SBRT 作为肝移植前桥接治疗的相关研究

研究者（发表年份）	研究性质（入组时间）	入组人群/例	放疗剂量	手术与局部治疗间隔	脱落率	pCR率	局部控制率	OS	毒副反应
Wong 等 (2021)	前瞻性 (2015—2020)	SBRT: 40 TACE: 59 HIFU: 51	中位剂量 50Gy/5f	NR	SBRT: 15.1%(1年) TACE: 28.9%(1年)(SBRT vs. TACE, P=0.034) HIFU: 33.3%(1年)(SBRT vs. HIFU, P=0.032)	SBRT: 48.1% TACE: 25% HIFU: 17.9% (P=0.037)	1年 LC率 SBRT: 92.3% TACE: 43.5% HIFU: 33.3% (P=0.02)	3年 OS率 SBRT: 73% TACE: 65.6% HIFU: 54.9% (P=0.295)	毒副反应无差异
Sapisochin 等 (2017)	回顾性 (2004—2014)	SBRT: 36 TACE: 99 RFA: 244	30~40Gy/6f (中位剂量 36Gy/6f)	NR	SBRT: 16.7% TACE: 20.2% RFA: 16.8% (P=0.7)	NR	NR	5年 OS率 SBRT: 61% TACE: 56% RFA: 61% (P=0.4)	SBRT 组肝功能损伤常见，TACE 组乏力、腹痛常见
Wang 等 (2021)	回顾性 2009-2018	14 (25 个病灶)	中位剂量 45Gy/5f	8.4 个月	NR	23.1%	100%	mOS: 37.8 个月	非经典 RILD 1 例
Walter 等 (2021)	回顾性 (2011—2018)	BT: 7 SBRT: 7	BT: 15Gy/1f SBRT: 37Gy/3f 或 54Gy/9f	BT: 152 天 SBRT: 202 天	NR	BT: 42.9% SBRT: 71.4%	100%	NR	BT 组 1 例 3 级出血 SBRT 组 1 例肝衰竭

续表

研究者 (发表年份)	研究 性质 (入组 时间)	入组 人群/例	放疗 剂量	手术与 局部治 疗间隔	脱落率	pCR率	局部控制率	OS	毒副反应
Moore 等 (2017)	回顾性 (2011— 2016)	23(其中移 植候选： 16)	中位剂量 54Gy/5f	4.8个月	31.2%	27.3%	100%	中位： 移植：未达到(11 例) 未移植：23个月	1例 RILD
Mohamed 等 (2016)	回顾性 (2006— 2013)	TACE: 37 SBRT: 24 RFA: 9 Y90: 9 (病灶数)	45~60Gy/5f	7.4个月	NR	TACE: 41% SBRT: 28.5% RFA: 60% Y90: 75%	TACE: 80.6% SBRT: 91.4% RFA: 77.8% Y90: 77.8%	5年 OS 率 SBRT: 73% TACE: 72% RFA、Y90 组 无 患者死亡	3/4级毒副反应 TACE: 10.8% SBRT: 0 RFA: 0 Y90: 22.2% (P=0.046)
Garg 等 (2021)	回顾性 (2012— 2018)	全组 27 接受移植： 20(26 个 病灶)	中位剂量 50Gy/5f	287 天	22%	62%	NR	接受移植的患者 1 年 OS 率： 94.7% 2 年 OS 率： 84.2 4 年 OS 率： 71.7%	20% 患者 CTP 评分 增加 1 分

SBRT：体部立体向放射治疗；TACE：经导管动脉化疗栓塞；RFA：射频消融；HIFU：高强度聚焦超声；Y90：钇-90 放射栓塞治疗；BT：近距离放射治疗；CTP：Child-Turcotte-Pugh（Child-Pugh）；OS：总生存；pCR：病理完全缓解；RILD：放射性肝病；NR：未报告。

三、体部立体定向放射治疗与全身治疗联合

(一) SBRT 联合免疫治疗

目前,大量的临床前研究表明,放疗和免疫治疗之间存在协同作用,SBRT 联合免疫治疗的疗效显著优于单纯 SBRT 或单纯免疫治疗。类似的结果在肺癌等其他瘤种的前瞻性临床研究中也有报道。但在肝癌的临床研究中,目前 SBRT 联合免疫治疗的结果均来自回顾性研究。

Chiang 等在一项回顾性研究中对比了 SBRT 联合免疫治疗(SBRT-IO)与单纯 TACE 在不可手术局部晚期 HCC 中的结果,所有患者既往均未接受其他治疗。经过 PSM 后,SBRT-IO 组 16 例,单纯 TACE 组 48 例。SBRT-IO 组的免疫治疗在 SBRT 治疗后 2 周开始,SBRT 剂量为 25~50Gy/5f。结果显示,SBRT-IO 组 ORR 为 87.5%(CR:50%,PR:37.5%),而单纯 TACE 组 ORR 为 16.7%(CR:2.4%,PR:14.3%)。此外,SBRT-IO 组 PFS 率(1 年:93.3% *vs.* 16.7%,2 年:77.8% *vs.* 2.1%)和 OS 率也更高(1 年:93.8% *vs.* 31.3%,2 年:80.4% *vs.* 8.3%)。毒副反应方面,SBRT-IO 组 3 级及以上毒副反应发生率更低(18.8% *vs.* 60.4%,$P=0.004$),CTP 评分升高 ≥ 2 分比例更低($P<0.05$);治疗中断比例是 TACE 组的一半(12.5% *vs.* 25%),但差异无统计学意义($P=0.295$)。这项研究结果提示,对于既往未经治疗的不可手术局部晚期 HCC,相比于单纯 TACE,SBRT 联合免疫治疗在局部疗效、PFS、OS 和毒副反应方面均具有显著优势,因此对于不可手术局部晚期 HCC,初始治疗选择 SBRT 联合免疫治疗可能是优于单纯 TACE 治疗的选择。

但在临床实践中,SBRT 更多应用于 TACE 治疗后有活性病灶残留的情况。Xiang 等在其回顾性研究中纳入了 76 例经 TACE 治疗后有残留的 HCC 患者,并对比了 SBRT-IO 与 TACE 联合免疫(TACE-IO)的结果。其中 SBRT-IO 组 31 例,TACE-IO 组 45 例,两组基线特征无明显差异。SBRT 剂量为 24~45Gy/3~5f。结果显示,SBRT-IO 组的 ORR、DCR 显著高于 TACE-IO 组(ORR:71.0% *vs.* 15.6%,$P < 0.001$;DCR:80.6% *vs.* 31.1%,$P<0.001$)。SBRT-IO 组的 PFS(中位 PFS:19.6 个月 *vs.* 10.1 个月,$P<0.05$)和 OS(中位 OS 未达到 *vs.* 14.1 个月)均显著优于 TACE-IO 组。毒副反应方面,TACE-IO 组最常见的 3/4 级毒副反应为血小板降低(6.7%),SBRT-IO 组则为天冬氨酸氨基转移酶(aspartate transaminase,AST)升高(3.2%)、丙氨酸氨基转移酶(alanine aminotransferase,ALT)升高(3.2%)和手足皮肤反应(3.2%),无 RILD 发生。这项研究结果提示,对于 TACE 治疗后有残留的 HCC 患者,SBRT 联合免疫的局部疗效和长期生存均优于 TACE 联合免疫治疗,两组的严重毒副反应发生率均较低。因此,SBRT 联合免疫治疗不管是在初治的患者中还是在经 TACE 治疗后有残留病灶的患者中均显示出很好的安全性和疗效,是值得推广的治疗方式。

另外,Zhang 等的回顾性研究分析了更多 SBRT 与更多治疗手段联合的结果,研究纳入了 62 例接受 SBRT 联合治疗的 HCC 患者,其中索拉非尼 +TACE(ST 组)32 例,索拉非尼+TACE+免疫检查点抑制剂+SBRT(SITS 组)30 例,所有患者均有 PVTT,两组基线特征无显著差异。结果显示,SITS 组 ORR 更高($P=0.036$),中位 PFS 和中位 OS 分别是 10.4 个月和

13.8 个月，均显著高于 ST 组。SITS 组有 10 例达到降期并接受了手术，而 ST 组无降期后接受手术治疗病例。毒副反应方面，SITS 组有 2 例重度毒副反应，且总的毒副反应发生率高于 ST 组，但总体上可接受。预后相关因素分析表明，治疗方式是 PFS 和 OS 的独立预后因素。

Juloori 等通过前瞻性 I 期随机对照研究对比了 SBRT 序贯单药免疫治疗和 SBRT 序贯双药免疫治疗的结果。研究共纳入 13 例不可手术或伴有远处转移的 HCC，其中 6 例接受 SBRT 联合纳武单抗（SBRT+ 单免组），7 例接受 SBRT 联合纳武单抗和伊匹单抗（SBRT+ 双免组）。SBRT 剂量为 40Gy/5f，仅照射肝内最大病灶，中位照射肿瘤最大径为 6.8cm（1.5~13.6cm）。结果显示，总 ORR 为 30.8%（SBRT+ 单免组：0/6，SBRT+ 双免组：4/7，P=0.07），4 例达到 PR 的患者中位缓解时间为 28.0 个月，其中 2 例超过 42.7 个月。SBRT+ 双免组的 PFS（中位：11.6 个月 $vs.$ 2.7 个月，P=0.013）和 OS（中位：41.6 个月 $vs.$ 4.7 个月，P=0.006）均显著优于 SBRT+ 单免组。毒副反应方面，8 例（61.6%）出现 3 级毒副反应，其中 5 例出现在 SBRT+ 双免组。复发模式方面，2 例（15.4%）野内 PD，6 例（46.2%）肝内野外 PD，7 例（53.9%）肝外 PD。这一研究结果提示，SBRT 联合双免的疗效可能优于 SBRT 联合单免，但也可能增加严重毒副反应的发生率。虽然该研究是一项随机对照研究，但样本量偏小，研究结论还需要在更大样本量的研究中进一步证实。

因入组标准不同，以上研究结果之间的可比性较差，但是在各个研究中，SBRT 联合免疫治疗均显示出较好的局部控制率和生存预后。总体而言，SBRT 联合免疫治疗展现出良好的应用前景。但目前 SBRT 联合免疫治疗仍有很多悬而未决的问题，比如 SBRT 的照射部位选择和最佳剂量、联合免疫治疗的模式等，这些问题为进一步的研究提供了更多的切入点，随着这些问题的解决，SBRT 联合免疫治疗的证据级别也将得到提高。

（二）SBRT 联合其他系统性治疗

Que 等在一项回顾性分析中对比了 SBRT 联合索拉非尼（SBRT+Sora 组）和单纯 SBRT 治疗伴 PVTT 的 HCC 的疗效，其中 SBRT+Sora 组 18 例，单纯 SBRT 组 36 例。SBRT 靶区包括原发灶和 PVTT，剂量为 36~45Gy/3~5f。两组之间基线特征基本一致，结果显示，两组的 ORR 接近（SBRT+Sora 组：77.77%，SBRT 组：75.0%）。虽然 SBRT+Sora 组的中位 PFS（6 个月 $vs.$ 3 个月）和 OS（12.5 个月 $vs.$ 7 个月）数值更高，但没有达到显著差异，这可能主要与研究的样本量偏小相关。这项研究结果提示，虽然索拉非尼可能不增加 SBRT 的局部疗效，但是对于延长 PFS 和 OS 可能是有效的。因此，推荐在更大规模的队列中探索 SBRT 联合系统性全身治疗的疗效。

四、小结

对于不可手术或局部晚期、晚期 HCC，难以通过单一治疗手段达到理想疗效，因此，综合治疗对于这类患者尤为重要。随着 SBRT 技术的普及和综合治疗理念的发展，SBRT 在肝癌综合治疗中的应用也越来越多，相关的循证依据也越来越丰富。根据现有的研究结果，SBRT 联合其他局部治疗或者全身治疗方案显示出良好的安全性和疗效，但是大部分数据来自回顾性研究,证据等级偏低,还需要进一步开展更多的前瞻性研究,为 SBRT 在肝癌综合治疗中的应用提供高级别证据。

——参考文献

［1］ SUNG H, FERLAY J, SIEGEL R L, et al. Global Cancer Statistics 2020: GLOBOCAN Estimates of Incidence and Mortality Worldwide for 36 Cancers in 185 Countries [J]. CA Cancer J Clin, 2021, 71 (3): 209-249.

［2］ ZHENG R S, ZHANG S W, ZENG H M. Cancer incidence and mortality in China, 2016 [J]. JNCC, 2022, 2 (1): 2-11.

［3］ FENG K, YAN J, LI X, et al. A randomized controlled trial of radiofrequency ablation and surgical resection in the treatment of small hepatocellular carcinoma [J]. J Hepatol, 2012, 57 (4): 794-802.

［4］ RIM C H, KIM H J, SEONG J. Clinical feasibility and efficacy of stereotactic body radiotherapy for hepatocellular carcinoma: a systematic review and meta-analysis of observational studies [J]. Radiother Oncol, 2019, 131: 135-144.

［5］ SU T S, LIANG P, LIANG J, et al. Long-term survival analysis of stereotactic ablative radiotherapy versus liver resection for small hepatocellular carcinoma [J]. Int J Radiat Oncol Biol Phys, 2017, 98 (3): 639-646.

［6］ HARA K, TAKEDA A, TSURUGAI Y, et al. Radiotherapy for hepatocellular carcinoma results in comparable survival to radiofrequency ablation: a propensity score analysis [J]. Hepatology, 2019, 69 (6): 2533-2545.

［7］ KIM N, CHENG J, JUNG I, et al. Stereotactic body radiation therapy vs. radiofrequency ablation in Asian patients with hepatocellular carcinoma [J]. J Hepatol, 2020, 73 (1): 121-129.

［8］ CHEN B, WU J X, CHENG S H, et al. Phase 2 study of adjuvant radiotherapy following narrow-margin hepatectomy in patients with HCC [J]. Hepatology, 2021, 74 (5): 2595-2604.

［9］ HUO Y R, ESLICK G D. Transcatheter arterial chemoembolization plus radiotherapy compared with chemoembolization alone for hepatocellular carcinoma: a systematic review and Meta-analysis [J]. JAMA Oncol, 2015, 1 (6): 756-765.

［10］ LLOVET J M, RICCI S, MAZZAFERRO V, et al. Sorafenib in advanced hepatocellular carcinoma [J]. N Engl J Med, 2008, 359 (4): 378-90.

［11］ FINN RS, QIN S, IKEDA M, et al. Atezolizumab plus bevacizumab in unresectable hepatocellular carcinoma [J]. N Engl J Med, 2020, 382 (20): 1894-1905.

［12］ SUNG H, FERLAY J, SIEGEL R L, et al. Global Cancer Statistics 2020: GLOBOCAN Estimates of Incidence and Mortality Worldwide for 36 Cancers in 185 Countries [J]. CA Cancer J Clin, 2021, 71 (3): 209-249.

［13］ KUDO M. Management of hepatocellular carcinoma in Japan as a world-leading model [J]. Liver Cancer, 2018, 7 (2): 134-147.

［14］ JIA Z, ZHANG H, LI N. Evaluation of clinical outcomes of radiofrequency ablation and surgical resection for hepatocellular carcinoma conforming to the Milan criteria: a systematic review and meta-analysis of recent randomized controlled trials [J]. J Gastroenterol Hepatol, 2021, 36 (7): 1769-1777.

［15］ GUPTA P, MARALAKUNTE M, KUMAR M P, et al. Overall survival and local recurrence following RFA, MWA, and cryoablation of very early and early HCC: a systematic review and Bayesian network meta-analysis [J]. Eur Radiol, 2021, 31 (7): 5400-5408.

[16] SU T S, LIANG P, LU H Z, et al. Stereotactic body radiation therapy for small primary or recurrent hepatocellular carcinoma in 132 Chinese patients [J]. J Surg Oncol, 2016, 113 (2): 181-187.

[17] PARK S, JUNG J, CHO B, et al. Clinical outcomes of stereotactic body radiation therapy for small hepatocellular carcinoma [J]. J Gastroenterol Hepatol, 2020, 35 (11): 1953-1959.

[18] MASTROCOSTAS K, JANG H J, FISCHER S, et al. Imaging post-stereotactic body radiation therapy responses for hepatocellular carcinoma: typical imaging patterns and pitfalls [J]. Abdom Radiol (NY), 2019, 44 (5): 1795-1807.

[19] HADDAD M M, MERRELL K W, HALLEMEIER C L, et al. Stereotactic body radiation therapy of liver tumors: post-treatment appearances and evaluation of treatment response: a pictorial review [J]. Abdom Radiol (NY), 2016, 41 (10): 2061-2077.

[20] YOON S M, KIM S Y, LIM Y S, et al. Stereotactic body radiation therapy for small (≤ 5cm) hepatocellular carcinoma not amenable to curative treatment: Results of a single-arm, phase Ⅱ clinical trial [J]. Clin Mol Hepatol, 2020, 26 (4): 506-515.

[21] SAPISOCHIN G, BARRY A, DOHERTY M, et al. Stereotactic body radiotherapy vs. TACE or RFA as a bridge to transplant in patients with hepatocellular carcinoma. An intention-to-treat analysis [J]. J Hepatol, 2017, 67 (1): 92-99.

[22] WONG T C, LEE V H, LAW A L, et al. Prospective study of stereotactic body radiation therapy for hepatocellular carcinoma on waitlist for liver transplant [J]. Hepatology, 2021, 74 (5): 2580-2594.

[23] DURAND-LABRUNIE J, BAUMANN A S, AYAV A, et al. Curative irradiation treatment of hepatocellular carcinoma: a multicenter phase 2 trial [J]. Int J Radiat Oncol Biol Phys, 2020, 107 (1): 116-125.

[24] KIMURA T, TAKEDA A, SANUKI N, et al. Multicenter prospective study of stereotactic body radiotherapy for previously untreated solitary primary hepatocellular carcinoma: the STRSPH study [J]. Hepatol Res, 2021, 51 (4): 461-471.

[25] FENG K, YAN J, LI X, et al. A randomized controlled trial of radiofrequency ablation and surgical resection in the treatment of small hepatocellular carcinoma [J]. J Hepatol, 2012, 57 (4): 794-802.

[26] KUDO M, IZUMI N, KUBO S, et al. Report of the 20th Nationwide follow-up survey of primary liver cancer in Japan [J]. Hepatol Res, 2020, 50 (1): 15-46.

[27] SUH Y J, JIN Y J, JEONG Y, et al. Resection or ablation versus transarterial therapy for Child-Pugh A patients with a single small hepatocellular carcinoma [J]. Medicine (Baltimore), 2021, 100 (43): e27470.

[28] KIM Y S, LIM H K, RHIM H, et al. Ten-year outcomes of percutaneous radiofrequency ablation as first-line therapy of early hepatocellular carcinoma: analysis of prognostic factors [J]. J Hepatol, 2013, 58 (1): 89-97.

[29] LIN C C, CHENG Y T, CHEN M W, et al. The Effectiveness of multiple electrode radiofrequency ablation in patients with hepatocellular carcinoma with lesions more than 3cm in size and barcelona clinic liver cancer stage A to B2 [J]. Liver Cancer, 2016, 5 (1): 8-20.

[30] GOLFIERI R, CAPPELLI A, CUCCHETTI A, et al. Efficacy of selective transarterial chemoembolization in inducing tumor necrosis in small (<5cm) hepatocellular carcinomas [J]. Hepatology, 2011, 53 (5): 1580-1589.

[31] SONG K D, LIM H K, RHIM H, et al. Repeated hepatic resection versus radiofrequency ablation for recurrent hepatocellular carcinoma after hepatic resection: a propensity score matching study [J]. Radiology, 2015, 275 (2): 599-608.

[32] PAN Y X, XI M, FU Y Z, et al. Stereotactic body radiotherapy as a salvage therapy after incomplete radiofrequency ablation for hepatocellular carcinoma: a retrospective propensity score matching study [J].

Cancers (Basel), 2019, 11 (8): 1116.

［33］ KIBE Y, TAKEDA A, TSURUGAI Y, et al. Local control by salvage stereotactic body radiotherapy for recurrent/residual hepatocellular carcinoma after other local therapies [J]. Acta Oncol, 2020, 59 (8): 888-894.

［34］ JUN B G, KIM Y D, CHEON G J, et al. Clinical significance of radiation-induced liver disease after stereotactic body radiation therapy for hepatocellular carcinoma [J]. Korean J Intern Med, 2018, 33 (6): 1093-1102.

［35］ JACKSON W C, TANG M, MAURINO C, et al. Individualized adaptive radiation therapy allows for safe treatment of hepatocellular carcinoma in patients with Child-Turcotte-Pugh B liver disease [J]. Int J Radiat Oncol Biol Phys, 2021, 109 (1): 212-219.

［36］ NABAVIZADEH N, WALLER J G, FAIN R, et al. Safety and efficacy of accelerated hypofractionation and stereotactic body radiation therapy for hepatocellular carcinoma patients with varying degrees of hepatic impairment [J]. Int J Radiat Oncol Biol Phys, 2018, 100 (3): 577-585.

［37］ YEUNG R, BEATON L, RACKLEY T, et al. Stereotactic body radiotherapy for small unresectable hepatocellular carcinomas [J]. Clin Oncol (R Coll Radiol), 2019, 31 (6): 365-373.

［38］ CHO Y K, KIM J K, KIM M Y, et al. Systematic review of randomized trials for hepatocellular carcinoma treated with percutaneous ablation therapies [J]. Hepatology, 2009, 49 (2): 453-459.

［39］ N′ KONTCHOU G, MAHAMOUDI A, AOUT M, et al. Radiofrequency ablation of hepatocellular carcinoma: long-term results and prognostic factors in 235 Western patients with cirrhosis [J]. Hepatology, 2009, 50 (5): 1475-1483.

［40］ European Association for the Study of the Liver. EASL clinical practice guidelines: management of hepatocellular carcinoma [J]. J Hepatol, 2018, 69 (1): 182-236.

［41］ MARRERO J A, KULIK L M, SIRLIN C B, et al. Diagnosis, Staging, and Management of Hepatocellular Carcinoma: 2018 Practice Guidance by the American Association for the Study of Liver Diseases [J]. Hepatology, 2018, 68 (2): 723-750.

［42］ WAHL D R, STENMARK M H, TAO Y, et al. Outcomes after stereotactic body radiotherapy or radiofrequency ablation for hepatocellular carcinoma [J]. J Clin Oncol, 2016, 34 (5): 452-459.

［43］ KIM N, CHENG J, JUNG I, et al. Stereotactic body radiation therapy vs. radiofrequency ablation in Asian patients with hepatocellular carcinoma [J]. J Hepatol, 2020, 73 (1): 121-129.

［44］ RAJYAGURU D J, BORGERT A J, SMITH A L, et al. Radiofrequency ablation versus stereotactic body radiotherapy for localized hepatocellular carcinoma in nonsurgically managed patients: analysis of the national cancer database [J]. J Clin Oncol, 2018, 36 (6): 600-608.

［45］ FIORENTINO A, ALONGI F. Radiofrequency ablation versus stereotactic body radiotherapy for hepatocellular carcinoma: no way out without a randomized trial？ [J]. J Clin Oncol, 2018, 36 (24): 2558-2559.

［46］ KIM N, SEONG J. What role does locally ablative stereotactic body radiotherapy play versus radiofrequency ablation in localized hepatocellular carcinoma？ [J]. J Clin Oncol, 2018, 36 (24): 2560-2561.

［47］ OHRI N, KABARRITI R, KAUBISCH A, et al. Radiofrequency ablation versus stereotactic body radiotherapy for hepatocellular carcinoma: caution when interpreting observational data [J]. J Clin Oncol, 2018, 36 (24): 2558.

［48］ OLSEN J R, MURPHY J D, HALLEMEIER C L, et al. Cross-modality comparisons between radiofrequency ablation and stereotactic body radiotherapy for treatment of hepatocellular carcinoma: limitations of the national cancer database [J]. J Clin Oncol, 2018, 36 (24): 2564-2565.

［49］ SANUKI N, TAKEDA A. Are head-to-head comparisons between radiofrequency ablation and stereotactic body radiotherapy really necessary for localized hepatocellular carcinoma？ [J]. J Clin Oncol, 2018, 36

(24): 2563-2564.

[50] SHINDE A, JONES B L, CHEN Y J, et al. Radiofrequency ablation versus stereotactic body radiotherapy for localized hepatocellular carcinoma: does radiation dose make a difference？[J]. J Clin Oncol, 2018, 36 (24): 2566-2567.

[51] LEE J, SHIN I S, YOON W S, et al. Comparisons between radiofrequency ablation and stereotactic body radiotherapy for liver malignancies: Meta-analyses and a systematic review [J]. Radiother Oncol, 2020, 145: 63-70.

[52] PAN Y X, FU Y Z, HU D D, et al. Stereotactic body radiotherapy vs. radiofrequency ablation in the treatment of hepatocellular carcinoma: a meta-analysis [J]. Front Oncol, 2020, 10: 1639.

[53] WANG L, KE Q, HUANG Q, et al. Stereotactic body radiotherapy versus radiofrequency ablation for hepatocellular carcinoma: a systematic review and meta-analysis [J]. Int J Hyperthermia, 2020, 37 (1): 1313-1321.

[54] HONG J, CAO L, XIE H, et al. Stereotactic body radiation therapy versus radiofrequency ablation in patients with small hepatocellular carcinoma: a systematic review and meta-analysis [J]. Hepatobiliary Surg Nutr, 2021, 10 (5): 623-630.

[55] POLLOM E L, LEE K, DURKEE B Y, et al. Cost-effectiveness of stereotactic body radiation therapy versus radiofrequency ablation for hepatocellular carcinoma: a markov modeling study [J]. Radiology, 2017, 283 (2): 460-468.

[56] PARIKH N D, MARSHALL V D, GREEN M, et al. Effectiveness and cost of radiofrequency ablation and stereotactic body radiotherapy for treatment of early-stage hepatocellular carcinoma: an analysis of SEER-medicare [J]. J Med Imaging Radiat Oncol, 2018, 62 (5): 673-681.

[57] SU T S, LIANG P, LIANG J, et al. Long-term survival analysis of stereotactic ablative radiotherapy versus liver resection for small hepatocellular carcinoma [J]. Int J Radiat Oncol Biol Phys, 2017, 98 (3): 639-646.

[58] NAKANO R, OHIRA M, KOBAYASHI T, et al. Hepatectomy versus stereotactic body radiotherapy for primary early hepatocellular carcinoma: A propensity-matched analysis in a single institution [J]. Surgery, 2018, 164 (2): 219-226.

[59] ANDOLINO D L, JOHNSON C S, MALUCCIO M, et al. Stereotactic body radiotherapy for primary hepatocellular carcinoma [J]. Int J Radiat Oncol Biol Phys, 2011, 81 (4): e447-e453.

[60] BUJOLD A, MASSEY C A, KIM J J, et al. Sequential phase I and II trials of stereotactic body radiotherapy for locally advanced hepatocellular carcinoma [J]. J Clin Oncol, 2013, 31 (13): 1631-1639.

[61] FORNER A, LLOVET J M, BRUIX J. Hepatocellular carcinoma [J]. Lancet, 2012, 379 (9822): 1245-1255.

[62] WEI X, JIANG Y, ZHANG X, et al. Neoadjuvant three-dimensional conformal radiotherapy for resectable hepatocellular carcinoma with portal vein tumor thrombus: a randomized, open-label, multicenter controlled study [J]. J Clin Oncol, 2019, 37 (24): 2141-2151.

[63] YANG J F, LO C H, LEE M S, et al. Stereotactic ablative radiotherapy versus conventionally fractionated radiotherapy in the treatment of hepatocellular carcinoma with portal vein invasion: a retrospective analysis [J]. Radiat Oncol, 2019, 14 (1): 180.

[64] RIM C H, KIM C Y, YANG D S, et al. Comparison of radiation therapy modalities for hepatocellular carcinoma with portal vein thrombosis: A meta-analysis and systematic review [J]. Radiother Oncol, 2018, 129 (1): 112-122.

[65] BETTINGER D, PINATO D J, SCHULTHEISS M, et al. Stereotactic body radiation therapy as an alternative treatment for patients with hepatocellular carcinoma compared to sorafenib: a propensity score analysis [J]. Liver Cancer, 2019, 8 (4): 281-294.

［66］ QUE J, WU H C, LIN C H, et al. Comparison of stereotactic body radiation therapy with and without sorafenib as treatment for hepatocellular carcinoma with portal vein tumor thrombosis [J]. Medicine (Baltimore), 2020, 99 (13): e19660.

［67］ SHUI Y, YU W, REN X, et al. Stereotactic body radiotherapy based treatment for hepatocellular carcinoma with extensive portal vein tumor thrombosis [J]. Radiat Oncol, 2018, 13 (1): 188.

［68］ SU T S, LIU Q H, ZHU X F, et al. Optimal stereotactic body radiotherapy dosage for hepatocellular carcinoma: a multicenter study [J]. Radiat Oncol, 2021, 16: 79.

［69］ LEE K H, YU J I, PARK H C, et al. Is higher dose always the right answer in stereotactic body radiation therapy for small hepatocellular carcinoma？ [J]. Radiat Oncol J, 2018, 36: 129-138.

［70］ YOON S M, KIM S Y, LIM Y S, et al. Stereotactic body radiation therapy for small (≤5cm) hepatocellular carcinoma not amenable to curative treatment: Results of a single-arm, phase Ⅱ clinical trial [J]. Clin Mol Hepatol, 2020, 26: 506-515.

［71］ DURAND-LABRUNIE J, BAUMANN A S, AYAV A, et al. Curative Irradiation Treatment of Hepatocellular Carcinoma: A Multicenter Phase 2 Trial [J]. Int J Radiat Oncol Biol Phys, 2020, 107: 116-125.

［72］ MAHADEVAN A, BLANCK O, LANCIANO R, et al. Stereotactic body radiotherapy (SBRT) for liver metastasis-clinical outcomes from the international multi-institutional RSSearch® patient registry [J]. Radiat Oncol, 2018, 13: 26.

［73］ OHRI N, TOMé W A, MéNDEZ ROMERO A, et al. Local control after stereotactic body radiation therapy for liver tumors [J]. Int J Radiat Oncol Biol Phys, 2021, 110: 188-195.

［74］ ROBBINS J R, SCHMID R K, HAMMAD A Y, et al. Stereotactic body radiation therapy for hepatocellular carcinoma: practice patterns, dose selection and factors impacting survival [J]. Cancer Med, 2019, 8: 928-938.

［75］ RUSTHOVEN K E, KAVANAGH B D, CARDENES H, et al. Multi-institutional phase Ⅰ/Ⅱ trial of stereotactic body radiation therapy for liver metastases [J]. J Clin Oncol, 2009, 27: 1572-1578.

［76］ PARK S, JUNG J, CHO B, et al. Clinical outcomes of stereotactic body radiation therapy for small hepatocellular carcinoma [J]. J Gastroenterol Hepatol, 2020, 35: 1953-1959.

［77］ MATHEW A S, ATENAFU E G, OWEN D, et al. Long term outcomes of stereotactic body radiation therapy for hepatocellular carcinoma without macrovascular invasion [J]. Eur J Cancer, 2020, 134: 41-51.

［78］ JANG W I, BAE S H, KIM M S, et al. A phase 2 multicenter study of stereotactic body radiotherapy for hepatocellular carcinoma: Safety and efficacy [J]. Cancer, 2020, 126: 363-372.

［79］ JACKSON W C, SURESH K, MAURINO C, et al. A mid-treatment break and reassessment maintains tumor control and reduces toxicity in patients with hepatocellular carcinoma treated with stereotactic body radiation therapy [J]. Radiother Oncol, 2019, 141: 101-107.

［80］ LEE S, JUNG J, PARK J H, et al. Stereotactic body radiation therapy as a salvage treatment for single viable hepatocellular carcinoma at the site of incomplete transarterial chemoembolization: a retrospective analysis of 302 patients [J]. BMC Cancer, 2022, 22: 175.

［81］ SUN J, ZHANG T, WANG J, et al. Biologically effective dose (BED) of stereotactic body radiation therapy (SBRT) was an important factor of therapeutic efficacy in patients with hepatocellular carcinoma (≤5cm)[J]. BMC Cancer, 2019, 19: 846.

［82］ HEIMBACH J K, KULIK L M, FINN R S, et al. AASLD guidelines for the treatment of hepatocellular carcinoma [J]. Hepatology (Baltimore, Md), 2018, 67 (1): 358-380.

［83］ GOLFIERI R, RENZULLI M, MOSCONI C, et al. Hepatocellular carcinoma responding to superselective transarterial chemoembolization: an issue of nodule dimension？ [J]. J Vasc Interv Radiol, 2013, 24 (4): 509-517.

［84］ BUJOLD A, MASSEY C A, KIM J J, et al. Sequential phase Ⅰ and Ⅱ trials of stereotactic body radio-therapy for locally advanced hepatocellular carcinoma [J]. J Clin Oncol, 2013, 31 (13): 1631-1639.

［85］ LEWIS S, DAWSON L, BARRY A, et al. Stereotactic body radiation therapy for hepatocellular carci-noma: From infancy to ongoing maturity [J]. JHEP Rep, 2022, 4 (8): 100498.

［86］ WONG T C, CHIANG C L, LEE A S, et al. Better survival after stereotactic body radiation therapy following transarterial chemoembolization in nonresectable hepatocellular carcinoma: A propensity score matched analysis [J]. Surg Oncol, 2019, 28: 228-235.

［87］ KANG J K, KIM M S, CHO C K, et al. Stereotactic body radiation therapy for inoperable hepatocellular carcinoma as a local salvage treatment after incomplete transarterial chemoembolization [J]. Cancer, 2012, 118 (21): 5424-5431.

［88］ BUCKSTEIN M, KIM E, OZBEK U, et al. Combination transarterial chemoembolization and stereotactic body radiation therapy for unresectable single large hepatocellular carcinoma: results from a prospective phase 2 trial [J]. Int J Radiat Oncol Biol Phys, 2022, 114 (2): 221-230.

［89］ BUCKSTEIN M, KIM E, FISCHMAN A, et al. Stereotactic body radiation therapy following transarte-rial chemoembolization for unresectable hepatocellular carcinoma [J]. J Gastrointest Oncol, 2018, 9 (4): 734-740.

［90］ PAIK E K, KIM M S, JANG W I, et al. Benefits of stereotactic ablative radiotherapy combined with incomplete transcatheter arterial chemoembolization in hepatocellular carcinoma [J]. Radiation oncology (London, England), 2016, 11: 22.

［91］ SHEN L, XI M, ZHAO L, et al. Combination therapy after TACE for hepatocellular carcinoma with macroscopic vascular invasion: stereotactic body radiotherapy versus sorafenib [J]. Cancers (Basel), 2018, 10 (12): 516.

［92］ SU T S, LU H Z, CHENG T, et al. Long-term survival analysis in combined transarterial embolization and stereotactic body radiation therapy versus stereotactic body radiation monotherapy for unresectable hepa-tocellular carcinoma >5cm [J]. BMC Cancer, 2016, 16 (1): 834.

［93］ SUN J, LI W G, WANG Q, et al. Hepatic resection versus stereotactic body radiation therapy plus transhe-patic arterial chemoembolization for large hepatocellular carcinoma: a propensity score analysis [J]. J Clin Transl Hepatol, 2021, 9 (5): 672-681.

［94］ WONG T C, LEE V H, LAW A L, et al. Prospective study of stereotactic body radiation therapy for hepa-tocellular carcinoma on waitlist for liver transplant [J]. Hepatology, 2021, 74 (5): 2580-2594.

［95］ ALTORKI N K, MCGRAW T E, BORCZUK A C, et al. Neoadjuvant durvalumab with or without stereotactic body radiotherapy in patients with early-stage non-small-cell lung cancer: a single-centre, randomised phase 2 trial [J]. Lancet Oncol, 2021, 22 (6): 824-835.

［96］ CHIANG C L, CHIU K W, LEE F A, et al. Combined stereotactic body radiotherapy and immunotherapy versus transarterial chemoembolization in locally advanced hepatocellular carcinoma: a propensity score matching analysis [J]. Front Oncol, 2021, 11: 798832.

［97］ XIANG Y J, WANG K, ZHENG Y T, et al. Effects of stereotactic body radiation therapy plus PD-1 inhibi-tors for patients with transarterial chemoembolization refractory [J]. Front Oncol, 2022, 12: 839605.

［98］ JULOORI A, KATIPALLY R R, LEMONS J M, et al. Phase I randomized trial of stereotactic body radio-therapy followed by nivolumab plus ipilimumab or nivolumab alone in advanced/unresectable hepatocel-lular carcinoma [J]. Int J Radiat Oncol Biol Phys, 2023, 115 (1): 202-213.

［99］ WANG Y F, DAI Y H, LIN C S, et al. Clinical outcome and pathologic correlation of stereotactic body radiation therapy as a bridge to transplantation for advanced hepatocellular carcinoma: a case series [J]. Radiat Oncol, 2021, 16 (1): 15.

第四章
肝转移瘤体部立体定向放射治疗

一、流行病学

肝脏是最常见的恶性肿瘤远处转移部位之一。5.1%的患者在诊断原发恶性肿瘤时伴有同时性肝转移(即在原发肿瘤诊断时或诊断之前检测到转移)。约50%患者会在疾病发生、发展过程中出现肝转移。肝脏有丰富的血液供应,为血行转移提供了肥沃的土壤,消化系统肿瘤可通过门静脉系统回流转移到肝脏。乳腺癌、黑色素瘤、肺癌等也常发生肝转移。

肝脏是结直肠癌最常见的转移部位,高达30%~50%的患者在病程中发生肝转移,其中约50%为同时性肝转移。左半结肠癌比右半结肠癌更易转移到肝脏。在乳腺癌中,肝脏是继骨和肺之后第三常见的转移器官,在女性肝转移患者中,约15%原发于乳腺。

二、临床表现

肝转移患者可出现多种临床表现。大多数患者在发现肝转移时没有症状,根据肝肿瘤负荷,可能会出现全身症状和体征,如疲劳、体重减轻、腹痛或黄疸等。

三、诊断

(一)实验室检查

1. 常规检查　完善血常规、生化、凝血功能检查,评估患者骨髓功能及肝功能。

2. 肿瘤标志物检查　肿瘤标志物可用于评估治疗反应和预测疗效。肿瘤标志物对肝转移瘤本身不一定具有特异性,但对原发肿瘤具有特异性。例如,癌胚抗原(carcinoembryonic antigen,CEA)是结直肠癌最重要的肿瘤标志物之一。其他特异性肿瘤标志物包括,糖类抗原19-9(carbohydrate antigen 19-9,CA19-9)用于胰腺胆道系统肿瘤,CA15-3用于乳腺癌,CA12-5用于生殖系统肿瘤,嗜铬粒蛋白A用于神经内分泌癌,甲胎蛋白(α-fetoprotein,AFP)用于肝细胞癌。然而,这些标志物的特异性是有限的,临床判断需要结合影像学检查。

3. 肝炎病毒相关检查　完善HBV五项、HCV抗体,必要时HBV-DNA、HCV-RNA扩增情况检查,明确感染情况及病毒载量。

(二)影像学检查

1. 腹部超声　腹部超声(ultrasound,US)是肝转移瘤最经济的诊断方法,肝转移瘤通常表现为"牛眼征""空泡征"等特征性超声表现,由较宽低回声带环绕高回声中心区域。一般无肝硬化,少见癌栓,常合并腹腔淋巴结肿大。超声检查可以评估病灶大小、数量和与大血管的关系,对操作者的经验和能力依赖性强。另外,肺组织和肠道空气可能影响超声成像。

2. 电子计算机断层扫描　电子计算机断层扫描(computed tomography,CT)是诊断肝转移瘤最重要的检查方法之一。动态增强早期可见环形强化，门脉期可见中央无血管区，延迟期中央区呈延迟强化。在血管丰富的肿瘤中，例如结直肠癌，通常可以观察到动脉期的早期强化、门脉期或延迟期均匀强化和延迟期"廓清"。

3. 磁共振成像　肝转移瘤在磁共振成像（magnetic resonance imaging，MRI）T_1 加权像呈低信号，T_2 加权像呈高信号，增强扫描动脉期边缘不规则强化，门脉期整个病灶均匀或不均匀强化，延迟期强化消退。使用肝细胞特异性对比剂及与弥散加权成像技术相结合的 MRI 对肝转移瘤的早期诊断具有很高的准确性。与超声和 CT 相比，使用肝细胞特异性对比剂的 MRI 对检测肝转移瘤的敏感性最高。

4. 正电子发射计算机断层显像　正电子发射计算机断层显像（positron emission tomography-computed tomography，PET/CT）可对全身转移情况进行全面评估。除了解剖学信息外，PET/CT 可通过评估不同放射性标记分子的摄取来提供肿瘤代谢活性信息，有助于评估生物侵袭性和治疗疗效。^{18}F- 氟代脱氧葡萄糖（^{18}F-fluorodeoxyglucose，^{18}F-FDG）是一种葡萄糖类似物，是 PET/CT 中用于评估肿瘤组织的标准示踪剂。^{18}F-FDG PET/CT 在识别肝内和肝外转移病灶方面优于传统 CT 和 MRI，准确率高达 97%。标准化摄取值（standardized uptake value，SUV）是评估 ^{18}F-FDG 在肿瘤细胞中代谢摄取的最重要参数之一，SUV 定量与肿瘤反应和预后相关。化疗可能降低 PET/CT 发现肝转移瘤的敏感性，化疗 4 周内 PET/CT 扫描发现肝转移瘤的假阴性率为 87%。另外，PET/CT 扫描时几乎均未使用静脉对比剂，因此不能替代增强 CT。

（三）病理检查

在临床中，肝转移的组织学诊断并非必须，血清肿瘤标志物联合影像学检查通常可以确诊肝转移。当影像学检查无法鉴别原发与转移或诊断不明确时，影像引导肝组织活检有助于肝转移的诊断。多数情况下，转移性肝癌具有与原发灶相似的典型组织学特征，仅用苏木精 - 伊红染色即可准确诊断。然而，某些原发性肝癌（如肝内胆管细胞癌）与肝转移瘤的鉴别诊断具有挑战性。许多肝转移瘤起源于腺癌，这些转移性病变可能具有与中 - 高分化管状腺癌相似的组织学特征。在这种情况下，需要使用器官特异性免疫组化标记物进行鉴别。例如，细胞角蛋白（cytokeratin，CK）7、CK8、CK18、CK19 可用于区分肝内胆管细胞癌和转移性腺癌。

四、治疗

推荐进行多学科会诊制定肝转移瘤患者的治疗方案，通常包括外科、内科、放射治疗科、放射科、病理科等。通过多学科会诊，讨论如何安排局部治疗和全身治疗，为患者确定最佳治疗方案。

（一）手术

肝切除术是可切除肝转移瘤患者的主要治疗方法，肝移植仅在少数患者中进行。

1. 结直肠癌肝转移　虽然仅有 20% 左右的结直肠肝转移（colorectal liver metastases，CRLM）患者适合行潜在治愈性肝切除术，但手术切除为患者治愈和长期生存提供了最佳机会,因此,肝切除术是可切除 CRLM 患者的首选治疗。

根据美国国立综合癌症网络(National Comprehensive Cancer Network,NCCN)指南,对于可切除同时性肝转移患者,推荐同期或分期肝切除术和/或局部治疗;或新辅助化疗序贯同期或分期结肠切除术,转移瘤首选切除和/或局部治疗;或结肠切除术序贯化疗,转移瘤行分期切除术和/或局部治疗;或考虑纳武利尤单抗±伊匹木单抗或帕博利珠单抗(仅限 dMMR/MSI-H)序贯同期或分期结肠切除术,转移瘤首选切除或/和局部治疗。对于不可切除同时性肝转移患者,每 2 个月进行重新评估,经评估后若转化为可切除,切除应作为首选,局部治疗可作为切除的替代选择,但局部治疗手段仅考虑用于寡转移。经重新评估仍然无法切除者,考虑全身治疗并考虑对经筛选的患者进行局部治疗。

可切除 CRLM 定义为在保证足够残肝体积的同时可完全切除的肿瘤。美国肝胆胰协会、消化道外科学会和肿瘤外科学会于 2006 年共识会议上制定 CRLM 切除术指南,指出:明确能否完全切除(切缘阴性)是评估 CRLM 可切除性的重点;虽然获得较宽(>1cm)切缘仍是肝切除术的目标,但预计切缘<1cm 也可进行切除术;在局限性肝外转移的患者中,如果可以完全切除所有肝内和肝外病灶,则可以考虑手术治疗;肝切除术的可行性还取决于与切除术后残肝相关的 3 个标准:①能否保留 2 个连续的肝段;②能否保留足够的入肝、出肝血流和胆道引流;③能否保留足够的残肝体积(健康肝脏>20%;化疗后肝脏>30%)。对于超过 3 个病灶、肝门淋巴结肿大、距离大血管(如腔静脉或肝静脉)1cm 内或肝外转移的 CRLM 患者,也可以进行手术治疗,并且与非手术治疗相比,其预后得到改善。此外,转移灶数目、邻近解剖结构的直接侵犯和原发灶的局部区域复发也不再视为手术的禁忌证。最大径<2cm 且在肝实质内深度>1cm 的 CRLM 在全身化疗后最有可能在影像学检查上消失,但仍应将其切除,因为完全病理缓解极少见,在全身治疗前放置基准标记有助于在手术切除时识别这些病变。

非解剖性肝切除术可获得与解剖性肝切除相似的切缘阳性率、无复发生存率和 OS。同时非解剖性肝切除可保留更大的肝脏储备,再次接受肝切除术的可能性更大(68% *vs.* 24%)。虽然仍有争议,但目前倾向于采用非解剖性切除。CRLM 切除术的目标是获得阴性切缘。在解剖学上可行时,建议切缘>10mm。但是,也有研究显示切缘 ≥ 1mm 仍应进行切除术。

对于仅有肝转移的结直肠癌患者,切除术的治愈率最高,切除术后 5 年 OS 率为 44%~58%,围手术期死亡率通常<5%。CRLM 患者在初次切除后的复发率高达 57%,其中肝脏是最常见的复发部位。对于经过适当选择、未来肝脏储备充足且体能状态良好的患者,可考虑再次行肝切除术。

2. 神经内分泌肿瘤肝转移　神经内分泌肿瘤肝转移也是肝切除的适应证,神经内分泌肿瘤肝转移工作组推荐肝切除术作为患者的首选治疗。北美、欧洲和中国神经内分泌肿瘤学会也提出了相同的指南建议。高选择性肝转移患者的 5 年 OS 率可高达 60%~80%。与靶向治疗、化疗或未治疗相比,肝切除术提高了 OS 率。并且,肝转移患者接受减瘤术可以控制症状,中位 OS 时间为 55~89 个月。

3. 非结直肠非神经内分泌肿瘤肝转移　非结直肠非神经内分泌肿瘤肝转移考虑接受手术治疗时,必须进行多学科会诊,通常需要术前化疗判断肿瘤生物学行为并筛选患者。美国的一项多中心研究对 420 例接受肝转移切除术的非结直肠非神经内分泌肿瘤患者分析显示,中位 OS 时间为 27~44 个月。系统回顾分析显示,乳腺癌肝转移切除术后的中位 OS 时间为 40 个月(23~77 个月),5 年 OS 率为 40%(21%~80%)。随后一项病例对照回顾性研究对比了手术和/或消融术与单纯药物治疗,在低危患者中,局部治疗有可能显著延长无进展生存(progression-free survival,PFS)和不需要全身化疗的时间,但尚不能确定是否可以改善 OS。

(二) 体部立体定向放射治疗

随着放疗技术的飞速发展,肝肿瘤的高剂量外照射放疗技术逐渐成熟,治疗方向也从以姑息为目的转向以治愈为目的。体部立体定向放射治疗(stereotactic body radiotherapy,SBRT)定义为颅外立体定向消融治疗,通常分 1~5 次进行,也称为立体定向消融放射治疗(stereotactic ablative radiotherapy,SABR)。SBRT 为肝转移局部治疗提供了一种非侵入性的消融方法。目前国内外有多个回顾性和前瞻性研究报道了肝转移瘤 SBRT 治疗的安全性和有效性。

1. SBRT 分割模式

(1) 单次分割:借鉴于脑部放射外科的治疗模式,早期肝脏 SBRT 的研究探讨了单次分割方式(表 4-0-1)。2001 年德国海德堡大学报道了首个前瞻 I / II 期肝转移瘤 SBRT 单次分割研究,剂量递增方案从 14Gy/1f 开始,逐渐增加到 26Gy/1f(80% 等剂量线),全组 37 例患者的 18 个月局部控制(local control rate,LC)率为 67%,但 22~26Gy/1f 治疗的患者 LC 率明显高于 14~20Gy/1f 的患者(81% *vs.* 0)。但作者指出这一结果可能是由于前期治疗经验不足造成的,高剂量患者的 LC 改善可能是因为后续更合理的靶区定义。全组患者无严重放疗并发症。研究者于 2004 年更新了随访结果,中位随访时间 15.1 个月,全组患者中位 OS 时间为 25 个月,II 期研究中患者中位 OS 时间为 27 个月。

2010 年美国斯坦福大学报道了一项肝肿瘤 SBRT 单次分割前瞻 I 期研究,初始剂量 18Gy/1f(参考点),而后每个剂量水平增加 4Gy 直至 30Gy/1f。所有患者 1 年 LC 率为 77%,对于 19 例肝转移患者,1 年和 2 年 OS 率分别为 61.8% 和 49.4%。无剂量限制毒性出现,共 3 例患者出现十二指肠溃疡,均为肝门部照射。

在 Meyer 等的研究中进一步提高了肝转移瘤的单次照射剂量。考虑到肝脏放射敏感性及肝门附近存在重要串联器官,作者将肝中央区定义为门静脉及其下级分支 2cm 内的范围,肝中央区以外肿瘤的照射剂量从 35Gy/1f 提高到 40Gy/1f(90%~95% 等剂量线)。两组均未观察到剂量限制毒性。中位随访 2.5 年时,治疗病灶的 LC 率为 100%,全组 14 例患者的 2 年 OS 率为 78%。

表 4-0-1　SBRT 单次分割治疗肝转移瘤研究

研究者（发表年份）	研究性质（入组时间）	例数（病灶数）	原发肿瘤/例	病灶大小	放疗剂量	BED/Gy	LC	OS	毒副反应
Herfarth 等 (2004)	前瞻性 I/II 期 (1997—1999)	37(60)	结直肠(18) 乳腺(10) 原发性肝癌(4) 其他(5)	10(1~132) cm³ (病灶体积)	14~26Gy/1f (80% 等剂量线)	33.6~93.6	1 年：71% 1.5 年：67%	1 年：72%	NR
Goodman 等 (2010)	前瞻性 I 期 (2004—2008)	26(19 例肝转移)(40)	结直肠(6) 胰腺(3) 胃(2) 卵巢(2) 其他(6)	32.6(0.8~146.6) cm³ (病灶体积)	18~30Gy/1f (参考点)	50.4~120.0	1 年：77%	1 年：61.8% 2 年：49.4%(仅肝转移患者)	无剂量限制毒性 1 例 2 级急性毒副反应 2 例 2 级晚期胃肠道反应
Stintzing 等 (2013)	前瞻性 (2005—2011)	30 (35)	结直肠癌(30)	0.7~5.3cm(病灶最大径)	24~26Gy/1f (70% 等剂量线)	81.6~93.6	1 年：85% 2 年：80%	中位 34.4 个月	NR
Meyer 等 (2016)	前瞻性 I 期 (NR)	14(17)	结直肠(8) 其他(6)	27.95(4.08~79.34) cm³ (PTV 体积)	35Gy/1f 40Gy/1f (90%~95% 等剂量线)	157.5~200	2.5 年：100%	2 年：78%	1 例 40Gy 组患者出现 2 级恶心、呕吐和碱性磷酸酶升高

BED：生物效应剂量；LC：局部控制；OS：总生存；PTV：计划靶区；SBRT：体部立体定向放射治疗；NR：未报告。

（2）3 次分割：虽然单次分割 SBRT 治疗肝转移瘤可以达到很好的疗效，但考虑到超高剂量照射对腹部器官的潜在损伤，更多的研究探索了 SBRT 大分割方案。Hoyer 等报道了一项前瞻研究，探索 45Gy/3f（中心剂量）模式治疗无法手术 CRLM 的疗效，基于肿瘤（141 个病灶）和患者（64 例）进行分析，2 年 LC 率分别为 79% 和 64%。1 例发生肝功能衰竭，2 例发生晚期严重胃肠道反应。研究中没有应用追踪或门控来管理呼吸运动，可能是发生严重不良反应的原因。在美国科罗拉多大学发起的肝转移瘤 SBRT 多中心 I / II 期临床研究中，共对 47 例患者 63 个病灶进行治疗，放疗剂量从 36Gy/3f 递增，每个剂量水平增加 6Gy，最高至 60Gy/3f（80%~90% 等剂量线），仅有 1 例出现 3 级不良反应，60Gy/3f 放疗组的 2 年 LC 率为 92%。Scorsetti 等发表的不可手术肝转移瘤 SBRT 的 II 期临床研究，放疗剂量为 75Gy/3f（PTV 平均剂量），共入组 61 例患者，中位随访时间 12 个月（2~26 个月）时，LC 率为 94%，中位 OS 时间为 19 个月，1 年 OS 率为 83.5%，1 例出现 3 级晚期不良反应（胸痛），在 1 年后恢复。综上所述，3 次分割 SBRT 治疗肝转移瘤的 2 年 LC 率为 79%~92%，3 级及以上毒副反应发生率很低，详见表 4-0-2。

（3）5 次分割：同时期，也有研究报道了 5 次分割 SBRT 治疗肝转移瘤的疗效和安全性（表 4-0-3）。美国德克萨斯大学西南分校的一项 I 期肝转移瘤 SBRT 剂量递增试验，入组 27 例患者共 37 个肝转移灶，包括了 3 个剂量组：30Gy/3f、50Gy/5f 和 60Gy/5f（70%~85% 等剂量线）。2 年 LC 率分别为 56%、89% 和 100%，2 年 OS 率分别为 56%、67% 和 50%。30Gy 组和 60Gy 组的 LC 率差异具有统计学意义（$P=0.009$）。但 60Gy 组和 50Gy 组（$P=0.56$），50Gy 组和 30Gy 组的 LC 率差异无统计学意义（$P=0.091$）。在 50Gy 组中仅有 1 例 3 级无症状氨基转移酶升高。该研究结果显示，在保证足够正常肝体积的前提下，可以安全地实施 60Gy/5f 的 SBRT 治疗，获得很好的 LC。Ahmed 等报道 33 例肝转移瘤患者的回顾性分析结果，包括 2 个剂量组：50Gy/5f（30%）和 60Gy/5f（70%），CRLM 患者的 1、2 年 LC 率分别为 79%、59%，非 CRLM 患者的 1、2 年 LC 率均为 100%（$P=0.019$）。但 OS 率没有显著差异，1 年 OS 率分别为 100% 和 82%，2 年 OS 率均为 73%（$P=0.75$）。

（4）6 次及以上分割：两项加拿大的研究探讨了个体化 6 次分割 SBRT 治疗肝转移瘤的疗效和安全性（表 4-0-4）。Lee 等报道的 I 期研究中，共纳入 68 例患者，6 次分割在 2 周内完成（140% 等剂量线包括 PTV、GTV）。中位随访时间 11 个月，1 年 LC 率为 71%（95%CI: 58%~85%），中位 OS 时间为 17.6 个月（95%CI: 10.4~38.1 个月），6 例（9%）发生 3 级不良反应，包括胃炎、恶心、嗜睡和血小板降低，1 例发生 4 级血小板降低。该研究说明 6 次分割 SBRT 相对安全，可获得良好的局部控制。但在 McPartlin 等报道的 I~II 期研究长期随访结果中，LC 并不理想。中位剂量 37.6Gy（22.7~62.1Gy）/6f/2 周（95%PTV），生存患者中位随访时间 28.1 个月，无胃肠道出血或胆道、肝脏毒性，中位 OS 时间为 16 个月（95%CI: 11.9~20.5 个月），1 年 LC 率为 49.8%，4 年 LC 率为 26.2%。

表 4-0-2　SBRT 3 次分割治疗肝转移瘤研究

研究者（发表年份）	研究性质（入组时间）	例数（病灶数）	原发肿瘤/例	病灶体积/cm³	病灶最大径/cm	放疗剂量	BED/Gy	LC	OS	毒副反应
Hoyer 等 (2006)	前瞻性Ⅱ期 (1999—2003)	64 (44 例肝转移) (141)	结直肠 (64)	NR	3.5 (1.0~8.8)	45Gy/3f(中心剂量)	112.5	2 年：79%	1 年：67% 2 年：38%	1 例肝衰竭 2 例严重胃肠道反应
Mendez Romero 等 (2006)	前瞻性 Ⅰ/Ⅱ 期 (2002—2006)	17(34)	结直肠 (14) 肺 (1) 乳腺 (1) 类癌 (1)	NR	3.2 (0.5~7.2)	30~37.5Gy/3f	60.0~84.4	2 年：86%	1 年：85% 2 年：62%	2 例 3 级肝毒性
Ambrosino 等 (2009)	前瞻性	27	结直肠 (11) 其他 (16)	20~165	NR	25~60Gy/3f (80% 等剂量线)	45.6~180.0	1 年：74%	NR	无严重毒副反应
Rusthoven 等 (2009)	前瞻性 Ⅰ/Ⅱ 期 (2003—2007)	47(63)	结直肠 (15) 肺 (10) 乳腺 (4) 卵巢 (3) 食管 (3) 肝 (2) 其他 (10)	NR	2.7 (0.4~5.8)	36~60Gy/3f (80%~90% 等剂量线)	79.2~180.0	1 年：95% 2 年：92%	中位生存时间 20.5 个月	无放射性肝病 晚期 3/4 级不良反应 <2%
Vautravers-Dewas 等 (2011)	回顾性 (2007—2009)	42(62)	结直肠 (30) 乳腺 (3) 肺 (3) 胰腺 / 胃 / 肛管 (3) 肉瘤 (2) 黑色素瘤 (2) 原发不明 (2)	NR	3.4 (0.7~10.0)	40Gy/4f 45Gy/3f (80% 等剂量线)	80 112.5	1 年：90% 2 年：86%	1 年：94% 2 年：48% [2 年：58% (结直肠) 1 年：31% (其他)]	无放射性肝病 1 例 3 级急性皮炎

续表

研究者 (发表年份)	研究性质 (入组时间)	例数 (病灶数)	原发肿瘤/例	病灶体积/cm³	病灶最大径/cm	放疗剂量	BED/Gy	LC	OS	毒副反应
Scorsetti 等 (2013)	前瞻性II期 (2010—2011)	61(76)	结直肠(29) 乳腺(11) 女性生殖系统(7) 其他(14)	1.8~134.0	NR	75Gy/3f 67.5Gy/3f 60Gy/3f 52.5Gy/3f (PTV平均剂量)	262.5 219.4 180.0 144.4	1年:94% 3年:78%	1年:83.5%	无放射性肝病 1例3级晚期不良反应(胸痛)
Onal 等 (2018)	回顾性 (2013—2017)	22(29)	乳腺癌(22)	16	NR	54Gy/3f(90%等剂量线)	151.2	1年:100% 2年:88%	1年:85% 2年:57%	无放射性肝病 3级肝功能异常:0 ≥4级:0

BED: 生物效应剂量；LC: 局部控制；OS: 总生存；SBRT: 体部立体定向放射治疗；PTV: 计划靶区；NR: 未报告。

表 4-0-3　SBRT 5 次分割治疗肝转移瘤研究

研究者 (发表年份)	研究性质 (入组时间)	例数 (病灶数)	原发肿瘤 /例	病灶最大径 /cm	放疗剂量	BED/ Gy	LC	OS	毒副反应
Rule 等 (2011)	前瞻性I期 (2004—2007)	27(37)	结直肠(12) 其他(15)	2.5(0.4~7.8)	30Gy/3f 50Gy/5f 60Gy/5f (70%~85%等剂量线)	60 100 132	2年:56% 2年:89% 2年:100%	2年:56% 2年:67% 2年:50%	50Gy/5f组有1例3级无症状转移酶升高
Ahmed 等 (2016)	回顾性 (NR)	33(38)	结直肠(27) 乳腺(4) 肛管(5) 肺(2)	2.0(0.6~6.7)	50Gy/5f 或 60Gy/5f(90%PTV达 到处方剂量)	100 132	1年:79%(结直肠) 2年:59%(结直肠) 1,2年:100%(其他)	1年:100%(结直肠) 2年:73%(结直肠) 1年:82%(其他) 2年:73%(其他)	NR

BED: 生物效应剂量；LC: 局部控制；OS: 总生存；SBRT: 体部立体定向放射治疗；NR: 未报告。

表 4-0-4　SBRT 6 次及以上分割治疗肝转移瘤研究

研究者（发表年份）	研究性质（入组时间）	例数（病灶数）	原发肿瘤/例	病灶体积/cm³	病灶最大径/cm	放疗剂量	BED/Gy	LC	OS	毒副反应
Lee 等 (2009)	前瞻性 I 期 (2003—2007)	68 (143)	结直肠 (40) 乳腺 (12) 胆囊 (4) 肺 (2) 肛管 (2) 黑色素瘤 (2) 其他 (6)	75.2 (1.2~3090)	NR	27.7~60Gy/6f (140% 等剂量线包括 PTV、GTV)	40.3~120.0	1 年：71%	中位生存时间 17.6 个月	无放射性肝病 10% 出现 3/4 级急性毒副反应 无 3/4 级晚期毒副反应
Berder 等 (2013)	回顾性 (2000—2010)	153 (363)	结直肠 (53) 胰腺 (16) 其他胃肠道 (6) 类癌 (10) 泌尿生殖系统 (7) 肉瘤 (6) 乳腺 (32) 卵巢 (12) 肺 (11)	182 (60~581)	NR	(37.5 ± 8.2) Gy/ (5 ± 3) f	NR	1 年：62%	1 年：51%	5 例 3 级毒副反应 3 例 2 级毒副反应 55 例 1 级乏力、恶心
McPartlin 等 (2017)	前瞻性 I / II 期 (2003—2012)	60 (105)	结直肠癌 (60)	NR	4.5 (6.0~21.0)	22.7~62.1Gy/6f (GTV 接受的最低剂量)	31.3~126.4 (GTV 接受的最低剂量)	2 年：32%	1 年：63% 2 年：26% 4 年：9%	无放射性肝病 1 例 3 级急性恶心 2 例 3 级急性血小板减少

续表

研究者(发表年份)	研究性质(入组时间)	例数(病灶数)	原发肿瘤/例	病灶体积/cm³	病灶最大径/cm	放疗剂量	BED/Gy	LC	OS	毒副反应
Andratschke等(2018)	回顾性(1997—2015)	474(623)	结直肠(228) 乳腺(63) 肺(29) 胰腺(24) 其他(130)	27(0.6~699)	—	中位单次剂量18.5(3~37.5)Gy/1~13f(80%处方剂量)	69.4(10.4~187.5)	1年:76.1% 2年:63.8% 3年:55.7%	1年:70% 3年:29% 5年:15%	1例(<1%)3级急性毒副反应(胃溃疡) 1.4%发生3级晚期毒副反应[1例放射性肝炎伴酶升高,3例肝纤维化(1例伴有静脉曲张和出血),1例转移灶治疗后坏死反应]
Flamarique等(2020)	回顾性(2014—2017)	22(31)	结直肠癌(22)	29.8(7.1~156.8)	NR	24~60Gy/3f 50Gy/5f 30Gy/10f(80%~90%等剂量线)	43.2~180 100 39	1年:85.3% 2年:61.8%	1年:100% 2年:53.8%	1例3级胃溃疡
Romero等(2021)	前瞻性(2013—2019)	515(668)	结直肠(359) 肺(40) 乳腺(18) 胃(2) 卵巢(2) 黑色素瘤(2) 其他(24)	NR	2.7(0.8~8.8)	54~60Gy/3f 55~60Gy/5f 60Gy/8f 60Gy/12f(95% PTV)	151.2~180.0 115.5~132.0 105 90	1年:87% 2年:75% 3年:68%	1年:84% 2年:63% 3年:44%	10例(3.9%)≥3级毒副反应 2例(0.4%)4级毒副反应 1例(0.2%)5级毒副反应(胆道坏死)
Lei等(2022)	前瞻性Ⅱ期(2016—2019)	30(37)	结直肠癌(30)	NR	0.6~5.0	45Gy/3f 35~50Gy/5f 48~80Gy/8~10f(95% PTV)	112.5 59.5~100 76.8~144	1年:58.7%	1年:89.3%	≥3级:0

BED:生物效应剂量;LC:局部控制;OS:总生存;SBRT:体部立体定向放射治疗;PTV:计划靶区;GTV:大体肿瘤区;NR:未报告。

Andratschke 等报道了 17 个德国和瑞士的放疗中心共 474 例患者 623 个肝转移瘤的 SBRT 结果,中位分割次数为 1f(1~13f),中位单次剂量 18.5Gy(3~37.5Gy),2003 年前平均 BED 为 102.5Gy,此后提高到 134.3Gy(80% 处方剂量)。中位 OS 时间为 24 个月,1、2 年 LC 率为 77%、64%。当 BED>150Gy 时,1 年和 2 年 LC 率为 83% 和 70%。晚期 1~2 级毒副反应发生率为 10%,晚期 3 级毒副反应发生率为 1.4%。2021 年发表了目前最大宗的肝转移瘤 SBRT 临床研究,共 13 个中心的 515 例患者 668 个肝转移瘤纳入分析,最常用(36.0%)的分割方案是 54~60Gy/3f(95% PTV),其次是 60Gy/8f(31.8%)、55~60Gy/5f(25.5%)和 60Gy/12f(6.7%)。1 年 LC 率为 87%,1 年 OS 率为 84%。10 例患者发生 ≥3 级毒副反应。6 次及以上分割 SBRT 治疗肝转移瘤是安全、有效的。

2. SBRT 在多种原发肿瘤肝转移中的应用

(1)结直肠癌肝转移 SBRT:2016 年欧洲临床肿瘤协会(European Society for Medical Oncology,ESMO)结直肠癌肝转移共识提出,不可手术患者有多种局部治疗方式如射频消融(radiofrequency ablation,RFA)、SBRT 等可供选择,以达到无瘤状态。在 2022 年 NCCN 指南中,推荐可切除和不可切除结直肠癌肝寡转移患者均可选择包括 SBRT 在内的局部治疗。

目前有多项研究证实 SBRT 对 CRLM 患者的治疗价值,大部分研究中肝转移瘤的病灶数 ≤3 个,肿瘤最大径 ≤5cm,生物效应剂量(biologically effective dose,BED)>100Gy 时 2 年 LC 率为 80%~90%,≥3 级毒副反应发生率较低(表 4-0-5)。2018 年发表的一项系统综述共纳入 18 项研究、656 例 CRLM 患者,1 年和 2 年 OS 率分别为 67.18%(95% *CI*:42.1%~92.2%)和 56.5%(95% *CI*:36.7%~76.2%)。中位 PFS 时间和 OS 时间分别为 11.5 个月和 31.5 个月。1 年和 2 年 LC 率分别为 67%(95% *CI*:43.8%~90.2%)和 59.3%(95% *CI*:37.2%~81.5%)。轻中度和重度肝毒性分别为 30.7% 和 8.7%。肝转移瘤较原发性肝癌放疗敏感性更低。除了"剂量 - 体积"效应外,SBRT 治疗前的基线肝功能、基线胃肠功能、肿瘤大小、位置、SBRT 治疗前接受系统治疗等因素均可能影响毒副反应的发生。

(2)乳腺癌肝转移 SBRT:约 50% 转移性乳腺癌患者发生肝转移,其中 5%~12% 以肝转移为主要复发部位。伴有肝转移的乳腺癌患者预后较差,如果不进行治疗,中位生存时间仅为 4~8 个月,接受全身治疗患者中位生存时间则为 18~24 个月。SBRT 治疗包括乳腺癌在内肝转移的研究显示,1 年 LC 率为 70%~100%,2 年 LC 率为 60%~90%,2 年 OS 率为 60%~70%,几乎无 ≥3 级毒副反应发生(表 4-0-6)。仅少数研究单独分析乳腺癌肝转移 SBRT 的疗效。Onal 等回顾性分析了 22 例乳腺癌患者共 29 个肝转移病灶接受 SBRT 联合全身治疗的结果,中位随访时间 16 个月,处方剂量为 54Gy/3f,1 年和 2 年 LC 率分别为 100% 和 88%,1 年和 2 年 OS 率分别为 85% 和 57%。Scorsetti 等报道了 SBRT 治疗乳腺癌肺或肝寡转移灶,1 年和 2 年 LC 率分别为 98% 和 90%,1 年和 2 年 OS 率分别为 93% 和 66%。SBRT 可能是一些乳腺癌肝转移患者安全、有效的治疗选择。

表 4-0-5　SBRT 治疗结直肠癌肝转移瘤研究

研究者（发表年份）	研究性质（入组时间）	例数（病灶数）	病灶大小	放疗剂量	BED/Gy	LC	OS	毒副反应
Hoyer 等 (2006)	前瞻性 II 期 (1999—2003)	64 (44 例肝转移) (141)	3.5 (1.0~8.8) cm	45Gy/3f (中心剂量)	112.5	2年：79%	1年：67% 2年：38%	1例肝衰竭 2例严重胃肠道反应
Chang 等 (2011)	回顾性 (2003—2009)	65 (102)	GTV 30.1 (0.6~3 088) cm³	18~30Gy/1f 36~60Gy/3f 36~60Gy/5f 36~60Gy/6f	75.0 (40.5~180.0)	1年：67% 2年：55%	1年：72% 2年：38%	急性 ≥3 级：3%; 晚期 ≥3 级：2 例胃炎，2 例肝功能异常
Stintzing 等 (2013)	前瞻性 (2005—2011)	30 (35)	0.7~5.3cm	24~26Gy/1f (70% 等剂量线)	81.6~93.6	1年：85% 2年：80%	中位 34.4 个月	NR
Scorsetti 等 (2015)	前瞻性 II 期 (2010—2011)	42 (52)	3.5 (1.1~5.4) cm	75Gy/3f (98%ITV)	262.5	2年：91%	2年：65%	NR
McPartlin 等 (2017)	前瞻性 I / II 期 (2003—2012)	60 (105)	4.5 (6.0~21.0) cm	22.7~62.1Gy/6f (GTV 接受的最低剂量)	31.3~126.4 (GTV 接受的最低剂量)	2年：32%	1年：63% 2年：26% 4年：9%	无放射性肝病
Joo 等 (2017)	回顾性 (2007—2014)	70 (103)	3.0cm	30~60Gy/3~5f (85%~90% 等剂量线)	≤ 80 100~112 ≥ 132	2年：52% 2年：83% 2年：89%	2年：75%（全组）	NR
Mendez 等 (2017)	回顾性 (2002—2013)	40 (55)	2.5 (0.7~6.2) cm	37.5Gy/3f 50.25Gy/3f	84.374 134.42	2年：74% 2年：90%	2年：69% 2年：81%	急性 ≥3 级：3% 肝酶升高 晚期 ≥3 级：3% 胃炎
Flamarique 等 (2020)	回顾性 (2014—2017)	22 (31)	GTV 29.8 (7.1~156.8) cm³	24~60Gy/3f 50Gy/5f 30Gy/10f (80%~90% 等剂量线)	43.2~180.0 100 39	1年：85.3% 2年：61.8%	1年：100% 2年：53.8%	1例 3 级胃溃疡
Lei 等 (2022)	前瞻性 II 期 (2016—2019)	30 (37)	0.6~5.0cm	45Gy/3f 35~50Gy/5f 48~80Gy/8~10f (95%PTV)	112.5 59.5~100 76.8~144	1年：58.7%	1年：89.3%	≥3 级：0

BED：生物效应剂量；LC：局部控制；OS：总生存；SBRT：体部立体定向放射治疗；PTV：计划靶区；GTV：大体肿瘤区；ITV：内靶区；NR：未报告。

表 4-0-6　SBRT 治疗包含乳腺癌肝转移在内的研究

研究者（发表年份）	研究性质（入组时间）	例数（病灶数）	乳腺癌例数	病灶大小	放疗剂量	LC	OS	3级以上毒副反应
Rusthoven 等 (2009)	前瞻性 I～II 期 (2003—2007)	48 (63)	4	2.7cm（最大径）	36~60Gy/3f（80%~90% 等剂量线）	1年：92% 2年：95%	20.5个月（中位）	0
Lee 等 (2009)	前瞻性 I 期 (2003—2007)	68 (143)	12	75.9cm³（体积）	41.4（27.7~60）Gy/6f（140% 等剂量线包括 PTV、GTV）	1年：71%	1年：79%	急性：10% 晚期：0
Fumagalli 等 (2012)	回顾性 (2007—2010)	90 (139)	8	28cm³（体积）	27~60Gy/3~6f（80% 等剂量线）	1年：84.5% 2年：66.1%	2年：70.0%	0
Yamashita 等 (2014)	回顾性 (2004—2012)	51	3	26cm³（体积）	30~60Gy/3~8f	2年：64.2%	2年：71.9%	0
Yuan 等 (2014)	回顾性 (2006—2011)	57 (80)	7	27.6cm³（体积）	39~54Gy/3~7f（70%~85% 等剂量线）	1年：94.4% 2年：89.7%	1年：89.6% 2年：72.2%	0
Scorsetti 等 (2016)	回顾性 (2010—2014)	33 (43)	33	20cm³（体积）	48~75Gy/3~4f（95% 等剂量线包括 98%PTV）	1年：98% 2年：90%	1年：93% 2年：66%	0
Mahadevan 等 (2018)	回顾性 (2005—2017)	427 (568)	42	40cm³（体积）	45（12~60）Gy/3f	52个月（中位）	22个月（中位）	0
Onal 等 (2018)	回顾性 (2013—2017)	22 (29)	22	16cm³（体积）	54Gy/3f（90% 等剂量线）	1年：100% 2年：88%	1年：85% 2年：57%	3级肝功能异常：0 ≥4级：0

LC：局部控制；OS：总生存；SBRT：体部立体定向放射治疗；PTV：计划靶区；GTV：大体肿瘤区。

（3）神经内分泌瘤肝转移 SBRT：目前仅有少量胃肠道神经内分泌瘤接受放疗的研究。Hudson 等报道了一项 SBRT 治疗神经内分泌瘤肝转移的回顾性分析，25 例患者共 53 个肝转移病灶，中位剂量为 50Gy/5f（95%PTV），1 年 LC 率为 92%，1 年 PFS 率为 44%。

（4）多种原发肿瘤肝转移 SBRT：大部分研究综合了多种原发肿瘤来源的肝转移瘤进行分析，多数研究报道的 1 年 LC 率为 62%~95%（表 4-0-7）。2018 年 Mahadevan 等报道了一项大型多中心研究，共 25 个中心 427 例患者 568 个肝转移灶纳入分析，中位剂量为 45Gy/3f，1 年 LC 率为 77%，不同组织来源肝转移瘤 LC 率相似。结直肠、乳腺和妇科来源的肝转移瘤患者 OS 率更高。病灶体积和 BED 是肝转移瘤患者 OS 和 LC 的影响因素。同年，一项回顾性分析中纳入 474 例患者 623 个肝转移瘤，2003 年前平均 BED 为 102.5Gy，此后提高到 134.3Gy（80% 处方剂量）。中位 OS 时间为 24 个月，1 年和 2 年 LC 率为 77% 和 64%。晚期 3 级毒副反应发生率为 1.4%。照射剂量、组织学类型和运动管理与改善 LC 有关。2021 年发表的目前最大宗的肝转移瘤 SBRT 临床研究，共纳入 515 例患者 668 个肝转移瘤，BED 为 90~180Gy。1 年 LC 率为 87%，1 年 OS 率为 84%。10 例患者发生 ≥3 级毒副反应。以上结果表明，SBRT 治疗多种原发肿瘤来源的肝转移瘤是安全、有效的。

3. 肝转移瘤 SBRT 疗效影响因素

（1）生物效应剂量：Petrelli 等的系统综述显示 BED 与 LC 率有中度相关性（$r=0.47$），BED 每增加 1Gy，2 年 LC 率增加 0.21%。Jethwa 等报道 BED 每增加 10Gy［风险比（Hazardratio，HR）=0.9，95% CI：0.79~0.98，$P=0.02$］，和 BED ≥100Gy（$HR=0.4$，95% CI：0.2~0.9，$P=0.02$）与局部失败风险降低相关。接受 BED ≥100Gy 和 <100Gy 的患者，2 年局部失败累积发生率分别为 27% 和 45%。Mahadevan 等报道了相似的结果，BED ≥100Gy 提高了患者的 OS 和 LC，BED ≥100Gy 和 <100Gy 患者的中位 OS 时间分别为 27 个月和 15 个月（$P<0.0001$），中位 LC 时间分别为 52 个月和 39 个月（$P<0.0001$）。当肿瘤体积 <40cm³ 时，BED ≥100Gy 未提高 LC（$P=0.066$）和 OS（$P=0.109$）；当肿瘤体积 ≥40cm³ 时，BED ≥100Gy 提高了 LC（$P=0.034$）和 OS（$P=0.008$）。

Andratschke 等报道，只有 BED（GTV）是 LC 的独立预后因素（$P=0.015$），BED（GTV）>120Gy 与 <120Gy 相比提高了 LC（$P=0.0064$），接受 BED（GTV）>120Gy 照射的 12 个病灶均未观察到局部复发。Joo 等报道 BED ≤80Gy、100~112Gy 和 ≥132Gy 时的 2 年 LC 率分别为 52%、83% 和 89%。3 个剂量组之间的 LC 率存在显著差异［$HR=0.44$，95% CI：0.21~0.93，$P=0.03$（第 2 组）；$HR=0.17$，95% CI：0.05~0.61，$P=0.01$（第 3 组）；$P=0.01$（第 2、3 组）］。当病灶最大径 ≥3cm 时，BED 是 LC 的显著预后因素，BED<132Gy 和 ≥132Gy 的 2 年 LC 率分别为 67% 和 90%（$P=0.06$）。对病灶体积进行分析，结果相似，当病灶体积 ≥6.3cm³ 时，BED 是影响 LC 率的重要因素，BED<132Gy 和 ≥132Gy 的 2 年 LC 率分别为 51% 和 100%（$P<0.01$）。

表 4-0-7 SBRT 治疗多种原发肿瘤肝转移研究

研究者（发表年份）	研究性质（入组时间）	例数（病灶数）	原发肿瘤 /例	病灶体积 /cm³	病灶长径 /cm	放疗剂量	BED/Gy	LC	OS	毒副反应
Herfarth 等 (2004)	前瞻性 I/II 期 (1997—2002)	37(60)	结直肠(18) 乳腺(10) 原发性肝癌(5) 其他(4)	10(1~132)	NR	14~26Gy/1f (80%等剂量线)	33.6~93.6	1年:71% 1.5年:67%	1年:72%	NR
Mendez Romero 等 (2006)	前瞻性 I/II 期 (2002—2006)	17(34)	结直肠(14) 肺(1) 乳腺(1) 类癌(1)	NR	3.2 (0.5~7.2)	30~37.5Gy/3f	60.0~84.4	2年:86%	2年:62%	2例3级肝毒性
Lee 等 (2009)	前瞻性 I 期 (2003—2007)	68(143)	结直肠(40) 乳腺(12) 胆囊(4) 肺(2) 肛管(2) 黑色素瘤(2) 其他(6)	75.2 (1.2~3090)	NR	27.7~60Gy/6f (140%等剂量线 包括PTV、GTV)	40.3~120	1年:71%	中位生存时间17.6个月	无放射性肝病 10%出现3/4级急性毒副反应 无3/4级晚期不良反应
Rusthoven 等 (2009)	前瞻性 I/II 期 (2003—2007)	47(63)	结直肠(15) 肺(10) 乳腺(4) 卵巢(3) 食管(3) 其他(10)	NR	2.7 (0.4~2.8)	36~60Gy/3f (80%~90%等剂量线)	79.2~180.0	1年:95% 2年:92%	中位生存时间20.5个月	无放射性肝病 3/4级晚期不良反应<2%
Ambrosino 等 (2009)	前瞻性	27 (NR)	结直肠(11) 其他(16)	20~165	NR	25~60Gy/3f (80%等剂量线)	45.6~180	1年:74%	NR	无严重不良反应
Goodman 等 (2010)	前瞻性 I 期 (2004—2008)	26(19例肝转移)(40)	结直肠(6) 胰腺(3) 胃(2) 卵巢(2) 其他(6)	32.6 (0.8~146.6)	NR	18~30Gy/1f (参考点)	50.4~120.0	1年:77%	2年:49.4% (仅肝转移患者)	无剂量限制性毒性 1例2级急性不良反应 2例2级晚期胃肠道反应

续表

研究者（发表年份）	研究性质（入组时间）	例数（病灶数）	原发肿瘤/例	病灶体积/cm³	病灶长径/cm	放疗剂量	BED/Gy	LC	OS	毒副反应
Rule 等 (2011)	前瞻性 I 期 (2004—2007)	27(37)	结直肠 (12) 其他 (15)	NR	2.5 (0.4~7.8)	30Gy/3f 50Gy/5f 60Gy/5f (70%~85% 等剂量线)	60 100 132	2 年: 56% 2 年: 89% 2 年: 100%	2 年: 56% 2 年: 67% 2 年: 50%	50Gy/5f 组有 1 例 3 级无症状氨基转移酶升高
Vautravers-Dewas 等 (2011)	回顾性 (2007—2009)	42(62)	结直肠 (30) 乳腺 (3) 肺 (3) 胰腺/胃/肛管 (3) 黑色素瘤 (2) 原发不明 (2)	NR	3.4 (0.7~10.0)	40Gy/4f 45Gy/3f (80% 等剂量线)	80 112.5	1 年: 90% 2 年: 86%	1 年: 94% 2 年: 48% 2 年: 58% (结直肠) 1 年: 31% (其他)	无放射性肝病 1 例 3 级急性皮炎
Scorsetti 等 (2013)	前瞻性 II 期 (2010—2011)	61(76)	结直肠 (29) 乳腺 (11) 女性生殖系统 (7) 其他 (14)	1.8~134.0	NR	75Gy/3f 67.5Gy/3f 60.0Gy/3f 52.5Gy/3f (PTV 平均剂量)	262.5 219.4 180.0 144.4	1 年: 94% 2 年: 91%	1 年: 83.5%	无放射性肝病 1 例 3 级晚期不良反应(胸痛)
Berder 等 (2013)	回顾性 (2000—2010)	153 (363)	结直肠 (53) 胰腺 (16) 其他胃肠道 (6) 类癌 (10) 泌尿生殖系统 (7) 肉瘤 (6) 乳腺 (32) 卵巢 (12) 肺 (11)	182 (60~581)	NR	(37.5±8.2) Gy/ (5±3) f	NR	1 年: 62%	1 年: 51%	5 例 3 级不良反应 3 例 2 级不良反应 55 例 1 级乏力,恶心

续表

研究者（发表年份）	研究性质（入组时间）	例数（病灶数）	原发肿瘤/例	病灶体积/cm³	病灶长径/cm	放疗剂量	BED/Gy	LC	OS	毒副反应
Andratschke 等 (2015)	回顾性 (2000—2009)	74 (91)	结直肠 (37) 乳腺 (12) 食管 (5) 胃/胰腺/胆管 (7) 肺 (2) 其他 (11)	45 (1.3~699)	NR	35Gy/5f 30Gy/3f 37.5Gy/3f 30Gy/5f (60%~95%等剂量线)	126 133 193	1 年：74.7% 2 年：48.3% 3 年：48.3%	1 年：77% 3 年：30% 5 年：27%	无≥3 级急性/晚期不良反应
Ahmed 等 (2016)	回顾性 (NR)	33 (38)	结直肠 (27) 乳腺 (4) 肛管 (5) 肺 (2)	NR	2.0 (0.6~6.7)	50Gy/5f 或 60Gy/5f (90%PTV 达到处方剂量)	100 132	1 年：79% (结直肠) 2 年：59% (结直肠) 1,2 年：100% (其他)	1 年：100% (结直肠) 2 年：73% (其他)	NR
Andratschke 等 (2018)	回顾性 (1997—2015)	474 (623)	结直肠 (228) 乳腺 (63) 肺 (29) 胰腺 (24) 其他 (130)	27 (0.6~699)	NR	中位单次剂量 18.5 (3~37.5) Gy/1~13f (80%处方剂量)	69.4 (10.4~187.5)	1 年：76.1% 2 年：63.8% 3 年：55.7%	1 年：70% 3 年：29% 5 年：15%	1 例（<1%）3 级急性不良反应（胃溃疡）1.4% 发生 3 级晚期不良反应 [1 例放射性肝炎伴肝酶升高、3 例肝纤维化（1 例伴有静脉曲张和出血）、1 例转移灶治疗后坏死反应]

续表

研究者（发表年份）	研究性质（入组时间）	例数（病灶数）	原发肿瘤/例	病灶体积/cm³	病灶长径/cm	放疗剂量	BED/Gy	LC	OS	毒副反应
Mahadevan 等 (2018)	回顾性 (2005—2017)	427 (568)	结直肠 (189) 肺 (52) 乳腺 (42) 胃肠道 (33) 生殖系统 (26) 胰腺 (20) 其他 (65)	40.0 (1.6~877.0)	NR	12~60Gy/1~5f	≥100 ＜100	2年: 77.2% 2年: 59.6%	中位生存时间 27 个月 中位生存时间 15 个月	—
Clerici 等 (2020)	回顾性 (2010—2016)	202 (268)	结直肠 (141) 乳腺 (30) 妇科 (18) 其他 (79)	NR	≤3 (155 例) ＞3 (113 例)	75Gy/3f(98%aITV), 95%PTV	262.5	1年: 92% 2年: 87% 3年: 84% 5年: 84%	1年: 79% 2年: 50% 3年: 27% 5年: 15%	1 例 3 级皮肤溃疡
Romero 等 (2021)	前瞻性 (2013—2019)	515 (668)	结直肠 (359) 肺 (40) 乳腺 (18) 胃 (2) 卵巢 (2) 黑色素瘤 (2) 其他 (24)	NR	2.7 (0.8~8.8)	54~60Gy/3f 55~60Gy/5f 60Gy/8f 60Gy/12f(95%PTV)	151.2~180.0 115.5~132.0 105 90	1年: 87% 2年: 75% 3年: 68%	1年: 84% 2年: 63% 3年: 44%	10 例(3.9%)≥3 级不良反应 2 例 (0.4%) 4 级不良反应 1 例 (0.2%) 5 级不良反应 (胆道狭窄)

LC：局部控制；OS：总生存；SBRT：体部立体定向放射治疗；PTV：计划靶区；GTV：大体肿瘤区；ITV：内靶区；NR：未报告。

(2)转移灶大小:大部分研究要求每个肝转移灶最大径≤5cm或≤6cm,肿瘤大小可能是LC和OS的影响因素,但需要联合BED综合分析。Goodman等报道肿瘤大小是唯一与SBRT总有效率相关的因素。Flamarique等的研究显示,肿瘤体积>30cm³的患者2年LC率较低(90% vs. 34.5%,P=0.005)。Jethwa等报道肿瘤大小与LC相关,病变最大径每增加1cm(HR=1.5,95%CI:1.2~1.8,$P<0.01$)和病灶最大径>2.2cm(HR=2.6,95%CI:1.3~5.3,$P<0.01$)与局部失败风险增加相关。Mahadevan等报道的研究结果显示,肝转移灶体积<40cm³和≥40cm³患者的中位OS时间分别为25个月和15个月(P=0.001 4),中位LC时间分别为52个月和39个月。然而,Joo等的研究结果显示,当BED≥132Gy(85%~90%等剂量线)时肿瘤体积不会影响LC率,最大径<3cm和≥3cm病灶的LC率分别为89%和90%(P=0.99);病灶体积也不是影响LC率的因素,体积<6.3cm³和≥6.3cm³病灶的LC率分别为87%和100%(P=0.23)。同样地,Clerici等报道的结果显示,在75Gy/3f(BED为262.5Gy)分割方式时,肿瘤大小并不影响患者的LC率,最大径<3cm和≥3cm病灶的1年LC率分别为90%和94%,3年LC率分别为85%和84%(P=0.64)。在Romero等发表的目前最大宗的研究中,肝转移瘤中位最大径为27mm(8~88mm),单因素和多因素分析结果均显示肿瘤大小并不是LC率的影响因素。

(3)肿瘤组织学:越来越多的证据表明,肿瘤组织学可能是影响SBRT疗效的因素,但具体结果在各个研究中不尽相同。Rusthoven等研究发现,原发肿瘤部位可预测OS,预后好的原发部位(包括乳腺癌、结直肠癌、肾癌、类癌、胃肠道间质瘤和肉瘤)的肝转移患者在SBRT治疗后的中位OS较预后不佳的原发部位(包括肺、卵巢和非结直肠来源胃肠道恶性肿瘤)患者有所提高(32个月 vs. 12个月,$P<0.001$)。多因素分析结果显示,原发肿瘤是预测肝转移患者OS的唯一独立预后因素。Pena等报道了相似的结果,预后好的组织学亚组(包括结直肠、乳腺和肺)中位OS时间更长(52.8个月 vs. 34.5个月,P=0.09),胃肠道来源中位OS时间更长(59.1个月 vs. 37.4个月,P=0.06)。据Andratschke等报道,在德国放射肿瘤学会登记中,CRLM的1年LC率为67%,与乳腺癌(91%)、非小细胞肺癌(88%)或其他组织学(80%)相比明显更差(HR=2.4,95%CI:1.7~3.5,$P<0.001$),但乳腺癌和结直肠癌的OS更好($P<0.001$),组织学是LC和OS的重要预测指标。Clerici等的研究也显示,结直肠癌来源的肝转移瘤SBRT治疗后LC更差,结直肠和其他肿瘤来源肝转移瘤的3年LC率分别为79%和91%(P=0.03)。结直肠、乳腺和妇科肿瘤来源肝转移瘤患者的1年OS率分别为87%、96%和92%,高于其他肿瘤来源(54%)的患者(P=0.000 1)。Lee等发现,结直肠原发肝转移患者接受SBRT治疗后的1年OS率低于乳腺癌肝转移患者,分别为63%和79%,而且结直肠原发肝转移LC率更差。Milano等报道,乳腺原发寡转移的治疗效果优于非乳腺原发寡转移(其中38%起源于结直肠),乳腺原发寡转移的2、4、6年LC率均为87%,非乳腺原发寡转移分别为74%、68%和65%。Ahmed等报道了多基因表达指数预测肿瘤放射敏感性的作用,研究结果显示,结直肠癌肝转移瘤比乳腺、肺、胰腺、肛管肿瘤来源肝转移瘤更具有放射抗拒性,结直肠癌来源和非结直肠癌来源肝转移瘤的2年LC率分别为59%和100%。

但 Mahadevan 等报道的一项大型多中心研究结果显示,不同组织类型肝转移瘤 SBRT 局部控制率相似,中位 LC 时间为 51 个月。原发于结直肠、乳腺和妇科肿瘤的肝转移患者的中位 OS 时间分别为 27、21、25 个月,高于肺(10 个月)和胰腺(6 个月)原发肝转移患者($P<0.000\ 1$)。而且,目前最大宗的肝转移瘤 SBRT 前瞻性研究中,1 年 LC 率为 87%,不同原发肿瘤之间的 LC 率也并不存在显著差异。

组织学可能是一个影响疗效的因素,研究结论的差异可能受到选择偏倚和其他治疗因素的影响。这也反映出对不同实体瘤的寡转移进行治疗模式之间的比较存在较大困难。

(4)基因突变:*KRAS* 或 *TP53* 突变等肿瘤基因组因素与 SBRT 治疗后较差的 LC 和 OS 相关。Jethwa 等报道,*KRAS* 和 *TP53* 突变与转移病灶 SBRT 治疗后的局部进展密切相关($HR=4.5$,$P=0.04$),存在 *KRAS* 和 *TP53* 突变患者的 1 年局部失败累积发生率为 44%,而无突变的患者为 11%。而且,*KRAS*、*TP53* 或 *BRAF* 基因突变不仅影响 SBRT 的疗效,也是手术和消融治疗后局部复发和总生存的危险因素。

4. SBRT 与热消融(thermal ablation,TA)比较 目前大部分接受 SBRT 的患者通常不适合手术、RFA 或微波消融(microwave ablation,MWA)。SBRT 是非侵入性治疗,与其他局部消融相比,可以治疗邻近肝脏中央大血管、胆管的病变,而且不易造成血管损伤和周围热传导。目前缺乏 SBRT 与其他消融治疗比较的随机Ⅲ期研究。几项回顾性研究比较了 SBRT 与 RFA 或 MWA 治疗肝转移的情况(表 4-0-8)。对于病灶最大径 ≥2cm 的肝转移患者,SBRT 的无局部进展(freedom from local progression,FFLP)生存率优于 RFA;对于病灶最大径>3cm 的肝转移患者,SBRT 的 FFLP 优于 MWA。然而,很难从这些结果中得出确切的结论。

美国一项研究报道了肝转移瘤 SBRT 与 RFA 比较的结果,SBRT 治疗病灶大多靠近胆管或者血管,SBRT 组和 RFA 组 2 年 FFLP 分别为 88.2% 和 73.9%,中位 OS 时间分别为 24.5 个月和 25.9 个月($P=0.6$)。肿瘤最大径 ≥2cm 时,SBRT 组的 FFLP 优于 RFA 组($HR=0.28$,$95\%CI$:$0.09\sim0.93$,$P<0.01$);肿瘤最大径<2cm 时,两组 FFLP 无差别($P=0.4$)。Franzese 等报道了一项回顾性研究,SBRT 组的 1 年 FFLP 为 91%,高于 MWA 组的 84%($P=0.021\ 4$)。与 MWA 相比,SBRT 组患者局部复发风险更低($HR=0.31$,$95\%CI$:$0.13\sim0.70$,$P=0.005$)。逆概率加权分析获得了类似的结果($HR=0.38$,$95\%CI$:$0.18\sim0.80$,$P=0.011$)。SBRT 和 MWA 对最大径 ≤3cm 病灶的疾病控制效果相似,但 SBRT 改善了最大径>3cm 肝转移灶患者的疾病控制($P=0.005$)。因此,对于病灶较大无法手术的患者,可以考虑优先选择 SBRT。前瞻Ⅲ期 NCT02820194 试验将更好地阐明 SBRT 和 MWA 比较的结果。

表 4-0-8　比较 SBRT 与 TA 治疗肝转移瘤的研究

研究者（发表年份）	研究性质（入组时间）	入组人群/例	病灶最大径/cm	放疗剂量	LC	中位 FFLP/月	OS	3级以上毒副反应
Stingzing 等 (2013)	回顾性 (2005—2011)	SBRT: 30 RFA: 30	SBRT: 3.4 RFA: 3.3	24~26Gy/1f (70%等剂量线)	1年 SBRT: 85% RFA: 65% 2年 SBRT: 80% RFA: 61% ($P>0.05$)	SBRT: 34.4 RFA: 6.0 ($P<0.001$)	SBRT: 34.4 个月 (中位) RFA: 52.3 个月 (中位) ($P=0.06$)	NR
Jackson 等 (2018)	回顾性 (2000—2015)	SBRT: 92 RFA: 69	SBRT: 2.7 RFA: 1.8	50~60Gy/5f 24~60Gy/3f (75%~85% 等剂量线)	2年 SBRT: 88.2% RFA: 73.9% ($P=0.06$)	NR	1年 SBRT: 75.0% RFA: 63.1% 2年 SBRT: 50.2% RFA: 52.3% ($P>0.1$)	SBRT: 4 例 RFA: 3 例
Franzese 等 (2018)	回顾性 (2009—2016)	SBRT: 39 MWA: 30	SBRT: 3.65 MWA: 3.4	50.25~75Gy/3f (PTV 平均剂量)	1年 SBRT: 91% MWA: 84% ($P=0.021$)	NR	NR	0
Nieuwenhuizen 等 (2021)	回顾性 (2007—2020)	SBRT: 55 TA: 144	SBRT: 2.9 TA: 1.4	40~60Gy/3~12f (95%PTV)	SBRT *vs.* TA: $HR=1.57$, $95\%CI$: 1.20~2.04, $P=0.001$	NR	SBRT: 27.4 个月 (中位) TA: 53 个月 (中位) ($P=0.003$)	SBRT: 0 TA: 6.3%

FFLP: 无局部进展；LC: 局部控制；RFA: 射频消融；MWA: 微波消融；TA: 热消融；OS: 总生存；SBRT: 体部立体定向放射治疗；PTV: 计划靶区；NR: 未报告。

（三）消融治疗

图像引导经皮热消融是被广泛接受的 CRLM 的局部治疗手段,主要使用的方法包括 RFA 和 MWA。其他热消融方式包括激光消融和高强度聚焦超声。冷冻消融由于相关并发症而很少使用。消融治疗最初仅推荐用于不适合手术或肝切除术后复发的患者,目前推荐可作为根治手段用于潜在可切除的小体积 CRLM。

1. 射频消融　RFA 通过探针的交流电促进组织坏死以杀灭肿瘤细胞。RFA 通常在 CT 引导下经皮进行,也可在开腹或腹腔镜手术中进行。RFA 的禁忌证包括病变位于肝门或邻近重要脉管。由于热沉降效应,大血管附近的病变通常难以根治。根据欧洲心血管和介入放射学会的推荐,如果病灶<5 个且肿瘤最大径<3cm,可对 CRLM 进行 RFA。

一项针对 CRLM 患者的Ⅱ期随机研究结果显示,与单纯化疗相比,RFA 联合或不联合肝切除加标准化疗可带来 PFS 的获益。长期随访结果显示,RFA 联合或不联合肝切除加标准化疗组的中位 OS 时间也显著增加,分别为 45.6 个月和 40.5 个月。肝转移灶周围至少 5mm 的消融边缘对于肿瘤局部控制至关重要。对于小体积和远离重要血管的病变,RFA 与手术切除的疗效相似。

2. 微波消融　MWA 利用微波产生的热量对肝肿瘤进行局部破坏。对于邻近血管的病变,MWA 比 RFA 更有效。一项比较 MWA 与 RFA 的回顾性分析显示,MWA 的 2 年局部复发率显著低于 RFA。另一项比较 RFA、MWA 和手术切除的荟萃分析显示,尽管 OS 相似,但 RFA 在控制局部肿瘤进展方面不如手术,而 MWA 与手术的预后相似。一项随机试验比较了 MWA 与肝切除治疗 CRLM 的疗效,尽管只纳入了少量患者,两组 PFS 和 OS 无差异,并发症发生率也相似。

（四）介入治疗

1. 肝动脉灌注化疗　肝动脉灌注化疗(hepatic arterial infusion chemotherapy,HAIC)的理论基础是大多数肝转移灶的血液供应主要来自肝动脉。一些研究已经证明 HAI 与全身化疗相结合的优势。一项研究显示,接受 HAI 联合化疗的患者 2 年 OS 率为 86%,而单纯化疗患者为 72%;接受 HAI 联合化疗的患者 2 年无复发生存(recurrence-free survival,RFS)率为 90%,单纯化疗患者仅为 60%。在 10 年的长期随访中联合治疗持续获益。尽管如此,但 HAI 并未获得普遍接受,这可能与 HAI 潜在的肝毒性、治疗并发症以及系统治疗有效性提高有关。

2. 经导管动脉化疗栓塞　经导管动脉化疗栓塞(transcatheter arterial chemoembolization,TACE)或放射栓塞术[也称选择性内放射治疗(selective internal radiation therapy,SIRT)]已被用于治疗肝转移。但 TACE 并不是肝转移的一线治疗手段。一项研究显示,经 TACE 治疗的肿瘤缓解率和中位 OS 时间分别为 22%~62% 和 12.6~24.4 个月,而系统治疗分别为 9%~42% 和 7.5~20.0 个月。其他更常用的技术包括校准微球和可降解淀粉微球(含或不含细胞毒性药物),各个研究报道的结果差异较大,中位 OS 时间为 15.2~25 个月。CRLM 患者一线使用 SIRT 联合化疗与单纯化疗比较的 3 项多中心Ⅲ期随机对照研究的综合分析显示,两组之间的 OS 没有差异,不推荐早期使用 SIRT 联合化疗用于未经选择的 CRLM 患者。

（五）全身治疗

自 2000 年以来,肝转移患者的全身治疗发生了巨大变化,这主要是由于分子靶向药物的出现。对于 CRLM 患者,标准化疗方案是 5- 氟尿嘧啶(5-FU)联合伊立替康或奥沙利铂。卡培他滨联合伊立替康或奥沙利铂的 PFS 和 OS 与输注 5- 氟尿嘧啶相似。贝伐珠单抗、西妥昔单抗和帕尼单抗也已用于 CRLM 患者的全身治疗,与化疗联合用于一线、二线或挽救治疗时,具有明显的生存获益。西妥昔单抗和帕尼单抗对 KRAS 野生型患者获益最大。对于 dMMR/MSI-H 的患者,可考虑纳武利尤单抗 ± 伊匹木单抗或帕博利珠单抗序贯同期或分期结肠切除术。此外,系统治疗也可用于初始无法切除的患者,作为转化治疗或缩小肝内肿瘤负荷的手段,从而使手术切除成为可能。随着免疫治疗时代的来临,免疫治疗也已用于治疗多种癌症。两项Ⅲ期随机对照试验的亚组分析显示,与多西他赛相比,纳武利尤单抗可改善非小细胞肺癌肝转移患者的 OS 和 PFS,3 年 OS 率分别为 8% 和 17%,3 年 PFS 率分别为 <1% 和 10%。随着不同肿瘤分子类型研究的不断发展,新型靶向治疗和免疫检查点抑制剂有望在临床实践中更广泛地用于肝转移的治疗。

五、放疗流程及实践

(一)适应证推荐

结直肠癌和乳腺癌等肝转移瘤患者实施 SBRT 治疗,一般要求:ECOG 评分 0~1 分或 KPS 评分 >70 分、预期生存 ≥6 个月、全身治疗等有效、肝内病灶 ≤3 个、病灶最大径 ≤5cm、正常肝体积 ≥700ml、肝功能 Child-Pugh A 级。

(二)定位前准备

放疗前在肿瘤周围植入金标,可以为靶区勾画、动度测量及治疗配准提供参考。对于最大径 <2cm 且在肝实质内深度 >1cm 的 CRLM,经全身化疗后最有可能在影像学检查上消失,建议在全身治疗前放置基准标记,有助于放疗时识别这些病变。定位前一般应禁食、禁饮 4h。定位前 30min 口服 300ml 稀释的肠道对比剂(饮用水 500ml 与 20% 泛影葡胺 20ml 混合)。进行 CT 模拟定位前口服剩余的 200ml 稀释的肠道对比剂。MRI 和 / 或 PET/CT 定位,及此后每次放疗前均按此方法准备(不加对比剂)。

(三)定位

肝转移瘤的放疗实施要利用 CT 及 MRI 和 / 或 PET/CT 定位,推荐进行 4D-CT 定位,扫描层厚 ≤2mm。患者仰卧位,应用静脉增强对比剂,扫描范围包括全部肝脏及邻近危及器官,从膈上 4~5cm 至 L4 椎体下缘,充分结合 CT 增强图像、MRI 和 / 或 PET/CT 图像,确定大体肿瘤的范围。呼吸运动是导致肝肿瘤在放疗过程中出现位移和形变的主要原因。肝脏运动以头脚方向为主,可多达数厘米。可采用自由呼吸下 4D-CT 定位评估呼吸动度,或进行运动管理,常用技术包括腹部加压、主动呼吸控制(active breathing coordinator,ABC)、门控技术和实时追踪技术等。

(四)靶区定义

勾画大体肿瘤区(gross tumor volume,GTV)时,要对定位 CT 及 MRI 图像进行融合。

MRI 具有更高的组织分辨率,同时可以进行弥散功能成像,对病灶边界的判定和分辨均优于增强 CT。相同条件下完成定位 CT 及 MRI,保持患者体位一致性,减少呼吸动度及体位改变引起的肝脏位置变化,使图像融合效果更好,提高放疗靶区勾画的准确性,减少正常肝脏的受照体积和剂量。无 MRI 模拟定位的中心,也可参照诊断 MRI 进行 GTV 定义。GTV 包括影像可见大体肝转移病灶。SBRT 时 GTV 周围递减的剂量可以控制亚临床病变,一般不外扩 CTV。使用 4D-CT 或 4D-MRI 定位者,由各个时相 GTV 融合形成内靶区(internal target volume,ITV),ITV 基础上外扩形成计划靶区(planning target volume,PTV)。

（五）处方剂量

SBRT 的最佳剂量分割模式目前尚无统一标准,既往研究中,SBRT 治疗肝转移瘤的剂量分割模式主要有 45~60Gy/3f、50~60Gy/5~6f、60Gy/8~10f。正常组织限量参考英国限量指南等。

参考文献

[1] HORN S R, STOLTZFUS K C, LEHRER E J, et al. Epidemiology of liver metastases [J]. Cancer Epidemiol, 2020, 67: 101760.

[2] HACKL C, NEUMANN P, GERKEN M, et al. Treatment of colorectal liver metastases in Germany: a ten-year population-based analysis of 5772 cases of primary colorectal adenocarcinoma [J]. BMC Cancer, 2014, 14: 810.

[3] SLESSER A A, SIMILLIS C, GOLDIN R, et al. A meta-analysis comparing simultaneous versus delayed resections in patients with synchronous colorectal liver metastases [J]. Surg Oncol, 2013, 22 (1): 36-47.

[4] SIEGEL R L, JAKUBOWSKI C D, FEDEWA S A, et al. Colorectal cancer in the young: epidemiology, prevention, management [J]. Am Soc Clin Oncol Educ Book, 2020, 40: 1-14.

[5] VAN DEN EYNDEN G G, MAJEED A W, et al. The multifaceted role of the microenvironment in liver metastasis: biology and clinical implications [J]. Cancer Res, 2013, 73 (7): 2031-2043.

[6] WU X Z, MA F, WANG X L. Serological diagnostic factors for liver metastasis in patients with colorectal cancer [J]. World J Gastroenterol, 2010, 16 (32): 4084-4088.

[7] SAHANI D V, BAJWA M A, ANDRABI Y, et al. Current status of imaging and emerging techniques to evaluate liver metastases from colorectal carcinoma [J]. Ann Surg, 2014, 259 (5): 861-872.

[8] FLORIANI I, TORRI V, RULLI E, et al. Performance of imaging modalities in diagnosis of liver metastases from colorectal cancer: a systematic review and meta-analysis [J]. J Magn Reson Imaging, 2010, 31 (1): 19-31.

[9] BAHRI H, LAURENCE L, EDELINE J, et al. High prognostic value of 18F-FDG PET for metastatic gastroenteropancreatic neuroendocrine tumors: a long-term evaluation [J]. J Nucl Med, 2014, 55 (11): 1786-1790.

[10] VAN KESSEL C S, BUCKENS C F, VAN DEN BOSCH M A, et al. Preoperative imaging of colorectal liver metastases after neoadjuvant chemotherapy: a meta-analysis [J]. Ann Surg Oncol, 2012, 19 (9): 2805-2813.

[11] GLAZER E S, BEATY K, ABDALLA E K, et al. Effectiveness of positron emission tomography for

predicting chemotherapy response in colorectal cancer liver metastases [J]. Arch Surg, 2010, 145 (4): 340-345; discussion 345.

[12] PASSOT G, ODISIO B C, ZORZI D, et al. Eradication of missing liver metastases after fiducial placement [J]. J Gastrointest Surg, 2016, 20 (6): 1173-1178.

[13] DENG G, LI H, JIA G Q, et al. Parenchymal-sparing versus extended hepatectomy for colorectal liver metastases: a systematic review and meta-analysis [J]. Cancer Med, 2019, 8 (14): 6165-6175.

[14] MORIS D, RONNEKLEIV-KELLY S, RAHNEMAI-AZAR A A, et al. Parenchymal-sparing versus anatomic liver resection for colorectal liver metastases: a systematic review [J]. J Gastrointest Surg, 2017, 21 (6): 1076-1085.

[15] MISE Y, ALOIA T A, BRUDVIK K W, et al. Parenchymal-sparing hepatectomy in colorectal liver metastasis improves salvageability and survival [J]. Ann Surg, 2016, 263 (1): 146-152.

[16] MARGONIS G A, SERGENTANIS T N, NTANASIS-STATHOPOULOS I, et al. Impact of surgical margin width on recurrence and overall survival following R0 hepatic resection of colorectal metastases: a systematic review and Meta-analysis [J]. Ann Surg, 2018, 267 (6): 1047-1055.

[17] SADOT E, GROOT KOERKAMP B, LEAL J N, et al. Resection margin and survival in 2368 patients undergoing hepatic resection for metastatic colorectal cancer: surgical technique or biologic surrogate？ [J]. Ann Surg, 2015, 262 (3): 476-485; discussion 483-485.

[18] CLOYD J M, WISEMAN J T, PAWLIK T M. Surgical management of pancreatic neuroendocrine liver metastases [J]. J Gastrointest Oncol, 2020, 11 (3): 590-600.

[19] SINGH S, DEY C, KENNECKE H, et al. Consensus recommendations for the diagnosis and management of pancreatic neuroendocrine tumors: guidelines from a Canadian National Expert Group [J]. Ann Surg Oncol, 2015, 22 (8): 2685-2699.

[20] JIN K, XU J, CHEN J, et al. Surgical management for non-functional pancreatic neuroendocrine neoplasms with synchronous liver metastasis: a consensus from the Chinese Study Group for Neuroendocrine Tumors (CSNET)[J]. Int J Oncol, 2016, 49 (5): 1991-2000.

[21] PAVEL M, BAUDIN E, COUVELARD A, et al. ENETS consensus guidelines for the management of patients with liver and other distant metastases from neuroendocrine neoplasms of foregut, midgut, hindgut, and unknown primary [J]. Neuroendocrinology, 2012, 95 (2): 157-176.

[22] KUNZ P L, REIDY-LAGUNES D, ANTHONY L B, et al. Consensus guidelines for the management and treatment of neuroendocrine tumors [J]. Pancreas, 2013, 42 (4): 557-577.

[23] FAIRWEATHER M, SWANSON R, WANG J, et al. Management of neuroendocrine tumor liver metastases: long-term outcomes and prognostic factors from a large prospective database [J]. Ann Surg Oncol, 2017, 24 (8): 2319-2325.

[24] MAYO S C, DE JONG M C, BLOOMSTON M, et al. Surgery versus intra-arterial therapy for neuroendocrine liver metastasis: a multicenter international analysis [J]. Ann Surg Oncol, 2011, 18 (13): 3657-3665.

[25] EJAZ A, REAMES BN, MAITHEL S, et al. Cytoreductive debulking surgery among patients with neuroendocrine liver metastasis: a multi-institutional analysis [J]. HPB (Oxford), 2018, 20 (3): 277-284.

[26] SCOTT A T, BREHENY P J, KECK K J, et al. Effective cytoreduction can be achieved in patients with numerous neuroendocrine tumor liver metastases (NETLMs)[J]. Surgery, 2019, 165 (1): 166-175.

[27] GROESCHL R T, NACHMANY I, STEEL J L, et al. Hepatectomy for noncolorectal non-neuroendocrine metastatic cancer: a multi-institutional analysis [J]. J Am Coll Surg, 2012, 214 (5): 769-777.

[28] CHUA T C, SAXENA A, LIAUW W, et al. Hepatic resection for metastatic breast cancer: a systematic review [J]. Eur J Cancer, 2011, 47 (15): 2282-2290.

[29] GOODMAN K A, WIEGNER E A, MATUREN K E, et al. Dose-escalation study of single-fraction stereo-

tactic body radiotherapy for liver malignancies [J]. Int J Radiat Oncol Biol Phys, 2010, 78 (2): 486-493.

［30］ MEYER J J, FOSTER R D, LEV-COHAIN N, et al. A phase Ⅰ dose-escalation trial of single-fraction stereotactic radiation therapy for liver metastases [J]. Ann Surg Oncol, 2016, 23 (1): 218-224.

［31］ STINTZING S, GROTHE A, HENDRICH S, et al. Percutaneous radiofrequency ablation (RFA) or robotic radiosurgery (RRS) for salvage treatment of colorectal liver metastases [J]. Acta Oncol, 2013, 52 (5): 971-977.

［32］ RUSTHOVEN K E, KAVANAGH B D, CARDENES H, et al. Multi-institutional phase Ⅰ/Ⅱ trial of stereotactic body radiation therapy for liver metastases [J]. J Clin Oncol, 2009, 27 (10): 1572-1578.

［33］ SCORSETTI M, COMITO T, CLERICI E, et al. Phase Ⅱ trial on SBRT for unresectable liver metastases: long-term outcome and prognostic factors of survival after 5 years of follow-up [J]. Radiat Oncol, 2018, 13 (1): 234.

［34］ SCORSETTI M, ARCANGELI S, TOZZI A, et al. Is stereotactic body radiation therapy an attractive option for unresectable liver metastases？ A preliminary report from a phase 2 trial [J]. Int J Radiat Oncol Biol Phys, 2013, 86 (2): 336-342.

［35］ ONAL C, GULER O C, YILDIRIM B A. Treatment outcomes of breast cancer liver metastasis treated with stereotactic body radiotherapy [J]. Breast, 2018, 42: 150-156.

［36］ RULE W, TIMMERMAN R, TONG L, et al. Phase Ⅰ dose-escalation study of stereotactic body radiotherapy in patients with hepatic metastases [J]. Ann Surg Oncol, 2011, 18 (4): 1081-1087.

［37］ AHMED K A, CAUDELL J J, EL-HADDAD G, et al. Radiosensitivity differences between liver metastases based on primary histology suggest implications for clinical outcomes after stereotactic body radiation therapy [J]. Int J Radiat Oncol Biol Phys, 2016, 95 (5): 1399-1404.

［38］ LEE M T, KIM J J, DINNIWELL R, et al. Phase Ⅰ study of individualized stereotactic body radiotherapy of liver metastases [J]. J Clin Oncol, 2009, 27 (10): 1585-1591.

［39］ MCPARTLIN A, SWAMINATH A, WANG R, et al. Long-term outcomes of phase 1 and 2 studies of SBRT for hepatic colorectal metastases [J]. Int J Radiat Oncol Biol Phys, 2017, 99 (2): 388-395.

［40］ ANDRATSCHKE N, ALHEID H, ALLGAUER M, et al. The SBRT database initiative of the German Society for Radiation Oncology (DEGRO): patterns of care and outcome analysis of stereotactic body radiotherapy (SBRT) for liver oligometastases in 474 patients with 623 metastases [J]. BMC Cancer, 2018, 18 (1): 283.

［41］ MENDEZ ROMERO A, SCHILLEMANS W, VAN OS R, et al. The dutch-belgian registry of stereotactic body radiation therapy for liver metastases: clinical outcomes of 515 patients and 668 metastases [J]. Int J Radiat Oncol Biol Phys, 2021, 109 (5): 1377-1386.

［42］ FLAMARIQUE S, CAMPO M, ASÍN G, et al. Stereotactic body radiation therapy for liver metastasis from colorectal cancer: size matters [J]. Clin Transl Oncol, 2020, 22 (12): 2350-2356.

［43］ VAN CUTSEM E, CERVANTES A, ADAM R, et al. ESMO consensus guidelines for the management of patients with metastatic colorectal cancer [J]. Ann Oncol, 2016, 27 (8): 1386-1422.

［44］ PETRELLI F, COMITO T, BARNI S, et al. Stereotactic body radiotherapy for colorectal cancer liver metastases: a systematic review [J]. Radiother Oncol, 2018, 129 (3): 427-434.

［45］ MIFTEN M, VINOGRADSKIY Y, MOISEENKO V, et al. Radiation dose-volume effects for liver SBRT [J]. Int J Radiat Oncol Biol Phys, 2021, 110 (1): 196-205.

［46］ JOO J H, PARK J H, KIM J C, et al. Local control outcomes using stereotactic body radiation therapy for liver metastases from colorectal cancer [J]. Int J Radiat Oncol Biol Phys, 2017, 99 (4): 876-883.

［47］ HE Z Y, WU S G, PENG F, et al. Up-regulation of RFC3 promotes triple negative breast cancer metastasis and is associated with poor prognosis via EMT [J]. Transl Oncol, 2017, 10 (1): 1-9.

［48］ENG L G, DAWOOD S, SOPIK V, et al. Ten-year survival in women with primary stage Ⅳ breast cancer [J]. Breast Cancer Res Treat, 2016, 160 (1): 145-152.

［49］SCORSETTI M, FRANCESCHINI D, DE ROSE F, et al. Stereotactic body radiation therapy: A promising chance for oligometastatic breast cancer [J]. Breast, 2016, 26: 11-17.

［50］MAHADEVAN A, BLANCK O, LANCIANO R, et al. Stereotactic body radiotherapy (SBRT) for liver metastasis-clinical outcomes from the international multi-institutional RSSearch® patient registry [J]. Radiat Oncol, 2018, 13 (1): 26.

［51］HUDSON J M, CHUNG H T, CHU W, et al. Stereotactic ablative radiotherapy for the management of liver metastases from neuroendocrine neoplasms: a preliminary study [J]. Neuroendocrinology, 2022, 112 (2): 153-160.

［52］ANDRATSCHKE N H, NIEDER C, HEPPT F, et al. Stereotactic radiation therapy for liver metastases: factors affecting local control and survival [J]. Radiat Oncol, 2015, 10: 69.

［53］CLERICI E, COMITO T, FRANZESE C, et al. Role of stereotactic body radiation therapy in the treatment of liver metastases: clinical results and prognostic factors [J]. Strahlenther Onkol, 2020, 196 (4): 325-333.

［54］JETHWA K R, JANG S, MULLIKIN T C, et al. Association of tumor genomic factors and efficacy for metastasis-directed stereotactic body radiotherapy for oligometastatic colorectal cancer [J]. Radiother Oncol, 2020, 146: 29-36.

［55］GOODMAN B D, MANNINA E M, ALTHOUSE S K, et al. Long-term safety and efficacy of stereotactic body radiation therapy for hepatic oligometastases [J]. Pract Radiat Oncol, 2016, 6 (2): 86-95.

［56］DE LA PENA C, GONZALEZ M F, GONZALEZ C, et al. Stereotactic body radiation therapy for liver metastases: clinical outcomes and literature review [J]. Rep Pract Oncol Radiother, 2020, 25 (4): 637-642.

［57］MILANO M T, KATZ A W, SCHELL M C, et al. Descriptive analysis of oligometastatic lesions treated with curative-intent stereotactic body radiotherapy [J]. Int J Radiat Oncol Biol Phys, 2008, 72 (5): 1516-1522.

［58］HONG T S, WO J Y, BORGER D R, et al. Phase Ⅱ study of proton-based stereotactic body radiation therapy for liver metastases: importance of tumor genotype [J]. J Natl Cancer Inst, 2017, 109 (9).

［59］MARGONIS G A, BUETTNER S, ANDREATOS N, et al. Association of BRAF mutations with survival and recurrence in surgically treated patients with metastatic colorectal liver cancer [J]. JAMA Surg, 2018, 153 (7): e180996.

［60］BRUDVIK K W, KOPETZ S E, LI L, et al. Meta-analysis of KRAS mutations and survival after resection of colorectal liver metastases [J]. Br J Surg, 2015, 102 (10): 1175-1183.

［61］JIANG B B, YAN K, ZHANG Z Y, et al. The value of KRAS gene status in predicting local tumor progression of colorectal liver metastases following radiofrequency ablation [J]. Int J Hyperthermia, 2019, 36 (1): 211-219.

［62］NIEUWENHUIZEN S, DIJKSTRA M, PUIJK R S, et al. Thermal ablation versus stereotactic ablative body radiotherapy to treat unresectable colorectal liver metastases: a comparative analysis from the prospective amsterdam CORE registry [J]. Cancers (Basel), 2021, 13 (17): 4303.

［63］FRANZESE C, COMITO T, CLERICI E, et al. Liver metastases from colorectal cancer: propensity score-based comparison of stereotactic body radiation therapy vs. microwave ablation [J]. J Cancer Res Clin Oncol, 2018, 144 (9): 1777-1783.

［64］JACKSON W C, TAO Y, MENDIRATTA-LALA M, et al. Comparison of stereotactic body radiation therapy and radiofrequency ablation in the treatment of intrahepatic metastases [J]. Int J Radiat Oncol Biol Phys, 2018, 100 (4): 950-958.

［65］CROCETTI L, DE BAERE T, PEREIRA P L, et al. CIRSE standards of practice on thermal ablation of liver tumours [J]. Cardiovasc Intervent Radiol, 2020, 43 (7): 951-962.

［66］RUERS T, PUNT C, VAN COEVORDEN F, et al. Radiofrequency ablation combined with systemic treat-ment versus systemic treatment alone in patients with non-resectable colorectal liver metastases: a random-ized EORTC Intergroup phase Ⅱ study (EORTC 40004)[J]. Ann Oncol, 2012, 23 (10): 2619-2626.

［67］RUERS T, VAN COEVORDEN F, PUNT C J, et al. Local Treatment of unresectable colorectal liver metastases: results of a randomized phase Ⅱ trial [J]. J Natl Cancer Inst, 2017, 109 (9): djx015.

［68］OTTO G, DUBER C, HOPPE-LOTICHIUS M, et al. Radiofrequency ablation as first-line treatment in patients with early colorectal liver metastases amenable to surgery [J]. Ann Surg, 2010, 251 (5): 796-803.

［69］LUBNER M G, BRACE C L, ZIEMLEWICZ T J, et al. Microwave ablation of hepatic malignancy [J]. Semin Intervent Radiol, 2013, 30 (1): 56-66.

［70］CORREA-GALLEGO C, FONG Y, GONEN M, et al. A retrospective comparison of microwave ablation vs. radiofrequency ablation for colorectal cancer hepatic metastases [J]. Ann Surg Oncol, 2014, 21 (13): 4278-4283.

［71］MEIJERINK M R, PUIJK R S, VAN TILBORG A, et al. Radiofrequency and microwave ablation compared to systemic chemotherapy and to partial hepatectomy in the treatment of colorectal liver metas-tases: a systematic review and Meta-analysis [J]. Cardiovasc Intervent Radiol, 2018, 41 (8): 1189-1204.

［72］MASSMANN A, RODT T, MARQUARDT S, et al. Transarterial chemoembolization (TACE) for colorectal liver metastases--current status and critical review [J]. Langenbecks Arch Surg, 2015, 400 (6): 641-659.

［73］RICHARDSON A J, LAURENCE J M, LAM V W. Transarterial chemoembolization with irinotecan beads in the treatment of colorectal liver metastases: systematic review [J]. J Vasc Interv Radiol, 2013, 24 (8): 1209-1217.

［74］WASAN H S, GIBBS P, SHARMA N K, et al. First-line selective internal radiotherapy plus chemotherapy versus chemotherapy alone in patients with liver metastases from colorectal cancer (FOXFIRE, SIRFLOX, and FOXFIRE-Global): a combined analysis of three multicentre, randomised, phase 3 trials [J]. Lancet Oncol, 2017, 18 (9): 1159-1171.

［75］GIACCHETTI S, PERPOINT B, ZIDANI R, et al. Phase Ⅲ multicenter randomized trial of oxaliplatin added to chronomodulated fluorouracil-leucovorin as first-line treatment of metastatic colorectal cancer [J]. J Clin Oncol, 2000, 18 (1): 136-47.

［76］SCHWARTZBERG L S, RIVERA F, KARTHAUS M, et al. PEAK: a randomized, multicenter phase Ⅱ study of panitumumab plus modified fluorouracil, leucovorin, and oxaliplatin (mFOLFOX6) or beva-cizumab plus mFOLFOX6 in patients with previously untreated, unresectable, wild-type KRAS exon 2 metastatic colorectal cancer [J]. J Clin Oncol, 2014, 32 (21): 2240-2247.

［77］BOLHUIS K, KOS M, VAN OIJEN M G H, et al. Conversion strategies with chemotherapy plus targeted agents for colorectal cancer liver-only metastases: a systematic review [J]. Eur J Cancer, 2020, 141: 225-238.

［78］VOKES E E, READY N, FELIP E, et al. Nivolumab versus docetaxel in previously treated advanced non-small-cell lung cancer (CheckMate 017 and CheckMate 057): 3-year update and outcomes in patients with liver metastases [J]. Ann Oncol, 2018, 29 (4): 959-965.

［79］AOKI S, YAMASHITA H, ABE O, et al. Stereotactic body radiotherapy (SBRT) for oligo-metastatic liver metastases from breast cancer, as an effective and safe alternative to surgery: a review [J]. Transl Cancer Res, 2020, 9 (8): 5087-5095.

［80］STERZING F, BRUNNER T B, ERNST I, et al. Stereotactic body radiotherapy for liver tumors: principles and practical guidelines of the DEGRO Working Group on Stereotactic Radiotherapy [J]. Strahlenther

Onkol, 2014, 190 (10): 872-881.

［81］DAS I J, DAWES S L, DOMINELLO M M, et al. Quality and safety considerations in stereotactic radio-surgery and stereotactic body radiation therapy: an ASTRO safety white paper update [J]. Pract Radiat Oncol, 2022, 12 (4): e253-e268.

［82］DIEZ P, HANNA G G, AITKEN K L, et al. UK 2022 consensus on normal tissue dose-volume constraints for oligometastatic, primary lung and hepatocellular carcinoma stereotactic ablative radiotherapy [J]. Clin Oncol (R Coll Radiol), 2022, 34 (5): 288-300.

第五章

肝内胆管细胞癌体部立体定向放射治疗

一、流行病学与病因

胆管细胞癌(cholangiocarcinoma,CCA)是第二常见的原发性肝肿瘤,约占所有原发性肝癌的15%,相较于西方国家,CCA在我国及东南亚地区较为常见。CCA起源于胆管上皮细胞,根据解剖部位的不同,可分为肝内胆管细胞癌(intrahepatic cholangiocarcinoma, iCCA)、肝门部胆管细胞癌(perihilar cholangiocarcinoma,pCCA)和远端胆管细胞癌(distal cholangiocarcinoma,dCCA),后两者又合称肝外胆管细胞癌(extrahepatic cholangiocarcinoma,eCCA)。iCCA相较于eCCA有不同的临床特征和预后,占所有CCA的10%~20%,近10余年来,iCCA发病率在大部分国家中呈上升趋势。大多数iCCA患者在45岁以上发病,男性患者略多于女性患者。

目前,已发现许多与iCCA相关的危险因素,这些因素大多数与胆道上皮细胞的慢性炎症和胆汁淤积有关,如慢性病毒性肝炎、肝内结石、原发性硬化性胆管炎(primary sclerosing cholangitis,PSC)、先天性胆管异常、寄生虫感染、毒性物质暴露、代谢异常等。此外,一些遗传性疾病也可增加iCCA的发病风险,如乳腺癌易感基因1相关蛋白1(breast cancer susceptibility gene 1 associated protein 1,BAP1)肿瘤易感综合征、囊性纤维化等。尽管如此,大多数iCCA病例仍未找到明确的致病危险因素。

二、病理

大体上,根据iCCA的形态学表现,可分为团块型、管周浸润型和管内生长型3种类型。团块型通常表现为肝实质内的结节性病变或肿块性病变,呈灰白色、实性、质硬;管周浸润型主要沿胆管纵向延伸,常导致受累胆管狭窄和周围胆管扩张;管内型则通常呈乳头状或息肉样在胆管腔内生长。

组织学上,绝大多数pCCA和dCCA为黏液性腺癌,而iCCA的组织学类型则具有一定的异质性。根据其侵犯胆管的情况,iCCA可进一步分为两种亚型,小胆管型iCCA表现为小管状或腺泡腺癌,呈结节性生长,侵犯肝实质,没有或少有黏蛋白的产生;而大胆管型iCCA起源于大的肝内胆管,由产生黏液的柱状肿瘤细胞组成,排列于大的导管或乳头状结构中。两种分型在生长方式、致病因素、免疫组化和基因突变方面均有所差异。在大体上,小胆管型通常为团块型,而大胆管型通常为管周浸润型和管内生长型,也可为团块型。致病因素方面,小胆管型通常因慢性肝炎、肝硬化导致,而大胆管型通常由PSC或寄生虫引起。免疫组化方面,小胆管型N-钙黏着蛋白和CD56常为阳性,而大胆管型S100P常为阳性。分子病理方面,小胆管型常见 *IDH1/2* 突变和 *FGFR2* 融合,而大胆管型常见 *KRAS* 和 *TP53* 突变。

三、临床表现

iCCA通常起病隐匿,早期阶段可无明显症状,20%~25%的患者为影像学检查偶然发现。相较于pCCA和dCCA,iCCA患者较少出现黄疸。当疾病进一步发展时,iCCA患者的临床表现具有较大的异质性,可表现为右上腹痛、乏力、黄疸、发热、盗汗、体重下降等。此外,在极少见的情况下,iCCA 患者可出现与副肿瘤综合征相关的皮肤表现,如 Sweet 综合征等。

iCCA 常见转移部位包括肝内、腹腔淋巴结、腹膜、骨、肺、肾上腺等,当出现转移时,可出现转移部位相关的症状和体征。

四、诊断

(一)实验室检查

1. 常规检查　治疗前需要完善血常规、生化、凝血功能检查,评估患者骨髓功能及肝功能情况。iCCA 患者通常有碱性磷酸酶水平的升高,而血清胆红素水平大多正常或仅轻微升高,γ- 谷氨酰转肽酶和 5'- 核苷酸酶水平的升高可支持碱性磷酸酶的升高是肝源性的。中晚期病变可伴有氨基转移酶的升高及凝血酶原时间的延长。

2. 病毒感染相关检查　完善乙肝、丙肝抗体和 HBV-DNA、HCV-RNA 扩增情况检查以明确肝炎病毒感染情况以及肝炎病毒载量。

3. 肿瘤标志物检查　包括癌胚抗原(carcinoembryonic antigen,CEA)、糖类抗原 19-9(carbohydrate antigen 19-9,CA19-9)、甲胎蛋白(alpha fetoprotein,AFP)等。

(二)影像学检查

1. 腹部超声　腹部超声(ultrasound,US)是最常用的筛查方法,可确定肝内有无占位性病变,初步确定病变性质、病变位置以及与肝内重要血管的关系,对于指导手术以及治疗方法的选择有一定的参考价值。iCCA 缺乏特异的超声表现,通常表现为低回声肿块,这可能与周围胆管扩张有关,也可表现为不均匀回声。超声造影可进一步显示肿瘤与周围组织的关系,明确肿瘤的血流动力学特征,但在慢性肝炎、肝硬化背景中与肝细胞癌(hepatocellular carcinoma,HCC)不易鉴别。

2. 电子计算机断层扫描　电子计算机断层扫描(computed tomography,CT)是肝肿瘤诊断和鉴别诊断最重要的检查方法之一,可观察肿瘤的形态及血供情况,对于肿瘤的检出、定性、分期有非常重要的价值。在平扫 CT 下,iCCA 的典型表现为边缘不规则的低密度肿块,伴周围胆管扩张。在多期增强 CT 下,与 HCC "快进快出"的表现不同,iCCA 在动脉期、静脉期均可见肿物边缘强化。但对于一些病灶较小的 iCCA,其强化特点也可以与 HCC 相似。除了评估原发病灶外,治疗前还需行 CT 进行区域淋巴结以及远处转移灶的评估。

3. 磁共振成像　磁共振成像(magnetic resonance imaging,MRI)是肝肿瘤中另外一项极其重要的影像学检查手段。与 CT 相比,MRI 软组织分辨率高,对病灶内部结构和与周围组织毗邻关系的显示要优于 CT,MRI 检查对于患者手术可切除性的判断和放疗靶区的勾画有重要意义。此外,随着薄层、多期相动态增强扫描以及功能成像技术的应用,MRI 对肝肿瘤检出的敏感性及特异性进一步提高。在 MRI 图像上,iCCA 通常在 T_1 加权图像上为低信号,在 T_2 加权图像上为不均匀的高信号;在动态增强扫描图像上,通常在动脉期表现为肿瘤周边强化,后续逐渐向中心强化。此外,还可进行磁共振胰胆管造影(magnetic resonance cholangiopancreatography，MRCP），有助于显示胆管系统和血管结构，从而进一步确定肿瘤的侵犯范围。

4. 正电子发射计算机断层显像　正电子发射计算机断层显像（positron emission tomography-computed tomography，PET/CT）可对局部肿瘤以及全身转移情况进行全面评估。但在 iCCA 中，PET/CT 并不作为常规推荐。在已有 CT 及 MRI 图像时，进一步行 PET/CT 的临床价值不高，尤其是在无远处转移证据的情况下。

（三）病理检查

病理活检是诊断 iCCA 的"金标准"。在治疗前，可在超声或 CT 引导下行经皮肝穿刺活检，进行组织学或细胞学检查，以获得病理学诊断依据，在治疗前获得病理学诊断对于指导治疗和评估预后有十分重要的价值。对于疗前无法取得病理诊断，影像学高度可疑恶性的患者，也可直接行根治性切除，在术后获得病理学诊断。

五、分期

iCCA 的分期参照 2017 年第 8 版 AJCC 分期。

T 分期：

T_x：原发肿瘤无法评估

T_0：无原发肿瘤的证据

Tis：原位癌

T_{1a}：孤立的肿瘤，最大径 ≤ 5cm，无血管侵犯

T_{1b}：孤立的肿瘤，最大径 > 5cm，无血管侵犯

T_2：孤立的肿瘤，有血管侵犯；或多发的肿瘤，有 / 无血管侵犯

T_3：肿瘤穿透脏层腹膜

T_4：肿瘤直接侵犯局部肝外结构

N 分期：

N_x：区域淋巴结无法评价

N_0：无区域淋巴结转移

N_1：区域淋巴结转移

M 分期：

M_0：无远处转移

M_1：有远处转移

临床分期：

0 期：Tis N_0 M_0

Ⅰ A 期：T_{1a} N_0 M_0

Ⅰ B 期：T_{1b} N_0 M_0

Ⅱ 期：T_2 N_0 M_0

Ⅲ A 期：T_3 N_0 M_0

ⅢB 期：$T_4 N_0 M_0$；任何 $T N_1 M_0$

Ⅳ期：任何 T 任何 N M_1

六、治疗原则

手术是 iCCA 的根治性治疗手段，根据初诊时手术可切除性和远处转移状态，可将 iCCA 分为可手术的局限期 iCCA、不可手术的局部晚期 iCCA 和晚期 iCCA。美国国立综合癌症网络（National Comprehensive Cancer Network，NCCN）指南对于 iCCA 的治疗推荐流程见图 5-0-1。

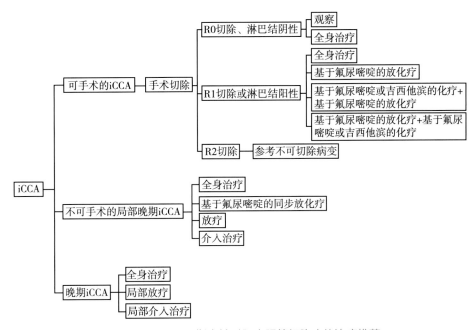

图 5-0-1　NCCN 指南针对肝内胆管细胞癌的治疗推荐

（一）可手术的 iCCA

1. 手术　手术是 iCCA 的根治性治疗手段。手术的目的是完整切除肿瘤取得阴性切缘，并保留足够体积的残余肝脏以及充足的肝功能。手术方式及切除范围应根据病灶大小、位置、侵犯范围、是否存在卫星病灶等来综合确定，大部分患者（>70%）需接受半肝切除术或更广泛的肝切除术，推荐至少清扫 ≥6 个区域的淋巴结。如患者肿瘤包裹、侵犯大血管或周围器官，存在广泛的淋巴结转移、肝内转移或远处转移，则认为不可切除。由于 iCCA 通常起病隐匿，在诊断时，仅 15%~30% 的患者可行手术切除。

iCCA 患者接受根治性手术后的中位生存期为 28~30 个月，5 年总生存（overall survival，OS）率约为 30%。影响预后的因素包括肿瘤大小、数目、淋巴结转移情况、有无血管侵犯、切缘状态等。接受根治性手术后，患者 5 年复发率为 50%~80%，其中肝内复发是最主要的复发模式，占 60%~70%，肝外复发如淋巴结转移、远处转移等占 15%~30%。

2. 辅助治疗　iCCA 术后极高的复发风险提示术后辅助治疗的重要性。然而，由于

iCCA 相对较低的发病率,暂无专门针对 iCCA 术后辅助治疗的随机对照研究,大多数随机对照研究将胆道肿瘤作为整体进行分析。

在辅助化疗方面,有两项Ⅲ期随机对照研究探索了胆道肿瘤术后辅助化疗的作用,PRODIGE 12 研究纳入 194 例 R0 或 R1 切除术后胆道肿瘤患者,其中 iCCA 患者占 44.3%,研究提示术后接受 12 个周期(2 周一次)的吉西他滨 + 奥沙利铂辅助化疗未能提高无复发生存(recurrence-free survival,RFS)率或 OS 率。BILCAP 研究纳入 447 例胆道肿瘤患者,其中 iCCA 占 18.8%,所有患者在根治术后接受 8 个周期(3 周一次)的卡培他滨化疗,在意向性(intention to treat,ITT)分析中未能达到其主要研究终点,但在遵循研究方案(per protocol,PP)分析中可显著改善 OS。此外,有数个大型回顾性研究及荟萃分析提示术后辅助化疗可改善 iCCA 患者的预后,其中,T 分期较晚、N 阳性以及切缘阳性的患者是可能从辅助化疗获益的亚组人群。在辅助放疗方面,因 iCCA 术后极高的局部复发率,数个回顾性研究探索了辅助放疗在 iCCA 中的作用,提示辅助放疗可能对于降低局部复发、提高 OS 有帮助,尤其是对于存在复发高危因素如切缘不足、淋巴结阳性、血管受侵者。

据此,美国 NCCN 指南推荐 R0 切除术后患者可行辅助化疗,R1 切除术后或淋巴结阳性的患者可行辅助化疗或辅助放化疗,R2 切除术后患者则按照不可手术病变处理。但因缺乏高级别证据,仍需前瞻性研究或真实世界大数据的结论来进一步确定术后辅助治疗在 iCCA 患者中的作用。

(二) 不可手术的局部晚期 iCCA

对于不可手术的局部晚期 iCCA,全身治疗是主要治疗手段之一,但单纯化疗的疗效并不理想。据报道,在接受单纯化疗后,因肝内肿瘤进展引起肝衰竭致死的患者可达 70% 以上,提示在这部分患者中加入局部治疗的重要性。在 iCCA 中,可使用的局部治疗手段包括放射治疗、射频消融(radiofrequency ablation,RFA)、经导管动脉化疗栓塞(transcatheter arterial chemoembolization,TACE)、肝动脉灌注化疗(hepatic arterial infusion chemotherapy,HAIC)和钇 -90 放射栓塞治疗等。总体而言,在文献报道中,各局部治疗手段疗效差异不大,但适用范围有所区别。

放射治疗联合或不联合化疗可用于不可手术的 iCCA 患者。据报道,接受放射治疗的不可手术 iCCA 患者,1 年局部控制率为 70%~90%,中位 OS 时间为 22~25 个月,预后较单纯化疗显著提高,是目前主流的局部治疗手段之一。其中,体部立体定向放射治疗(stereotactic body radiotherapy,SBRT)相较于传统常规分割放射治疗能更精确地给予更高剂量的照射,可能带来局部控制与总生存的获益,在 iCCA 的局部治疗中非常有前景。放射治疗在 iCCA 中的适用范围较广,对于血供差、毗邻大胆管、大血管或体积较大的病灶均适用,但对患者的肝功能有一定要求。放射治疗的实施对设备及技术的要求较高,尤其是 SBRT,还需对患者的呼吸运动进行严格管理,在部分单位可能缺乏实施条件。TACE 和 HAIC 通过肝动脉向肿瘤注射化疗药物和 / 或栓塞剂来达到控制局部病灶的目的,在 HCC 中应用较多,其疗效受肿瘤血供影响,一般而言,iCCA 的血供不如 HCC 丰富。此外,存在门脉癌栓或门脉高压是这两种治疗手段的相对禁忌证。在临床实践中,可考虑对增强扫描下高强化的

iCCA 使用上述两种治疗手段。RFA 通过局部的热效应来杀灭肿瘤细胞,在最大径<5cm 的病灶中疗效较好,但对于大病灶的控制不佳,另外对于邻近大胆管、血管的病灶需要谨慎应用。钇 -90 放射栓塞治疗是一种内照射手段,通过肝动脉向肿瘤注射钇 -90 微球,依靠微球在局部起到内照射的效果。在既往文献报道中疗效较好,甚至将部分不可手术的患者转化为可手术,但相较于外照射而言,目前缺乏对其照射剂量的有效评估手段。iCCA 发病率低,难以开展前瞻性研究,目前缺乏比较不同局部治疗手段疗效的高级别证据,在临床实践中,需综合患者的一般情况、骨髓储备、肝功能情况、肿瘤位置、大小、血供等因素进行选择。

(三) 晚期 iCCA

晚期 iCCA 的治疗以全身治疗为主,对于远处转移病灶控制较好的患者,可考虑对于原发肿瘤进行局部治疗。

极少有专门针对 iCCA 进行的全身治疗方面的研究,大多数研究通常纳入所有 CCA,有时也会纳入胆囊癌,统称为胆道肿瘤。在 CCA 全身治疗方面,根据 ABC-02 研究的结果,顺铂 + 吉西他滨仍是目前 CCA 公认的一线化疗方案。此外,其他基于 5- 氟尿嘧啶(5-FU)和吉西他滨的化疗方案也被尝试应用于 CCA。尽管这些药物的联合使用改善了晚期 CCA 患者的 OS 和无进展生存(progression-free survival,PFS),但其中位生存期仍很难超过 1 年。目前,其他全身治疗药物包括表皮生长因子受体(epidermal growth factor receptor,EGFR)抑制剂、血管内皮生长因子(vascular endothelial growth factor,VEGF)抑制剂、异柠檬酸脱氢酶(isocitrate dehydrogenase,IDH)抑制剂、成纤维细胞生长因子受体(fibroblast growth factor receptor,FGFR)抑制剂以及免疫检查点抑制剂也在晚期 iCCA 中有着广泛的尝试,这些靶向、免疫治疗药物有望在未来进一步改善 iCCA 的疗效。

七、肝内胆管细胞癌体部立体定向放射治疗临床研究证据

放射治疗是不可手术 iCCA 的重要局部治疗手段之一。传统常规分割放射治疗较单纯化疗而言可改善不可手术 iCCA 患者的局部控制与长期生存。然而,常规分割放射治疗的剂量对局部肿瘤的控制作用可能有限。一项针对 eCCA 的研究显示,接受常规分割放射治疗后,72% 的患者以局部肿瘤进展为首次失败表现。iCCA 与 eCCA 具有相同的病理类型,也需要更高的剂量来控制局部肿瘤。2016 年发表的一项关于 iCCA 放射治疗剂量的研究显示,剂量是唯一的独立生存预后因素,接受生物效应剂量(biological effective dose,BED)>80.5Gy 者较接受 BED ≤ 80.5Gy 者局部控制(local control,LC)和 OS 均有显著提高,而研究中接受高剂量照射的患者分次剂量在 3.0~4.5Gy,略高于常规分割的单次剂量。常规分割放射治疗的剂量分布特点及周围正常组织的耐受性限制了剂量的提高,与之相比,SBRT 可以在较少的分次内给予局部肿瘤极高的剂量,同时剂量快速跌落,可以更好地保护周围正常组织,因此,SBRT 较常规分割放射治疗在肝内肿瘤中有着更好的应用前景。近年来,SBRT 在 HCC 的治疗中有着快速的发展,在 iCCA 中,SBRT 的应用证据也越来越多。我们对目前 SBRT 在 iCCA 中的证据进行归纳总结,详细研究信息见表 5-0-1。

表 5-0-1　SBRT 治疗肝内胆管细胞癌临床研究

研究者（发表年份）	研究性质（入组时间）	入组人群/例	病例特征	放疗剂量	中位剂量/Gy	近期疗效	局部疗效	OS	3级或以上AE/%
Tse 等 (2008)	前瞻性 I 期 (2003—2006)	HCC: 31 iCCA: 10	区域淋巴结转移: 60% 肝内或远处转移: 40%	28.2~48.0Gy/6f	32.5	NR	NR	1年: 58% 中位: 15.0 个月	20
Ibarra 等 (2012)	回顾性 (2001—2010)	HCC: 21 iCCA: 11	远处转移: 45.5%	22~50Gy/1~10f (65%~70% 等剂量线)	30	CR: 11.1% PR: 22.2% SD: 22.2% PD: 44.4%	1年 FFLP: 50%	1年: 45% 中位: 11.0 个月	7
Jung 等 (2014)	回顾性 (2005—2013)	iCCA: 33 eCCA: 25	初治: 48%* 复发: 52%	30~60Gy/3~5f (70%~80% 等剂量线或 95%PTV)	45*	CR: 7.4%* PR: 33.3%* SD: 50.0%* PD: 9.3%*	1年 LC: 85% 2年 LC: 72%	1年: 39% 2年: 18% 中位: 10.0 个月	10
Mahadevan 等 (2015)	回顾性 (2006—2014)	iCCA: 23 pCCA: 11	不可手术: 94.1%* 术后切缘阳性: 5.9%*	10~45Gy/1~5f	30*	NR	1年 LC: 88%*	1年: 58%* 2年: 31%* 4年: 19%* 中位: 17 个月	12
Weiner 等 (2016)	前瞻性 I~II期 (2012—2014)	HCC: 12 iCCA: 12 混合性: 2	T_1: 50.0%* T_2: 35.6%* T_3: 7.1%* T_4: 7.1%*	40~55Gy/5f* (95%PTV)	55*	CR: 8.3% ORR: 33.3%	1年 LC: 91%	1年: 51.0% 中位: 13.2 个月	23.1*
Liu 等 (2017)	回顾性 (2008—2014)	iCCA: 12 eCCA: 3	I 期: 8.3% II 期: 25.0% III 期: 8.3% IV 期: 58.3%	25~60Gy/5f	47.5	CR: 8.3% PR: 50.0% SD: 25.0% PD: 16.7%	1年 IFFF: 61.5%* 2年 IFFF: 30.8%*	2年: 14.3% 中位: 12.6 个月	0
Shen 等 (2017)	回顾性 (2009—2012)	iCCA: 28	II 期: 21.4% III 期: 67.9% IVA 期: 10.7%	36~54Gy/3~5f	45	CR: 10.7% PR: 35.7% SD: 42.9% PD: 10.7%	NR	1年: 57.1% 2年: 32.1% 中位: 15.0 个月	NR
Kozak 等 (2020)	回顾性 (2003—2017)	iCCA: 25 pCCA: 15	淋巴结转移: 15%*	26~50Gy/1~5f	40*	NR	1年 LC: 69%	1年: 66%* 2年: 39%* 中位: 23.0 个月	37.5

*: 数据包括 HCC: 混合性肝细胞 - 胆管细胞癌或 eCCA。OS: 总生存；AE: 不良事件；HCC: 肝细胞癌；iCCA: 肝内胆管细胞癌；PTV: 计划靶区；PR: 部分缓解；SD: 疾病稳定；PD: 疾病进展；FFLP: 无局部进展；eCCA: 肝外胆管细胞癌；LC: 局部控制；pCCA: 肝门胆管细胞癌；ORR: 客观缓解率；IFFF: 无野内复发；CR: 完全缓解；NR: 未报告。

（一）SBRT 治疗 iCCA 的疗效

因 iCCA 的发病率较低，SBRT 在 iCCA 中的报道大多数为单臂、小样本、回顾性研究，前瞻性研究极少。另外，大部分研究将 iCCA 与 HCC 或 eCCA 合并分析，少有单独针对 iCCA 的报道。根据现有的研究结果，接受 SBRT 治疗的 iCCA 患者局部控制率较高，生存预后较好，几项有代表性的研究如下。

2008 年加拿大学者报道的 Ⅰ 期剂量递增临床试验为首个探索 SBRT 在不可手术 iCCA 和 HCC 中应用的前瞻性研究。该研究共纳入 iCCA 患者 10 例，其中 6 例存在区域淋巴结转移，4 例存在肝内或远处转移。中位 SBRT 剂量为 32.5Gy/6f（28.2~48.0Gy）。结果显示，10 例 iCCA 患者中位生存时间为 15 个月，1 年 OS 率为 58%，疗效超出预期。这项早年的研究证明 SBRT 应用于 iCCA 是安全可行的，为后续 SBRT 在 iCCA 中的应用提供了放射治疗技术、处方剂量和正常组织剂量限制的参考。

2017 年 Shen 等的研究为目前唯一一项只纳入 iCCA 患者并进行 SBRT 治疗的报道。该研究共纳入不可手术的局部晚期 iCCA 患者 28 例，Ⅱ、Ⅲ 和 ⅣA 期患者分别占 21.4%、67.9% 和 10.7%。中位大体肿瘤区（gross tumor volume，GTV）体积为 267.4cm^3（范围：43.4~1 302.8cm^3），中位放疗剂量为 45Gy（范围：36~54Gy），分 3~5 次给予。研究结果显示，10.7% 的患者达到完全缓解（complete response，CR），35.7% 的患者达到部分缓解（partial response，PR）。全组患者中位生存时间为 15 个月，1 年局部控制率为 89.3%，2 年 OS 率为 32.1%，2 年 PFS 率为 21.4%。该研究中大部分患者肿瘤负荷较大，最大径>5cm 和最大径>10cm 的病变分别占 78.6% 和 25%，对于肿瘤最大径较大的患者，作者对其剂量进行了一定程度的降低，最大径 ≤5cm 的病灶中位剂量为 48Gy，最大径>5cm 的病灶中位剂量为 42Gy，根据肿瘤大小个体化地给予剂量使得该研究在疗效和毒性反应方面取得了一定的平衡，对 SBRT 在大肿块患者中的实施有一定的借鉴意义。该研究为首个专门针对不可手术局部晚期 iCCA 进行 SBRT 治疗的报道，且这组患者放射治疗前后未行辅助化疗，其研究结果可代表单纯 SBRT 治疗 iCCA 的疗效，为今后的研究和临床实践提供了重要参考。然而，化疗也是 iCCA 的重要治疗手段之一，对于局部晚期 iCCA，应更多地强调综合治疗，将全身治疗、放射治疗或其他局部治疗手段联合，进一步探索其最佳应用场景及应用组合，可能给患者带来更多的获益。

另外一项有代表性的研究为 2015 年 Mahadevan 等的报道，该研究使用 CyberKnife 系统对 34 例 iCCA 和 pCCA 患者行 SBRT 治疗，其中 23 例为 iCCA。所有患者在治疗前 1 周经皮、手术或内镜下在肿瘤内或周围植入两个金属标记，以供放射治疗时作为图像引导的参照。73.4% 的患者在 SBRT 治疗前后接受了手术、化疗或介入治疗。该研究的中位处方剂量为 30Gy（范围：10~45Gy），分 1~5 次给予。研究结果显示，全组患者 4 年局部控制率达到 79%，中位生存时间为 17 个月，优于既往常规分割放射治疗报道的 9~10 个月，也优于大部分 SBRT 报道的 10~15 个月，且仅有 4 例患者出现 3 级毒副反应，包括十二指肠溃疡、胆管炎和肝脓肿。该研究较好的疗效有两方面原因：一方面，因呼吸运动的影响，大部分肝内肿瘤运动幅度较大，在肝肿瘤 SBRT 治疗中，呼吸运动管理对于肿瘤剂量的提高和正常组织的保护有重要意义。该研究在治疗前对所有患者进行了金标植入,在治疗时通过 CyberKnife 系统对金标进行追踪,在很大程度上减少了呼吸运动的影响,使得放射治疗计划的实施更为精准,正常组织受到的照射剂量更低,在提高局部控制的同时降低了毒副反应,这种精细化的呼吸运动管理模式值得借鉴。另一方面则是该研究有 61.8% 的患者在放疗前后接受了化疗,多学科的综合治疗可能是这组患者预后较好的原因之一。与之相似,在 Kozak 等的研究中,大部分患者也在放疗前后接受了化疗,25 例 iCCA 患者的中位生存时间达 23 个月。相反,对于未行化疗的患者,中位生存时间为 10~15 个月。结合目前证据,SBRT 联合化疗的综合治疗模式可能给不可手术的 iCCA 患者带来更多获益,结合 SBRT 治疗时间短、患者依从性好的特点,未来可进一步探索 SBRT 与其他全身治疗手段联合应用的疗效。

总体而言,SBRT 治疗 iCCA 的疗效较好。目前的研究大多纳入了不可手术的初治或复发患者(表 5-0-1),在近期疗效方面,约 10% 的患者可达到 CR,35%~50% 的患者可达到 PR。长期疗效方面,1 年局部控制率为 60%~90%,中位生存时间为 10~23 个月。更精细的器官运动管理和与全身治疗的联合或许能够进一步提高疗效。根据目前的研究数据,SBRT 在不可手术 iCCA 中的疗效不劣于其他局部治疗手段,如介入(中位 OS 时间:12~30 个月)、射频消融(局部失败率:10%~35%)、放射栓塞(中位 OS 时间:15 个月)等,且其适用范围较其他局部治疗手段更广,是目前不可手术 iCCA 的主要局部治疗手段之一。

(二) SBRT 治疗 iCCA 的毒副反应

肝组织对于放射线的敏感性和肝脏的呼吸动度是对实施放射治疗的两项主要挑战。相较于传统常规分割放射治疗,SBRT 可在较少的分割次数内给予局部肿瘤高剂量照射,其剂量跌落快,可更好地保护正常组织。同时,先进的呼吸运动管理技术和图像引导放射治疗技术也使得治疗更为精准,正常组织受照剂量更小。在目前的报道中,iCCA 患者接受 SBRT 治疗后总体耐受良好,毒副反应可接受,但仍有一些报道值得我们关注。

Weiner 等于 2012—2014 年进行了一项 I / II 期临床研究,对 SBRT 治疗 HCC 和 iCCA 患者的毒副反应进行了详细报道。研究共纳入 26 例患者,12 例为 iCCA。入组患者 Child-Pugh 评分均小于 8 分,中位 GTV 体积为 107cm^3(范围:16.9~625.9cm^3),中位处方剂量为 55Gy(范围:40~55Gy)(95%PTV),分 5 次给予。结果显示,23.1% 的患者出现 3 级以上急性毒副反应(放疗后 60d 内),19.2% 的患者出现 3 级以上晚期毒副反应(放疗后 60d 后),大部分 3 级以上毒副反应为淋巴细胞减少和腹痛,34.6% 患者放疗后 Child-Pugh 评分升高 ≥ 2 分。该研究急性和晚期毒副反应的比例与既往研究相当,但肝功能下降的患者比例偏高,且有 2 例患者放疗后因肝衰竭死亡,该研究也因此提前关闭。既往接受过多程治疗、肝硬化患者比例高(58%)、GTV 体积偏大、未根据 Child-Pugh 评分个体化地制定放疗剂量等多种因素使得该组患者肝功能损伤更重,最终导致研究失败。结合既往文献和该研究的经验,使用 SBRT 治疗肝肿瘤时需要根据患者一般情况、肿瘤大小、肝功能情况等个体化地制定治疗计划,同时更好地进行患者筛选、日常管理和放疗质量控制,才能降低治疗风险,将局部控制转化为患者的生存获益。

胆道毒副反应是接受 SBRT 治疗的 iCCA 患者值得关注的问题之一。相较于 HCC 而言,iCCA 患者更易合并胆道梗阻,且胆道系统直接在照射范围内,SBRT 可进一步加重局部炎症和水肿,从而导致更严重的肝胆系统毒性,如胆道梗阻、狭窄、感染等。在 Osmundson 等和 Korak 等的研究中,分别有 65% 和 42.5% 的 CCA 患者(iCCA 患者为主)在治疗前行胆道支架置入。经过 SBRT 治疗后,分别有 55% 和 37.5% 的患者出现 3 级以上肝胆系统毒副反应。较高的支架置入率说明这两组患者在治疗前就存在梗阻或梗阻的危险因素,虽无法明确判断上述胆道毒性反应是肿瘤因素还是 SBRT 引起的,但在既往报道中,因恶性梗阻放置胆道支架的支架相关并发症发生率为 5%~15%,可推测 SBRT 确实在上述胆道毒副反应中发挥了作用。然而,在其他研究中并未发现如此高比例的胆道毒副反应报道(表 5-0-1),这可能与不同研究入组患者的异质性有关。在临床实践中,对已存在胆道狭窄、放置支架的 iCCA 患者行 SBRT 时应格外注意对中央肝胆管(central hepatobiliary tract,cHBT)的保护和剂量限制。对于肿瘤紧邻 cHBT 的情况,则需结合患者个体情况,在局部控制与毒副反应中做出取舍。

除此之外,对于接受二程放疗和肿瘤体积较大的患者需谨慎开展 SBRT 治疗。韩国学者 Jung 等于 2014 年回顾性分析了 58 例初治或复发的 CCA 使用 SBRT 治疗的结果,其中 33 例为 iCCA。该研究中,9 例患者既往接受过放射治疗,6 例患者两次照射野有重叠。结果显示,所有患者治疗期间的毒副反应均较轻,但治疗结束后有 3 例患者出现 3 级胃肠道溃疡或胆管炎,3 例患者出现 4 级胆管炎、胃穿孔、胆管狭窄。在这 6 例患者中,3 例既往接受过放射治疗,而另外 2 例肿瘤体积较大,分别为 350cm^3 和 534cm^3。因此,尽管 SBRT 可为 iCCA 带来良好的局部肿瘤控制,但不能忽视其毒副反应,尤其是对于接受二程放疗或肿瘤体积较大的患者。

总而言之,iCCA 患者接受 SBRT 治疗后常见毒副反应包括恶心、呕吐、消化道溃疡等胃肠道毒性,淋巴细胞、血小板减少等血液学毒性以及胆道狭窄、梗阻、感染、氨基转移酶升高等肝胆系统毒性,少数情况下可引起肝衰竭、胃肠道穿孔等严重并发症。在大多数报道中,SBRT 的毒副反应可耐受,3 级以上毒副反应发生率为 10%~20%。但是,在临床实践过程中,仍需注意根据患者情况个体化地制定 SBRT 计划,对正常器官进行严格的剂量限制并使用先进的运动管理技术来提高治疗准确性并减少正常组织受量,这样才能最大程度地减少毒副反应,提高长期疗效。

(三) SBRT 剂量及分割模式

目前,SBRT 治疗 iCCA 的标准剂量和分割模式仍缺乏共识,大部分研究所采用的剂量和分割模式遵循其中心内部的标准,但有部分研究对 BED 与预后的关系进行了探索。

中国台湾地区学者 Liu 等于 2017 年报道了一项 SBRT 治疗不可手术 CCA 的回顾性研究,共纳入 15 例 CCA 患者,其中 iCCA 患者 12 例,以 Ⅳ 期患者为主。对全组患者行中位剂量 45Gy/5f 的 SBRT 治疗后,中位生存时间为 12.6 个月,1 年 OS 率为 50.3%,1 年无野内失败生存率为 61.5%。进一步分析影响预后的因素发现,BED 为影响 OS 的唯一独立预后因素,接受 BED ≥ 75Gy 患者的 2 年 OS 率为 33.3%,而接受 BED<75Gy 患者的 2 年 OS 率

为 0。与之相似,Brunner 等也探索了 SBRT 剂量对于局部晚期 iCCA 和 eCCA 局部控制和总生存的影响,研究纳入 1999—2016 年多家中心的 64 例患者,共治疗 82 个病灶,其中肝内病灶占 50%。全组患者中位生存时间为 15 个月,3 年 OS 率为 21%。分析显示,BED 也是唯一影响 OS 和局部控制的因素,接受 BED>91Gy 的患者中位 OS 时间为 24 个月,2 年局部控制率为 80%,而接受 BED≤91Gy 的患者中位 OS 时间仅为 13 个月,2 年局部控制率为39%,同样提示更高的 BED 可带来局部控制和生存获益。

另外,Tao 等的研究使用 15~25 次的中等剂量分割模式治疗 iCCA,提示 BED>80.5Gy可提高局部控制率和 OS,尽管未使用大分割放疗,但同样也说明 iCCA 的局部肿瘤控制需要较高的剂量,与上述两项研究结论一致。

然而,2021 年发表的一项系统性综述显示,对于接受 SBRT 治疗的原发性肝癌,一定范围内的 BED 提升并不能转化为局部控制的获益。这项研究综合分析了 7 项 SBRT 治疗原发性肝癌研究的数据,作者尝试将 BED 截断值置于 60~180Gy,均未发现更高的 BED 可带来获益。但这项研究纳入的大部分患者为 HCC,iCCA 患者例数较少,HCC 和 iCCA 对放射治疗的敏感性有一定差异,因此,该研究的结果不能完全代表 SBRT 治疗 iCCA 的量 - 效关系。另外,原发性肝肿瘤的局部控制与肿瘤大小和是否接受其他治疗等因素也相关,系统性综述难以对其他因素进行分析,仍需大规模的个体数据对最优剂量和分割模式进行探讨。

目前,对于 iCCA 的 SBRT 剂量和分割模式暂无共识,大部分研究认为更高的 BED 可带来获益,但也有研究持反对意见。美国放射肿瘤学会(American Society for Radiation Oncology,ASTRO)指南对肝功能良好的 iCCA 患者推荐行 40~60Gy/3~5f 的照射,BED 为72~180Gy,结合目前证据,是安全可行的治疗方案。对于 iCCA 患者,未来还需要更大样本量的个体数据来探索 BED 与局部控制和 OS 之间的关系,从而进一步明确 SBRT 治疗 iCCA 的最佳剂量和分割模式。

(四) SBRT 靶区

对于 SBRT 的照射范围,Kozak 等对区域淋巴结引流区照射的必要性进行了分析。研究共纳入 40 例不可手术 iCCA 和 pCCA 患者,其中 25 例为 iCCA,大部分患者在放疗前接受过化疗、手术、射频消融、介入等治疗。中位处方剂量为 40Gy,分 1~5 次给予。随访 18 个月,全组患者中位 OS 时间为 23 个月,2 年 OS 率为 39%。在区域淋巴结复发方面,pCCA 患者 1 年区域淋巴结复发率为 24%,因此,作者认为放疗后区域淋巴结复发并不少见,可以考虑对区域淋巴结进行选择性照射。然而,鉴于目前关于 iCCA 放疗后区域淋巴结复发的数据极少,是否需要对淋巴结引流区进行预防有待更多证据支持。

考虑到 SBRT 通常单次剂量很高,淋巴结引流区通常紧邻胃肠道等重要危及器官,进行淋巴结引流区照射无疑会增大照射范围,增加正常组织受量和治疗风险。目前使用 SBRT治疗 iCCA 的研究均未进行预防性淋巴结引流区照射,且局部失败仍是 iCCA 的主要失败模式,故目前不推荐在 SBRT 治疗同时常规对淋巴结引流区进行照射。

(五) SBRT 与其他局部治疗的比较

除 SBRT 外,还有许多局部治疗手段适用于不可手术的 iCCA,如常规分割放射治疗、

RFA、TACE、HAIC 和钇 -90 放射栓塞治疗等。但在 iCCA 中比较不同局部治疗手段的研究极少，仅一项回顾性研究使用美国国家癌症数据库（National Cancer Database，NCDB）对比了 SBRT、常规分割同步放化疗和经动脉钇 -90 放射栓塞治疗在不可手术局部晚期 iCCA 中的疗效。研究纳入数据库中 2004—2014 年 141 例局部晚期 iCCA，SBRT 定义为放疗总剂量 ≥30Gy，分割次数 ≤5 次，同步放化疗定义为单次剂量<5Gy，且化疗在放疗开始 14d 内进行。SBRT 组纳入 27 例患者，同步放化疗组纳入 54 例患者，钇 -90 放射栓塞治疗组纳入 60 例患者。直接比较显示，SBRT 组的中位生存时间为 48 个月，放化疗组为 14 个月，而钇 -90 放射栓塞治疗组为 20 个月，SBRT 组的生存显著优于另外两组。然而，SBRT 组有 59.3% 为 T_1 病变、无血管侵犯，可能是 SBRT 组生存较好的部分原因。因此，作者进一步进行了多因素分析，矫正了 T 分期、血管侵犯、肿瘤病灶数以及是否接受化疗等因素，接受 SBRT 治疗仍是预后较好的独立影响因素。经过逆概率加权法平衡组间因素后，SBRT 组预后仍优于同步放化疗组，在数值上优于钇 -90 放射栓塞治疗组，但差异未达统计学意义。该研究表明，SBRT 相较于常规分割同步放化疗和钇 -90 放射栓塞治疗有潜在的优势，但仍需更多研究数据来验证。

目前缺乏 SBRT 与 TACE、HAIC、RFA 等其他局部治疗手段直接比较的研究，但在既往文献报道中，不同局部治疗手段的疗效差别不大，但适用范围有所不同。相对而言，SBRT 适用范围更广，可用于血供差、合并门脉癌栓不适宜行介入治疗或肿瘤体积大、邻近大血管不适宜行 RFA 的患者。另外，SBRT 具有治疗周期短、损伤小、更易与系统治疗结合等诸多特点，使之成为更有前景的局部治疗手段。因缺乏高级别证据，仍需进一步开展前瞻性研究比较不同治疗手段的疗效，并明确不同治疗模式适合的临床场景。

（六）总结

总体而言，SBRT 在 iCCA 中的应用仍缺乏高级别的证据，但现有证据表明 SBRT 治疗 iCCA 是安全、有效的。目前，大多数研究使用 SBRT 治疗不可手术或复发的 iCCA 患者，要求患者治疗前有较好的一般情况及肝功能储备。因肝肿瘤移动度大，多种运动管理和图像引导放射治疗技术已应用于 iCCA 的治疗，包括四维计算机断层扫描（four dimension-computed tomography，4D-CT）、屏气法、呼吸门控法、肿瘤实时追踪法等，这些先进的治疗技术可最大程度地保证治疗的精确性。在靶区方面，大部分研究采用 GTV 或内靶区（internal target volume，ITV）外扩 3~5mm 形成计划靶区（planning target volume，PTV），是否行淋巴结引流区预防性照射仍需更多数据来回答。剂量方面，大部分研究给予 30~60Gy，分 3~5 次进行，更高的 BED 可能带来获益，对于肿瘤体积较大、肝功能不佳的患者可考虑适当降低剂量。在疗效方面，局部控制率达 60%~90%，中位生存时间为 10~23 个月。在毒副反应方面，主要包括胃肠道、血液学和肝胆系统毒性，大部分研究中患者耐受好，3 级以上毒副反应为 10%~20%。与其他局部治疗手段相比，SBRT 具有适用范围广、治疗周期短、损伤小、更易与系统治疗结合应用的特点，在 iCCA 的治疗中具有很好的应用前景。今后需进一步评价 SBRT 治疗 iCCA 的疗效及毒副反应，进一步规范 SBRT 的剂量，并尝试与其他治疗手段，尤其是全身治疗手段联合应用来进一步提高 iCCA 的疗效。

── 参考文献 ──

［1］ SUNG H, FERLAY J, SIEGEL R L, et al. Global cancer statistics 2020: GLOBOCAN estimates of incidence and mortality worldwide for 36 cancers in 185 countries [J]. CA Cancer J Clin, 2021, 71 (3): 209-249.

［2］ FLORIO A A, FERLAY J, ZNAOR A, et al. Global trends in intrahepatic and extrahepatic cholangiocarcinoma incidence from 1993 to 2012 [J]. Cancer, 2020, 126 (11): 2666-2678.

［3］ ANTWI S O, MOUSA O Y, PATEL T. Racial, ethnic, and age disparities in incidence and survival of intrahepatic cholangiocarcinoma in the United States; 1995-2014 [J]. Ann Hepatol, 2018, 17 (4): 604-614.

［4］ KHAN S A, TAVOLARI S, BRANDI G. Cholangiocarcinoma: epidemiology and risk factors [J]. Liver Int, 2019, 39 Suppl 1: 19-31.

［5］ CHEN X X, YIN Y, CHENG J W, et al. BAP1 acts as a tumor suppressor in intrahepatic cholangiocarcinoma by modulating the ERK1/2 and JNK/c-Jun pathways [J]. Cell Death Dis, 2018, 9 (10): 1036.

［6］ YAMADA A, KOMAKI Y, KOMAKI F, et al. Risk of gastrointestinal cancers in patients with cystic fibrosis: a systematic review and meta-analysis [J]. Lancet Oncol, 2018, 19 (6): 758-767.

［7］ NAKANUMA Y, SATO Y, HARADA K, et al. Pathological classification of intrahepatic cholangiocarcinoma based on a new concept [J]. World J Hepatol, 2010, 2 (12): 419-427.

［8］ BANALES J M, MARIN J J G, LAMARCA A, et al. Cholangiocarcinoma 2020: the next horizon in mechanisms and management [J]. Nat Rev Gastroenterol Hepatol, 2020, 17 (9): 557-588.

［9］ ALVARO D, BRAGAZZI M C, BENEDETTI A, et al. Cholangiocarcinoma in Italy: a national survey on clinical characteristics, diagnostic modalities and treatment. Results from the "Cholangiocarcinoma" committee of the Italian Association for the Study of Liver disease [J]. Dig Liver Dis, 2011, 43 (1): 60-65.

［10］ SHINOJIMA Y, TOMA Y, TERUI T. Sweet syndrome associated with intrahepatic cholangiocarcinoma producing granulocyte colony-stimulating factor [J]. Br J Dermatol, 2006, 155 (5): 1103-1104.

［11］ HU L S, ZHANG X F, WEISS M, et al. Recurrence patterns and timing courses following curative-intent resection for intrahepatic cholangiocarcinoma [J]. Ann Surg Oncol, 2019, 26 (8): 2549-2557.

［12］ LI R, ZHANG X, MA K-S, et al. Dynamic enhancing vascular pattern of intrahepatic peripheral cholangiocarcinoma on contrast-enhanced ultrasound: the influence of chronic hepatitis and cirrhosis [J]. Abdom Imaging, 2013, 38 (1): 112-119.

［13］ BRIDGEWATER J, GALLE P R, KHAN S A, et al. Guidelines for the diagnosis and management of intrahepatic cholangiocarcinoma [J]. J Hepatol, 2014, 60 (6): 1268-89.

［14］ AMIN M B, EDGE S B, GREENE F L, et al. AJCC cancer staging manual [M]. Berlin: Springer International Publishing, 2017.

［15］ DE JONG M C, NATHAN H, SOTIROPOULOS G C, et al. Intrahepatic cholangiocarcinoma: an international multi-institutional analysis of prognostic factors and lymph node assessment [J]. J Clin Oncol, 2011, 29 (23): 3140-3145.

［16］ LIU J, ZHONG M, FENG Y, et al. Prognostic factors and treatment strategies for intrahepatic cholangiocarcinoma from 2004 to 2013: population-based SEER analysis [J]. Transl Oncol, 2019, 12 (11): 1496-1503.

［17］ MAVROS M N, ECONOMOPOULOS K P, ALEXIOU V G, et al. Treatment and prognosis for patients with intrahepatic cholangiocarcinoma: systematic review and Meta-analysis [J]. JAMA Surg, 2014, 149 (6): 565-574.

［18］ HYDER O, MARQUES H, PULITANO C, et al. A nomogram to predict long-term survival after resection for intrahepatic cholangiocarcinoma: an Eastern and Western experience [J]. JAMA Surg, 2014, 149 (5):

432-438.

［19］ TANG H, LU W, LI B, et al. Influence of surgical margins on overall survival after resection of intrahepatic cholangiocarcinoma: a meta-analysis [J]. Medicine, 2016, 95 (35): e4621.

［20］ TABRIZIAN P, JIBARA G, HECHTMAN J F, et al. Outcomes following resection of intrahepatic cholangiocarcinoma [J]. HPB (Oxford), 2015, 17 (4): 344-351.

［21］ SPOLVERATO G, KIM Y, ALEXANDRESCU S, et al. Management and outcomes of patients with recurrent intrahepatic cholangiocarcinoma following previous curative-intent surgical resection [J]. Ann Surg Oncol, 2016, 23 (1): 235-243.

［22］ EDELINE J, BENABDELGHANI M, BERTAUT A, et al. Gemcitabine and Oxaliplatin Chemotherapy or Surveillance in Resected Biliary Tract Cancer (PRODIGE 12-ACCORD 18-UNICANCER GI): A Randomized Phase Ⅲ Study [J]. J Clin Oncol, 2019, 37 (8): 658-667.

［23］ PRIMROSE J N, FOX R P, PALMER D H, et al. Capecitabine compared with observation in resected biliary tract cancer (BILCAP): a randomised, controlled, multicentre, phase 3 study [J]. Lancet Oncol, 2019, 20 (5): 663-673.

［24］ MA K W, CHEUNG T T, LEUNG B, et al. Adjuvant chemotherapy improves oncological outcomes of resectable intrahepatic cholangiocarcinoma: a meta-analysis [J]. Medicine, 2019, 98 (5): e14013.

［25］ REAMES B N, BAGANTE F, EJAZ A, et al. Impact of adjuvant chemotherapy on survival in patients with intrahepatic cholangiocarcinoma: a multi-institutional analysis [J]. HPB (Oxford), 2017, 19 (10): 901-909.

［26］ KE Q, LIN N, DENG M, et al. The effect of adjuvant therapy for patients with intrahepatic cholangiocarcinoma after surgical resection: a systematic review and meta-analysis [J]. PLoS One, 2020, 15 (2): e0229292.

［27］ GIL E, JOH J W, PARK H C, et al. Predictors and patterns of recurrence after curative liver resection in intrahepatic cholangiocarcinoma, for application of postoperative radiotherapy: a retrospective study [J]. World J Surg Oncol, 2015, 13: 227.

［28］ JIA A Y, WU J X, ZHAO Y T, et al. Intensity-modulated radiotherapy following null-margin resection is associated with improved survival in the treatment of intrahepatic cholangiocarcinoma [J]. J Gastrointest Oncol, 2015, 6 (2): 126-133.

［29］ ZHENG X, CHEN B, WU J X, et al. Benefit of adjuvant radiotherapy following narrow-margin hepatectomy in patients with intrahepatic cholangiocarcinoma that adhere to major vessels [J]. Cancer Manag Res, 2018, 10: 3973-3981.

［30］ LIN Y K, HSIEH M C, WANG W W, et al. Outcomes of adjuvant treatments for resectable intrahepatic cholangiocarcinoma: Chemotherapy alone, sequential chemoradiotherapy, or concurrent chemoradiotherapy [J]. Radiother Oncol, 2018, 128 (3): 575-583.

［31］ CHEN Y X, ZENG Z C, TANG Z Y, et al. Determining the role of external beam radiotherapy in unresectable intrahepatic cholangiocarcinoma: a retrospective analysis of 84 patients [J]. BMC Cancer, 2010, 10: 492.

［32］ YAMASHITA S, KOAY E J, PASSOT G, et al. Local therapy reduces the risk of liver failure and improves survival in patients with intrahepatic cholangiocarcinoma: a comprehensive analysis of 362 consecutive patients [J]. Cancer, 2017, 123 (8): 1354-1362.

［33］ KOAY E J, ODISIO B C, JAVLE M, et al. Management of unresectable intrahepatic cholangiocarcinoma: how do we decide among the various liver-directed treatments？[J]. Hepatobiliary Surg Nutr, 2017, 6 (2): 105-116.

［34］ HONG T S, WO J Y, YEAP B Y, et al. Multi-institutional phase Ⅱ study of high-dose hypofractionated proton beam therapy in patients with localized, unresectable hepatocellular carcinoma and intrahepatic cholangiocarcinoma [J]. J Clin Oncol, 2016, 34 (5): 460-468.

[35] SMART A C, GOYAL L, HORICK N, et al. Hypofractionated radiation therapy for unresectable/locally recurrent intrahepatic cholangiocarcinoma [J]. Ann Surg Oncol, 2020, 27 (4): 1122-1129.

[36] TAO R, KRISHNAN S, BHOSALE P R, et al. Ablative radiotherapy doses lead to a substantial prolonga- tion of survival in patients with inoperable intrahepatic cholangiocarcinoma: a retrospective dose response analysis [J]. J Clin Oncol, 2016, 34 (3): 219-226.

[37] SIEGHART W, HUCKE F, PECK-RADOSAVLJEVIC M. Transarterial chemoembolization: modalities, indication, and patient selection [J]. J Hepatol, 2015, 62 (5): 1187-1195.

[38] KIM J H, WON H J, SHIN Y M, et al. Radiofrequency ablation for recurrent intrahepatic cholangiocarci- noma after curative resection [J]. Eur J Radiol, 2011, 80 (3): e221-e225.

[39] MOULI S, MEMON K, BAKER T, et al. Yttrium-90 radioembolization for intrahepatic cholangiocarci- noma: safety, response, and survival analysis [J]. J Vasc Interv Radiol, 2013, 24 (8): 1227-1234.

[40] VALLE J, WASAN H, PALMER D H, et al. Cisplatin plus gemcitabine versus gemcitabine for biliary tract cancer [J]. N Engl J Med, 2010, 362 (14): 1273-1281.

[41] ECKEL F, SCHMID R M. Chemotherapy in advanced biliary tract carcinoma: a pooled analysis of clinical trials [J]. Br J Cancer, 2007, 96 (6): 896-902.

[42] VALLE J W, FURUSE J, JITLAL M, et al. Cisplatin and gemcitabine for advanced biliary tract cancer: a meta-analysis of two randomised trials [J]. Ann Oncol, 2014, 25 (2): 391-398.

[43] KELLEY R K, BRIDGEWATER J, GORES G J, et al. Systemic therapies for intrahepatic cholangiocarci- noma [J]. J Hepatol, 2020, 72 (2): 353-363.

[44] KIM Y I, PARK J W, KIM B H, et al. Outcomes of concurrent chemoradiotherapy versus chemotherapy alone for advanced-stage unresectable intrahepatic cholangiocarcinoma [J]. Radiat Oncol, 2013, 8: 292.

[45] CRANE C H, MACDONALD K O, VAUTHEY J N, et al. Limitations of conventional doses of chemora- diation for unresectable biliary cancer [J]. Int J Radiat Oncol Biol Phys, 2002, 53 (4): 969-974.

[46] ROBERTS H J, WO J Y. Stereotactic body radiation therapy for primary liver tumors: An effective liver- directed therapy in the toolbox [J]. Cancer, 2022, 128 (5): 956-965.

[47] TSE R V, HAWKINS M, LOCKWOOD G, et al. Phase Ⅰ study of individualized stereotactic body radio- therapy for hepatocellular carcinoma and intrahepatic cholangiocarcinoma [J]. J Clin Oncol, 2008, 26 (4): 657-664.

[48] SHEN Z T, ZHOU H, LI A M, et al. Clinical outcomes and prognostic factors of stereotactic body radia- tion therapy for intrahepatic cholangiocarcinoma [J]. Oncotarget, 2017, 8 (55): 93541-93550.

[49] MAHADEVAN A, DAGOGLU N, MANCIAS J, et al. Stereotactic body radiotherapy (SBRT) for intrahe- patic and hilar cholangiocarcinoma [J]. J Cancer, 2015, 6 (11): 1099-1104.

[50] IBARRA R A, ROJAS D, SNYDER L, et al. Multicenter results of stereotactic body radiotherapy (SBRT) for non-resectable primary liver tumors [J]. Acta Oncol, 2012, 51 (5): 575-583.

[51] JUNG D H, KIM M S, CHO C K, et al. Outcomes of stereotactic body radiotherapy for unresectable primary or recurrent cholangiocarcinoma [J]. Radiat Oncol J, 2014, 32 (3): 163-169.

[52] WEINER A A, OLSEN J, MA D, et al. Stereotactic body radiotherapy for primary hepatic malignancies- Report of a phase Ⅰ/Ⅱ institutional study [J]. Radiother Oncol, 2016, 121 (1): 79-85.

[53] LIU M Y, LO C H, LIN C S, et al. Stereotactic ablative radiotherapy for patients with unresectable or medically inoperable cholangiocarcinoma [J]. Tumori, 2017, 103 (3): 236-241.

[54] KOZAK M M, TOESCA DA S, VON EYBEN R, et al. Stereotactic body radiation therapy for cholangio- carcinoma: optimizing locoregional control with elective nodal irradiation [J]. Adv Radiat Oncol, 2020, 5

(1): 77-84.

［55］ HAN K, KO H K, KIM K W, et al. Radiofrequency ablation in the treatment of unresectable intrahepatic cholangiocarcinoma: systematic review and meta-analysis [J]. J Vasc Interv Radiol, 2015, 26 (7): 943-948.

［56］ OSMUNDSON E C, WU Y, LUXTON G, et al. Predictors of toxicity associated with stereotactic body radiation therapy to the central hepatobiliary tract [J]. Int J Radiat Oncol Biol Phys, 2015, 91 (5): 986-994.

［57］ FRAKES J T, JOHANSON J F, STAKE J J. Optimal timing for stent replacement in malignant biliary tract obstruction [J]. Gastrointest Endosc, 1993, 39 (2): 164-167.

［58］ PISTERS P W, HUDEC W A, LEE J E, et al. Preoperative chemoradiation for patients with pancreatic cancer: toxicity of endobiliary stents [J]. J Clin Oncol, 2000, 18 (4): 860-867.

［59］ BRUNNER T B, BLANCK O, LEWITZKI V, et al. Stereotactic body radiotherapy dose and its impact on local control and overall survival of patients for locally advanced intrahepatic and extrahepatic cholangiocarcinoma [J]. Radiother Oncol, 2019, 132: 42-47.

［60］ OHRI N, TOMÉ W A, MÉNDEZ ROMERO A, et al. Local control after stereotactic body radiation therapy for liver tumors [J]. Int J Radiat Oncol Biol Phys, 2021, 110 (1): 188-195.

［61］ APISARNTHANARAX S, BARRY A, CAO M, et al. External beam radiation therapy for primary liver cancers: an ASTRO clinical practice guideline [J]. Pract Radiat Oncol, 2022, 12 (1): 28-51.

［62］ SEBASTIAN N T, TAN Y, MILLER E D, et al. Stereotactic body radiation therapy is associated with improved overall survival compared to chemoradiation or radioembolization in the treatment of unresectable intrahepatic cholangiocarcinoma [J]. Clin Transl Radiat Oncol, 2019, 19: 66-71.

第六章
肝癌体部立体定向放射治疗临床实践

第一节
放射治疗适应证

选择适宜的肝癌患者进行体部立体定向放射治疗（stereotactic body radiotherapy，SBRT），不仅关乎能否实现有效、低毒的治疗目的，亦关乎后续治疗能否按时顺利实施。适合治疗与否需要考虑以下六大类要素：患者自身状况（如年龄、一般状态）、肿瘤相关要素（如病变大小、分期）、肝脏储备情况、通用化验指标情况、既往治疗史和具体实施条件。

一、患者自身情况

1. 年龄　因未成年人肝癌发病率较低且相关报道较少，且儿童肿瘤的处理有其特殊的原则，因此多数研究的入组条件为 18 岁以上患者。对于老年患者，虽有个别研究将年龄上限定为 70 岁，但随着人均寿命的延长，制约治疗实施的往往是老年性疾病而非年龄本身，且不可手术的早期患者中不乏老年人，因此，高龄不应作为 SBRT 的排除标准。

2. 一般状况评分　与多数肿瘤类似，东部肿瘤协作组（Eastern Cooperative Oncology Group，ECOG）评分 0~2 分是可耐受放射治疗的基本条件。

二、肿瘤相关要素

通常推荐进行 SBRT 治疗的患者为不可手术但预期生存>3 个月者，而不可手术的原因可以是病变位置特殊、高龄、严重内科合并症或患者意愿等。

尽管既往有学者在设计研究时将病灶 1~5 个、最大径 ≤5~10cm 或计划靶区（planning target volume，PTV）体积 ≤120ml 作为限定依据，但后续的临床试验和真实世界的实践并未完全遵循这一原则，也可取得不错的疗效。美国国立综合癌症网络指南同样认为体积较大的肝癌也可考虑 SBRT 治疗，而不局限于特定的肿瘤大小，但其前提是有足够的剩余正常肝体积，剩余正常肝体积 ≥700ml 是目前比较一致的推荐标准。

三、患者肝脏储备情况

肝癌患者多数伴有肝硬化，Child-Pugh 肝功能分级是肝硬化、肝脏储备量化的分级标准，对肝癌 SBRT 人群筛选有特殊意义。现有文献报道中接受 SBRT 治疗的患者多数为 Child-Pugh A 级。对于 Child-Pugh B 级 7 分的患者，多数研究认为若经过严格的计划设计和剂量限制，SBRT 也有一定的可行性。很少研究探索 Child-Pugh B 级 8 分患者使用 SBRT 的情况，但已有研究发现 Child-Pugh 评分 ≥8 分的患者在进行 SBRT 治疗后出现严重肝功能受损的风险显著增加，故不予以推荐。

四、通用化验指标

对于放射治疗实施的基础条件,通用的化验指标标准如下所述,考虑到肝癌患者可合并肝功能异常,因此在肝功能方面可适度放宽标准,但在临床实践中需要统筹考虑,确保治疗的安全。

1. **肝功能**　丙氨酸氨基转移酶(alanine aminotransferase,ALT)、天冬氨酸氨基转移酶(aspartate transaminase,AST)在正常值上限 2.5 倍以内;或 ALT 为正常上限 1.5 倍以内,AST 可为正常上限 6 倍以内,排除心脏梗死所致的 AST 升高。也有文献将标准放宽至 ALT、AST 为正常值上限的 5~6 倍以内,为确保安全性,我们仍推荐遵守正常值上限 2.5 倍以内这一标准。总胆红素(total bilirubin,TBIL)在正常值上限 3 倍以内。

2. **肾功能**　肌酐、尿素氮在正常值上限 2.5 倍以内。

3. **血常规**　中性粒细胞绝对计数 $\geqslant 1.0 \times 10^9/L$,血红蛋白 $\geqslant 90g/L$,血小板计数 $\geqslant 50 \times 10^9/L$。

4. **凝血功能**　国际标准化比值 <1.3~1.5,或凝血酶原时间/国际标准化比值 >2.2。

5. **其他**　白蛋白 $\geqslant 28g/L$。

五、既往治疗史

对于经导管动脉化疗栓塞(transcatheter arterial chemoembolization,TACE)治疗的患者,部分学者认为若在 TACE 治疗后进行 SBRT,则 SBRT 应至少与 TACE 间隔 4 周。但也有不同意见,有国内研究显示,在 TACE 治疗后 2~3 周进行 SBRT 治疗,其毒副反应与同期仅行 SBRT 未行 TACE 治疗者无显著差异。

对于抗肿瘤药物,有研究要求使用索拉非尼等药物治疗者需在停药 1 周后开始 SBRT 治疗。而根据中国医学科学院肿瘤医院 2021 年在美国放射治疗年会的报道,放射治疗联合索拉非尼能取得很好的安全性。国内也有机构开展了 SBRT 联合索拉非尼、免疫检查点抑制剂、介入等综合治疗,但缺少对治疗细节的描述。因此,建议根据患者全身状况以及肿瘤与胃肠道的位置关系进行个体化决策。

对于有腹部放射治疗史的患者,能否进行二次放疗需要结合间隔时间、两次治疗的位置关系和正常组织的限量等进行综合评判。

六、具体实施条件

因 SBRT 治疗全程均需要进行图像引导,因此肿瘤组织周围植入金属标记者或 TACE 治疗后可见碘油沉积者在识别肿瘤范围上具有一定的优势。鉴于磁共振的显影优势,若可行磁共振引导放射治疗也是较好的选择。当然,SBRT 的实施还有严格的技术和流程要求,这部分内容将在其他章节详细阐述。

参考《中国原发性肝细胞癌放射治疗指南(2020 年版)》,总体而言,肝癌 SBRT 适应证包括:①中国肝癌分期(China Liver Cancer Staging,CNCL)Ⅰa、部分Ⅰb 期 HCC 患者,尤其是小肝癌(最大径≤5cm)患者。②无手术或消融治疗适应证,或患者高龄或因严重合并症等无法耐受手术或消融治疗,或患者不愿接受有创性治疗,以及经过其他治疗后残留和复发的 HCC。③患者肿瘤最大径>3cm,位于膈下或邻近大血管、中央胆道系统、心脏等部位,或肿瘤在超声下不可视,这类情况下 SBRT 是局部消融治疗的有效替代手段。④有肝外转移的 CNLC Ⅲb 期 HCC 患者,出现淋巴结转移,肺、骨、肾上腺和脑等转移时,放疗可以缓解症状;寡转移病灶也可以行 SBRT 控制局部病灶。⑤预期生存时间大于 3 个月。⑥ ECOG 评分 0~2 分。⑦正常肝体积≥700ml。⑧ Child-Pugh 分级:Child-Pugh A5、A6、B7 级。⑨肝功能:ALT、AST 为正常上限 2.5 倍以内;或 ALT 为正常上限 1.5 倍以内,AST 可为正常上限 6 倍以内,排除心脏梗死所致 AST 升高。⑩ TBIL 为正常上限 3 倍以内。⑪肾功能:肌酐、尿素氮为正常值上限 2.5 倍以内;⑫血常规指标:血红蛋白≥80~90g/L,中性粒细胞绝对计数≥1.0×10^9/L,血小板计数≥50×10^9/L;⑬凝血功能:国际标准化比值<1.3~1.5。

对于以下情形的患者,建议避免或慎重评估后再行 SBRT:①既往接受过腹部放疗、肝移植术后;②过去 6 个月内有消化道出血病史、临床诊断为肝性脑病;③有明显症状的中重度腹水或胸水。

因大部分肝癌需要综合治疗,涉及多种治疗的前后衔接,因此建议在有条件的单位经多学科诊疗团队的综合评估后实施 SBRT。

国际上部分重要研究的入组标准及剂量分割总结见表 6-1-1。

表 6-1-1　SBRT 治疗 HCC 部分研究的入组标准及剂量分割

研究者 (发表年份)	入组标准	SBRT 剂量分割
Price 等(2012)	最大径≤6cm 的孤立肿瘤 3 个以内的多灶病变,最大径之和≤6cm 无腹水,Child Pugh A~B 级 肝硬化代偿期	8~16Gy×3~5f
Shui 等(2018)	癌栓累及主干和/或第一分支、不适合手术或 TACE 者 ECOG 评分 0~2 分 无难治性腹水 Child-Pugh A、B 或 C 级[#](体力状况良好者) 既往无肝脏放疗史 未受累的肝体积≥700ml	5~10Gy×5f(95%PTV)
Dewas 等(2012)	WHO 评分<3 分 肝内≤2 处病变 Child Pugh A~B 级	9~15Gy×2~3f(95%PTV)

续表

研究者 （发表年份）	入组标准	SBRT 剂量分割
Kumar 等 （2021）	剩余肝体积 ≥ 700ml ECOG 评分 0~2 分 Child Pugh 评分 ≤ 7 分 总胆红素水平 <3mg/dl 无急性病毒性肝炎 PLT ≥ 50 × 10^9/L ALT、AST ≤ 5 倍 × 正常上限 PT/INR ≤ 2.2 白蛋白 ≥ 2.8mg/dl 既往无肝脏放疗史	35~54Gy/5~6f（95%PTV）
Bujold 等（2013）	年龄 ≥ 18 岁 预期生存时间 >12 周 剩余肝体积 ≥ 700~800ml ECOG 评分 ≤ 2 分 Child Pugh A 级 TBIL ≤ 3~4 倍 × 正常值上限 ALT、AST ≤ 6 倍 × 正常值上限 INR<1.3~1.5（除非正在接受口服抗凝药物治疗） Hb ≥ 90g/L,PLT ≥ 50 × 10^9/L,NEUT ≥ 1.0 × 10^9/L	4~9Gy × 6f（60%~80% 等剂量线）
Lo 等（2017）	BCLC 分期 C 期 ECOG 评分 0~2 分 Child Pugh A~B 级 剩余肝体积 ≥ 700ml 3 个月内无局部治疗	25~60Gy/4~6f（62%~83% 等剂量线）
Facciuto 等 （2012）	年龄 >18 岁 Child Pugh A~B 级 AJCC 分期 Ⅰ、Ⅱ 期（第 7 版） 无肝外弥漫转移	7Gy × 4f 12~18Gy × 2f
Culleton 等 （2014）	Child-Pugh B 级 7~8 分 KPS 评分 > 60 分 不适宜手术或者肝移植 最大径 <10cm 病灶数 <5 个 剩余肝体积 >700ml Hb >90g/L,PLT >50 × 10^9/L ALT、AST<6 倍 × 正常值上限 TBIL<4 倍 × 正常值上限 INR <1.5 或者可经维生素 K 纠正	5Gy × 6f（95%PTV）

续表

研究者 (发表年份)	入组标准	SBRT 剂量分割
Que 等(2020)	不可切除者 ECOG 评分 ≤ 2 分 Child Pugh A~B 级 既往无肝脏放疗史 剩余肝体积 ≥ 700ml	8Gy × 5f(70%~96% 等剂量线)
Andolino 等 (2011)	不可切除者 ECOG 评分 ≤ 2 分 Child Pugh A~B 级 剩余肝体积 ≥ 700ml	16Gy × 3f(Child-Pugh A 级者) 8Gy × 5f(Child-Pugh B 级者) (80% 等剂量线)
Durand- Labrunie 等 (2020)	不可切除者 ECOG 评分 0~1 分 Child Pugh A 级 最大径 1~6cm	15Gy × 3f(80% 等剂量线)

　　SBRT:体部立体定向放射治疗;HCC:肝细胞癌;ALT:丙氨酸氨基转移酶;AST:天冬氨酸氨基转移酶;BCLC:巴塞罗那分期;ECOG:东部肿瘤协作组;INR:国际标准化比值;KPS:卡氏功能状态评分;PLT:血小板;PT:凝血酶原时间;TACE:经导管动脉化疗栓塞;Hb:血红蛋白;TBIL:总胆红素;PTV:计划靶区。[#]尽管个别研究入组标准中纳入了Child Pugh C 级患者,但对该部分患者暂不作为常规推荐。

第二节 →
放射治疗前准备

　　在进行肝癌体部立体定向放射治疗之前,要进行诊断分期及肝功能分级等一系列检查,同时还要对患者的合并症进行积极的处理,目的是明确患者的诊断分期、是否符合肝癌SBRT 的适应证,并通过对症支持治疗增强患者对 SBRT 的耐受性,减低放疗相关毒副反应。

一、放射治疗前需完善的相关项目

(一)病史采集确认
包括肝癌相关的局部和全身症状,如合并症、肝炎病史、饮酒、用药史等。

(二)体格检查
查体要注意肝硬化、门脉高压体征以及腹部包块。明确肝脏、脾脏有无增大,有无腹水、下肢水肿、腹壁静脉曲张,皮肤、巩膜有无黄染,有无肝掌、蜘蛛痣等。

（三）辅助检查

1.实验室检查

（1）血常规:了解有无贫血、白细胞增高、血小板减少,并及时纠正。

（2）血生化:重点关注有无丙氨酸氨基转移酶、天冬氨酸氨基转移酶及胆红素升高,有无低白蛋白血症,有无肾功能损害及电解质紊乱。

（3）凝血功能:用于评估肝功能状态及机体凝血功能。

（4）病毒指标:明确患者是否感染肝炎病毒以及感染的类型。

（5）乙型肝炎病毒 DNA（hepatitis B virus deoxyribonucleic acid,HBV-DNA）扩增定量检测:了解 HBV-DNA 在体内的复制情况,指导抗病毒治疗。

（6）丙型肝炎病毒 RNA（hepatitis C virus ribonucleic acid,HCV-RNA）定量检测:针对HCV 相关肝炎患者检测,指导抗病毒治疗。

（7）肿瘤标志物:用于协助诊断与动态评估疗效。常用的肿瘤标志物有甲胎蛋白（alpha-fetoprotein,AFP）、异常凝血酶原（PIVKA-Ⅱ）、癌胚抗原（carcinoembryonic antigen,CEA）、糖类抗原 19-9（carbohydrate antigen 19-9,CA19-9）等。肿瘤标志物的联合检测结果对诊断更有意义。① AFP:广泛应用于肝细胞癌的诊断及疗效评价。在排除妊娠、生殖腺胚胎瘤及活动性肝病的基础上,AFP>400ng/ml 对肝癌的诊断具有重要价值。但约有 30% 的患者 AFP 不高,可通过检测 AFP 异质体协助诊断。② PIVKA-Ⅱ:诊断肝癌有较高的敏感性与特异性。AFP 阴性的患者,PIVKA-Ⅱ 也可呈阳性。两者联合检测用于肝癌的诊断。③ CEA:消化道恶性肿瘤患者的血清 CEA 常升高,尤其是空腔脏器的 CEA 升高较明显。肝转移瘤患者的血清 CEA 升高水平较原发性肝脏恶性肿瘤患者显著。因此,血清 CEA 有助于鉴别肝转移瘤与原发性肝脏恶性肿瘤。④ CA19-9:其由消化道肿瘤细胞分泌,30%~50% 的肝癌可表达。肝内胆管细胞癌 CA19-9 常呈阳性。

（8）尿常规:了解机体的代谢情况、肾功能。重点关注尿胆原、胆红素、尿蛋白等指标。

（9）便常规:了解患者有无便潜血阳性,阳性者应警惕消化道出血。

2.影像学检查　为明确肝内恶性肿瘤的性质、范围及分期,需要综合运用多种影像学检查手段,并结合患者的病史及实验室检验结果。肝细胞癌的影像学特征为"快进快出"的强化方式。肝内胆管细胞癌为少血供肿瘤,增强扫描呈延迟不均匀强化,需与少血供的肝细胞癌鉴别。肝转移瘤典型的影像学表现为病灶周围环形强化,呈"牛眼征"。

（1）超声/超声造影检查:超声检查可早期发现肝内病灶,初步判断良恶性。超声造影检查有助于了解病灶的血供状态,判断病灶的良恶性,鉴别肝脏恶性肿瘤的性质。

（2）颈胸腹盆增强 CT 检查:对于明确诊断及分期具有重要价值。肝癌最易发生肝内转移,其次是肺转移。治疗前进行颈胸腹盆部的增强 CT 检查有助于明确有无肝内转移、淋巴结转移或远处转移（肺、骨、肾上腺等）。对于可疑肝内转移应进一步行肝脏增强 MRI 明确诊断。

（3）肝脏多参数增强 MRI 检查:为诊断肝癌的优选检查手段,用于明确病灶的大小及范围,其对 2cm 以下的病灶的检出率要优于动态增强 CT,并可明确有无门脉癌栓、肝静脉癌栓、胆管癌栓等。

(4)肝脏细胞特异性对比剂(普美显)增强 MRI:有助于检出肝内最大径<1cm 的病灶。肝细胞癌的典型表现为动脉期明显强化,门脉期强化低于肝实质,肝胆特异期强化呈明显低信号。但对于分化较好的小肝癌,肝胆特异期可呈稍高信号。

(5)骨扫描:明确是否发生骨转移。

(6)PET/CT 检查:对明确分期有较大价值,但在鉴别肝内病灶性质方面价值较局限。

(7)内镜检查:若肝内病灶紧邻胃或十二指肠,要严格评估胃肠道的功能,胃镜检查可排除患者有无食管胃底静脉曲张、门脉高压性胃病、十二指肠溃疡等。对于便血 / 便潜血阳性 / 有腹部不适症状的患者可考虑行纤维结肠镜检查,排除消化道出血。

(8)肾图:若肝内病灶紧邻右侧肾脏,除血液学评估肾功能外,必要时可行肾图检查进一步评估肾功能。

3. 肝穿刺活检　对于明确病灶性质、组织学类型及分化程度等有很高的应用价值。可在超声或 CT 引导下用 18G 或 16G 肝穿刺空心针进行活检。在穿刺前应检查血小板及出凝血功能,对于有严重出血倾向者,谨慎行肝穿刺活检。此外,应警惕肝穿刺活检发生针道转移。穿刺路径应尽可能经过正常肝脏组织,避免直接穿刺肝脏表面结节。穿刺部位应选择影像学检查显示的肿瘤活跃的肿瘤内和肿瘤旁。

二、患者全身情况、肝功能的评估及要求

(一)患者全身情况

治疗前必须了解患者的全身状况,包括年龄、KPS 评分(表 6-2-1)或 ECOG 评分(表 6-2-2)、血液学化验(包括血常规、肝功能、肾功能、凝血功能)、检查结果(胃肠道功能、TNM 分期)等,此外特别应了解患者有无内科伴随疾病(如糖尿病等),以便评估患者是否可耐受 SBRT 治疗,为处方剂量设定及计划设计提供参考依据,并预测治疗后疗效及可能的并发症。

表 6-2-1　KPS 评分标准

分值	患者身体状况
100	正常、无症状和体征
90	能进行正常活动,有轻微症状和体征
80	勉强可进行正常活动,有一定症状和体征
70	生活可自理,但不能维持正常活动或工作
60	有时需人扶助,但大多数时间可自理
50	常需人照顾
40	生活不能自理,需特别照顾

分值	患者身体状况
30	生活严重不能自理
20	病重,需住院积极治疗
10	病危,临近死亡
0	死亡

表 6-2-2　ECOG 评分标准

级别	症状
0	无症状,活动没有影响
1	有症状,但几乎完全可自由活动
2	有时卧床,但白天卧床时间不超过 50%
3	需要卧床,卧床时间超过 50%
4	卧床不起

ECOG:东部肿瘤协作组。

(二)肝功能的评估

建议根据 Child-Pugh 肝功能分级标准(表 3-1-1)进行肝功能评估。

(三)要求

1. 全身状况较好、KPS 评分>70 分或 ECOG 评分 0~2 分、肝功能基本正常、肝硬化不明显、无远处转移的肝癌患者可行根治性 SBRT 治疗。对于肝外病灶控制稳定的肝转移瘤患者,也可行 SBRT 治疗。

2. Child-Pugh A 级、B 级 7 分以下的患者可行 SBRT。具体请参照本章第一节内容。

3. 对于合并糖尿病的患者,应严格限制正常肝组织的受照剂量。

三、患者合并症的处理

(一)一般处理

治疗前有贫血、血小板减少的患者应及时纠正。对于轻度贫血者,可口服药物进行治疗。血小板$<75 \times 10^9$/L,给予重组人白细胞介素 -11 或重组人血小板生成素或促血小板生成素受体激动剂。对于发热的患者,寻找病因,对症处理。

(二)保肝治疗与营养支持治疗

保肝治疗与营养支持治疗为肝癌的基础治疗措施。选用保肝药物要综合考虑患者的肝功能状态、药物的毒副反应、放疗方案等。通常选用 2~3 种保肝药物联合治疗。常用的保肝药物有多烯磷脂酰胆碱、熊去氧胆酸、甘草酸苷等。

对于营养不良的肝癌患者,应鼓励其通过胃肠途径补充营养,进食高蛋白、富含维生素、高碳水化合物、低脂肪、易消化的食物。对于严重食欲不佳患者,鼓励其少食多餐,进食半流质、流质食物,必要时食用肠内营养制剂。

(三) 抗病毒治疗

我国肝癌的发生与 HBV、HCV 肝炎病毒感染密切相关,抗肝炎病毒治疗可以改善肝硬化、延长肝癌患者生存期。因此,合并 HBV、HCV 感染的肝癌患者治疗前后必须抗病毒治疗。

目前,抗 HBV 药物只能抑制细胞质中的病毒复制,不能抑制细胞核中的 HBV-DNA,因此,合并 HBV 感染者应长期进行抗病毒治疗。目前常用药物为核苷(酸)类似物,包括恩替卡韦、替诺福韦酯或丙酚替诺福韦等。

对于 HCV 相关肝炎,只要 HCV-RNA 阳性,则应直接行抗病毒治疗或者聚乙二醇干扰素 -α 联合利巴韦林抗病毒治疗。

(四) 腹水

根据欧洲肝病学会腹水分级,1 级腹水(仅通过超声检测到少量腹水)无须治疗;对于 2 级腹水(可见对称性腹部膨隆的中量腹水),应合理限盐(4~6g/d)并应用利尿药物(螺内酯和 / 或呋塞米),避免使用肾毒性药物。对于 3 级腹水(可见显著腹部膨隆的大量或严重腹水),放腹水,并限钠和利尿。

(五) 肾损伤

治疗关键是预防、及时纠正低血容量、控制感染、避免使用肾毒性药物等。

(六) 高胆红素血症

高胆红素血症的发生可能以肝细胞性因素为主导,多种混合性因素所致。在抗病毒、纠正低白蛋白血症的基础上,应用促进胆红素排泄的保肝药物,如思美泰、熊去氧胆酸等。

(七) 肝性脑病

肝性脑病是肝硬化肝癌患者肝功能失代偿的严重并发症,与肝癌患者死亡具有独立相关性。早期识别、及时治疗是关键。治疗原则为:综合治疗(祛除诱因、降低血氨)及预防并发症。

(八) 消化道出血

对于有门脉高压性胃病的患者,应常规给予质子泵抑制剂进行抑酸治疗,可选用的药物有奥美拉唑、雷贝拉唑等。对于急性静脉曲张破裂出血的患者,可行内镜下介入治疗。

第三节 →
模拟定位和图像融合

精准定位是精准放射治疗流程的起始点,也是临床影像数据流的锚点。肝癌体部立体定向放射治疗(stereotactic body radiotherapy,SBRT)在患者呼吸运动管理、多模态成像等方面有着严格的要求,模拟定位的临床实践也因此存在一定特殊性,按照操作内容可大体分为体位固定、计算机断层扫描(computed tomography,CT)模拟定位、磁共振成像(magnetic resonance imaging,MRI)模拟定位和图像融合 4 个步骤,本节将按照操作前准备、关键步骤与要点、注意事项对各步骤依次展开描述。

需要指出的是,部分临床机构会将患者体位固定和 CT 模拟定位合并进行,将图像融合视为靶区勾画的预处理工作,本节仅做实践操作描述,不对个别流程做刻意限定或区分。

一、体位固定

肝癌 SBRT 通常采用仰卧位,使用真空垫等装置进行体位固定。为提高呼吸运动管理和胃肠管理的有效性以及体位的一致性,患者宣教是非常有必要的。

(一)体位固定前准备

评估患者的身体状况、表达能力、行动能力等,确定合适的体位固定方式。对患者进行必要的宣教,充分告知体位固定的目的、大体流程、饮食禁忌、胃肠准备、着装要求等,以期得到患者的配合。为了减少胃部充盈对肝脏的挤压作用,建议患者至少空腹 4h。若采用屏气法、呼吸门控法等呼吸运动管理手段,嘱咐患者开展相应的呼吸训练。

定位当天,逐一确认各项医嘱信息,向患者说明体位固定的大体流程、体位要领与注意事项,嘱咐患者平稳呼吸、安抚患者的紧张情绪。

(二)体位固定装置制作

肝癌 SBRT 有多种体位固定装置可供选择,包括热塑膜、真空垫、塑形垫、发泡胶、定位框架等,具体视患者体征、呼吸运动管理和计划与治疗流程的要求而定。体位固定装置制作时,应严格遵守相关标准操作流程(standard operation procedure,SOP)。

制作热塑膜时,应根据患者体格选择合适的头枕型号,并根据身高调整头枕位置,双手交叉置于胸前或前额。热塑膜塑形时,两名技师分列患者两侧,同时均匀牵拉热塑膜固定边框,快速固定于体板卡槽中,注意上下界塑形,女性患者可塑出乳腺形状,以避免对乳腺造成挤压。根据室温和热塑膜使用要求确定塑形时间,塑形结束后摘下热塑膜,应进行再次固定以验证热塑膜制作是否合适,并于醒目位置标注患者信息、体位信息、卡槽位置等(图 6-3-1)。

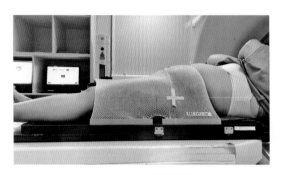

图 6-3-1　热塑膜固定

　　制作真空垫时,应尽量使患者位居真空垫正中,边塑形边抽真空,抽真空中途应暂停 2~3 次,使真空所形成的应力充分传导(图 6-3-2),避免后期变形。塑形时应使真空垫与患者腰部、肩部等位置的生理曲线充分贴合。制作完成后,应注意妥善保存,避免挤压与划伤。塑形垫的制作过程与真空垫大体类似。而发泡胶由于原料成分呈液态,要求患者在固化成型前保持静止,推荐进行患者训练,以期一次塑形成功。

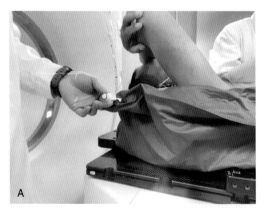 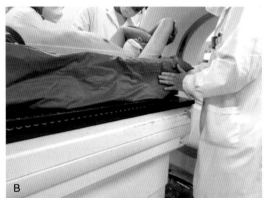

图 6-3-2　真空垫塑形
A、B 治疗师指导患者固定体位,进行真空垫塑形。

　　立体定向固定框架是专为 SBRT 治疗研制的,其即用性强,能较好地兼容多种腹部压迫装置。使用时应根据患者的体格特征和体位要求选择合适组件,并对患者信息、组件型号和位置等信息做详细记录,避免混用。

　　腹部压迫是肝癌 SBRT 常用的呼吸运动管理方式。常见的压迫装置有腹压板和腹压带。压迫装置通常与真空垫、塑形垫、固定框架搭配使用,临床操作时应根据患者体格选择并调整桥架高度和腹压带长度。三角压迫装置上缘推荐置于肋弓下 2~5cm 处,配合呼吸指导,在呼气末逐渐施压。压迫强度的调节以患者自身感受为主,应避免压迫强度过大造成患者疼痛。调整到位后,及时记录装置位置和压迫参数。

　　(三) 注意事项

　　固定装置制作前,确认患者已遵守各项医嘱,饮食与胃肠准备无误,着装宽松舒适。当患者有特殊情况,如造瘘、置管、行动不便、体型肥胖或消瘦等,应充分记录并评估潜在风险,必要时应与治疗团队及时沟通,优化体位固定方式。固定装置制作是精准放射治疗实践流程的第一步,患者难免会情绪紧张,甚至出现四肢僵硬、肌肉紧绷的状况,不利于保持体位一致性。因此,建议对患者和家属做充分宣教,缓解患者紧张情绪。制作热塑膜或塑形垫时,应确保塑形材料充分冷却、完全定型后方可取下,并及时检查确认无弯折与开裂问题。另外,为了方便开展呼吸追踪,可以在热塑膜适当位置裁剪出监测窗。制作真空垫时,应对真空垫各处轻轻挤压,确认整体塑形度相对一致,避免后期变形。此外,应对固定装置做充分标注,避免误用。

二、CT 模拟定位

CT 模拟定位承接体位固定,为靶区勾画、计划设计、图像引导提供包括 CT 图像、坐标参考点、呼吸动度在内的基准信息。

（一）定位前准备

患者应遵从有关着装、饮食、胃肠、呼吸训练等相关要求。定位当天应逐一确认各项医嘱信息,检查体位固定装置、体位固定记录单等是否齐全,并逐一核对。之后,需向患者充分告知 CT 模拟定位大体流程与注意事项,安抚患者紧张情绪,并对患者开展必要的呼吸训练。此外,某些肝癌患者的病灶距离周围胃肠组织较近,为提高胃肠与肝脏之间的对比度,必要时可在 CT 扫描前口服适量胃肠对比剂（如稀释后的显影比乐或泛影葡胺等碘剂）。

（二）关键步骤与要点

1. 首先要确认患者的体位要求、固定装置等信息,固定装置就位后,依据临床操作规程和记录单上各项要求进行患者摆位。摆位后使用激光灯进行体位检查,并通过 CT 定位像（图 6-3-3）再次检查患者的体位和胃肠状况。

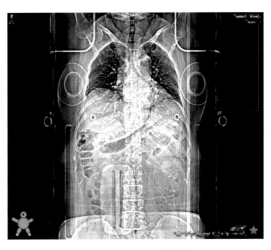

图 6-3-3　CT 定位像

2. 根据临床操作规程,调整检查床和激光定位至合适位置,在患者体表和固定装置上标注位置标记线,注意体表标记线应位于体表相对刚性处,且不应距离靶区过远,并在患者体表或固定装置的合适位置放置定位铅点。拍摄图片,记录患者体位姿势（图 6-3-4）。

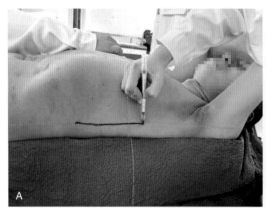
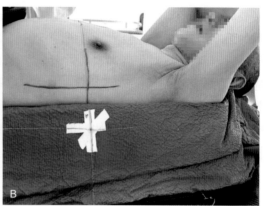
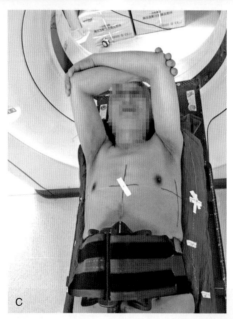

图6-3-4　标记线及体位姿势记录

A. 在激光灯引导下绘制体表标记线；B. 放置铅点；C. 拍摄患者体位姿势照片。

　　3. 根据临床操作规程选择扫描协议、设置扫描与重建参数，依次行定位CT（图6-3-5）平扫、门控CT或四维CT（4-dimensional CT，4D-CT）扫描、增强扫描。门控CT或4D-CT扫描时，应合理选择呼吸门控系统的门控窗口，评估患者的呼吸幅度、频率与规律性，必要时进行相应呼吸指导。

　　4. 结合临床要求，必要时根据靶区勾画需求行增强CT扫描。对比剂用量应根据患者身高和体重进行估算，并根据扫描部位设置延迟扫描时间，如肝动脉期推荐2s、门静脉期推荐60s，肝实质期推荐120s。增强CT扫描结束后，患者应在观察区等待30min，确定没有任何身体不适后方可离开。若出现过敏反应，应立即通知医师及时处理。此外，应嘱咐患者多饮水，促进对比剂排出体外，减少对肾脏的影响。扫描结束后，机房设施需做必要的消杀处理。

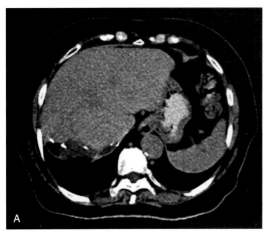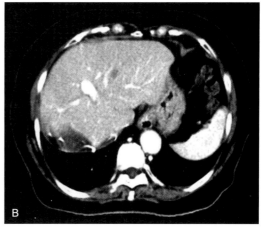

图 6-3-5　定位 CT 示例
A. 平扫 CT；B. 增强 CT。

（三）注意事项

1. 开始正式扫描前，应尽量保证患者的身形端正，避免出现较为明显的身体歪斜或脊柱过度扭曲。

2. 需确认患者的胃肠状态，避免胃肠充盈对肝脏造成挤压。

3. 行门控或 4D-CT 扫描的患者，扫描前的呼吸训练非常关键，可有效提高呼吸的可重复性和扫描成功率。

4. 所有操作均应及时记录，并做必要标注。

三、MRI 模拟定位

MRI 在肝脏病灶精确定位方面的优势显著，MRI 模拟定位已成为肝癌 SBRT 治疗的基本要求。

（一）定位前准备

MRI 模拟定位前的准备与 CT 模拟定位大体类似，但需注意在定位前排除 MRI 检查的禁忌证。目前心血管植入物中具有弱磁性的材料包括：冠状动脉和血管外周支架、人工心脏瓣膜和瓣膜成形环、封堵伞、左心耳封堵器、下腔静脉过滤器、栓塞弹簧圈、胸骨固定钢丝等。带有此类植入物的患者，在植入 6~8 周后方可进行 MRI 模拟定位。心脏起搏器、除颤装置、心室辅助装置、主动脉内球囊反搏泵和植入式助听器均为含铁磁性材料的复杂电磁设备，是 MRI 模拟定位的绝对禁忌。此外，进入 MRI 机房前，需确认患者及陪同家属未佩戴铁磁或电磁物品。

（二）关键步骤与要点

1. 首先要确认患者的体位要求、固定装置等信息，固定装置就位后，根据临床操作规程和记录单上各项要求进行患者摆位。需保证体位与 CT 模拟定位时高度一致。之后在体表放置射频线圈、背部启用脊柱线圈，必要时设置呼吸门控设备。

2. 根据临床操作规程选择扫描序列、设置各项扫描参数，必要时开启门控采集，获取 T_1 加权、T_2 加权、DWI、单层电影（cine）等序列（图 6-3-6、图 6-3-7）。根据临床要求注射对比剂行增强扫描。

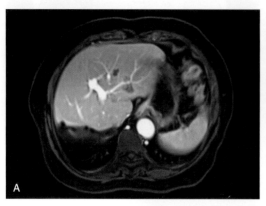
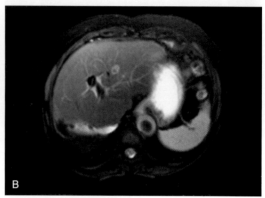
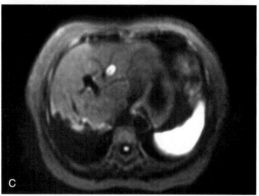

图 6-3-6   MRI 定位图像示例
A. 增强 T_1 加权图像；B. T_2 加权图像；C. DWI 图像。

3. 图像采集结束后，患者应在观察区等待 30min，确定没有任何身体不适后方可离开，若出现过敏反应，应立即通知医师及时处理。若行增强扫描，需嘱咐患者多饮水，促进对比剂排出体外。扫描结束后，机房设施需做必要的消杀处理。

（三）注意事项

1. MRI 模拟定位应避免使用碳纤维材质的固定材料，推荐采用玻璃纤维、凯芙拉等材料做的专用体位固定装置。

2. 体表射频线圈在贴近患者体表的同时，应避免对患者造成挤压，否则可能改变体表轮廓和呼吸模式。

3. 为降低后期图像融合时的插值误差，采集过程中尽可能使用 3D 序列进行各项同性采集，根据需要选择性使用矢状位或冠状位的采集模式。

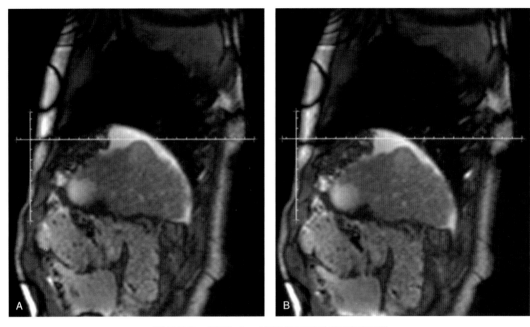

图 6-3-7　基于 cine 序列的呼吸动度测量示例
A. 呼气末; B. 吸气末。

四、图像融合

考虑到 MRI 图像对肝肿瘤勾画的必要性和目前计划系统只能基于 CT 图像进行剂量计算的特性,需要将 CT 与 MRI 图像进行融合。

(一) 图像接收

CT 和 MRI 图像扫描完成后,可通过自动或手动方式上传至计划系统,图像融合工作在计划系统的相关模块中完成。物理师在计划系统中完成图像接收工作,包括确认患者信息、修改图像日期和名称、查看图像是否符合要求等。

(二) 融合步骤与要点

在进行 CT 和 MRI 图像融合时,应根据 CT 的扫描类型选择相应图像与 MRI 各序列图像进行融合(图 6-3-8)。平扫 CT 和增强 CT 图像与 MRI 图像融合的过程基本一致,在计划系统的图像融合模块中选取与肿瘤大小匹配的配准框范围,利用椎体、肝脏外轮廓、肝内放置的金属标记等进行配准。配准完成后检查配准框内每层图像的重合度,若重合度均满足要求则配准完成;若重合度不满足要求,需要追溯原因并且重新配准。需要指出的是,当 MRI 各序列图像的坐标完全一致,可先进行一个序列的图像配准,同时检查其他序列图像配准的重合度,若重合度满足要求,则不必一一配准每个序列的图像。

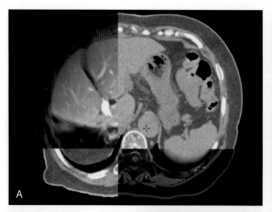
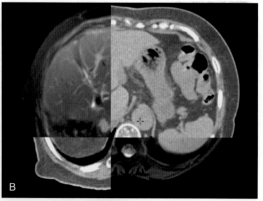
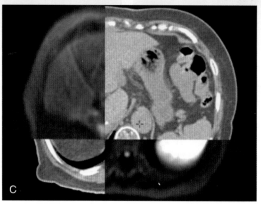

图 6-3-8　CT 定位与 MRI 定位融合示例

A. CT 与 T_1 增强融合图；B. CT 与 T_2 融合图；C. CT 与 DWI 图像。

　　门控 CT 图像的配准原则与平扫、增强图像基本一致，在配准模块选取与肿瘤大小匹配的配准框范围，利用相应标志进行配准，检查重合度完成配准。CT 和 MRI 不同门控时相（如深吸气和深呼气时相）的图像需要分别匹配。

　　4D-CT 图像上传至计划系统后作为单独的时相图像，需要物理师重建出动态 4D 图像。同时，为了查看呼吸幅度对肿瘤的影响，还需要重建最大密度投影（maximum intensity projection，MIP）图像和平均时相图像，并将 MIP 和平均时相图像分别与 MRI 图像进行配准。配准原则和流程与平扫、增强图像基本相同。由于 MIP 和平均时相图像由同一组图像重建而来，因此可以共用配准链接。

　　（三）注意事项

　　1. 计划系统支持刚性配准，即非弹性配准，配准后器官本身的形状和器官与周围组织结构的位置关系不变。

　　2. 当肝脏发生形状变化导致刚性配准不能满足临床要求时，可借助外部图像处理软件（如 Velocity），采用弹性配准来进行图像融合（图 6-3-9）。

　　3. 自动弹性配准完成后，应对形变矩阵进行检查，尽量避免局部过度形变。

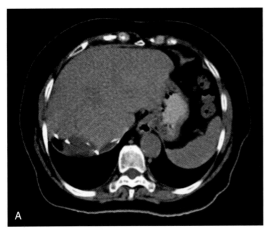
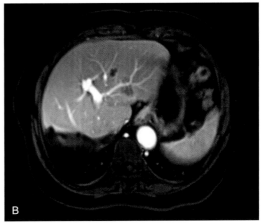
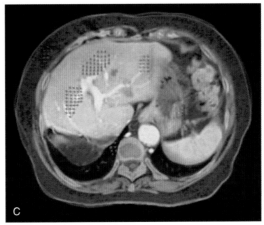

图 6-3-9　基于 Velocity 的弹性配准示例
A. CT 图像；B. MRI 图像；C. 弹性配准后融合图像。

第四节 →
靶区勾画

　　肝癌的靶区勾画通常需要解决两方面的问题：首先，需要准确定义肿瘤位置及范围，即形成准确的大体肿瘤区（gross tumor volume，GTV）；另外，还需要实施肝脏运动管理，充分考虑靶区的运动，形成内靶区（internal target volume，ITV）。

　　在靶区勾画前，需要进行动态增强 CT 或 MRI 扫描，作为靶区勾画依据。多参数 MRI 对最大径 ≤2cm 肝癌病灶的诊断优于动态增强 CT，因此，疗前的 MRI 检查对于准确定义

GTV 十分必要。因扫描床、扫描体位、腹腔器官状态（如胃肠充盈程度等）的差异以及患者是否行腹部加压、屏气等因素，诊断 MRI 显示的肝脏形状与模拟 CT 显示的肝脏形状通常存在一定的差异。在进行影像配准时，可考虑进行模拟 CT 与诊断 MRI 的变形配准。如行非变形配准，则可参考肿瘤所在层面的大血管结构、肝脏外轮廓等进行影像配准。建议有条件的中心采用模拟 MRI 扫描。要求模拟 MRI 扫描时，患者的体位、腹腔器官状态、是否腹部加压、是否屏气等因素与模拟 CT 相同，尽可能减小 CT 与 MRI 影像的配准误差。

GTV 勾画应基于多期、多模态增强扫描影像。典型的 HCC 在动态增强 CT 或 MRI 上的表现主要包括：动脉期（主要指动脉晚期）均匀或不均匀强化，门静脉期和/或延迟期强化低于肝实质，门静脉期或延迟期可见包膜强化。门脉癌栓在门静脉期显示良好，而下腔静脉癌栓在延迟期显示良好，均主要表现为充盈缺损。典型 iCCA 在动态增强 CT 或 MRI 上的表现主要包括：动脉期边缘强化，门静脉期及延迟期中心延迟强化。而肝转移瘤的影像学表现与其原发病理类型相关。正确认识肝癌的影像学表现是靶区勾画的基础。

GTV 勾画较为困难的情况包括：①肿瘤位置邻近或者位于既往接受过 TACE 或射频消融（radiofrequency ablation，RFA）治疗的区域；②尽管采用动态增强 CT 或 MRI，但是肿瘤边界仍欠清晰；③广泛癌栓；④肿瘤最大径较小等。当复发、残留活性病灶紧邻或者位于 TACE、RFA 治疗的区域时，建议 GTV 包括碘油沉积区域和消融后复发的区域。在第七章的典型案例中，图 7-2-3 显示 TACE 治疗后碘油沉积紧邻残留活性病灶，活性病灶边界不清，此时 GTV 应包括可见的活性病灶和介入后的碘油沉积区域。图 7-3-2 显示的肝右叶肿瘤在模拟 CT 上肿瘤部分边界显示不清，而融合模拟 MRI 影像则可以准确定义大体肿瘤。与之相似，图 7-6-4 显示的肝脏 S6 段 8mm 的小病灶，在增强 CT 上未见明确显示，但在增强 MRI 上肿瘤显示清晰，从而准确勾画 GTV。

肝癌 SBRT 治疗涉及的危及器官主要包括脊髓、正常肝脏、食管、胃、十二指肠、小肠、结肠、肾脏、胸壁、腹壁等。其中，正常肝脏定义为肝体积减去大体肿瘤体积，即 Liver-GTV。正常组织定义可参考放射治疗肿瘤协作组（Radiation Therapy Oncology Group，RTOG）等勾画指南。

肝脏的运动管理应贯彻在整个治疗期间，包括治疗前准备、靶区勾画、计划验证、治疗实施等。肝脏运动管理方式将直接影响治疗的准确性。首先，腹部脏器的状态可影响肝脏的位置，如胃充盈程度、是否有胃肠道积气或积粪、是否有腹水等。因此，在放疗准备和治疗期间，尽可能保证腹腔脏器充盈状态一致。另外，肝肿瘤位于膈肌下方时，随呼吸运动产生明显位移，对放疗造成明显影响。目前对于呼吸运动的管理主要包括屏气法、呼吸门控法、肿瘤实时追踪法、腹部加压法、运动涵盖法等。屏气法需要对患者进行治疗前训练，一般要求患者屏气时长大于 30s。呼吸门控法需要选择呼气或吸气的时间窗进行治疗，因此治疗时间较长。肿瘤实时追踪法可以实现在整个呼吸周期内追踪肿瘤位置变化，并给予照射，但是需要在治疗前植入金标用于影像追踪，属于有创操作。上述 3 种辅助治疗技术对设备、患者配合程度等有较高的要求。腹部加压法是采用机械装置压迫腹部，使呼吸变浅，从而降低肝脏的运动幅度。该方式对治疗设备、患者训练的要求相对较低。但腹部加压后肝脏仍有一定的运动幅度,并受到加压位置、压力大小、患者体位、胃肠状态等因素的影响。运动涵盖法可通过 4D-CT 扫描实现,其通过影像学手段探测呼吸运动幅度和规律,并不改变运动的幅度,常与其他方式联合应用。4D-CT 扫描可以个体化测量肝脏三维运动幅度,便于形成 ITV,4D-CT 扫描联合腹部加压法是目前临床上相对便捷的肝脏运动管理方式之一。但 4D-CT 扫描分辨率低、扫描时间长,难以兼顾动态扫描时相,对肝肿瘤的位置及范围识别方面存在难度。相对而言,MRI 图像软组织分辨率高,在肝肿瘤的识别与靶区勾画上具有优势,近年来逐步开展的 4D-MRI 扫描是一种很有前景的肝脏运动管理方式。4D-MRI 不仅可以提供肝脏多模态影像,同时可以实现肝脏运动幅度探测,既可以帮助勾画 GTV,也可以个体化测量肝肿瘤运动的大小,更准确地形成 ITV。4D-MRI 扫描联合腹部加压法可同时获取 GTV 和 ITV 勾画所需影像和参数,是一种相对易于操作、对患者训练要求相对较低的方案。第七章 1~9 号病例均展示了 4D-MRI 扫描联合腹部加压条件下实施肝脏 SBRT 的过程。

肝癌的 SBRT 靶区勾画依赖于清晰、准确的影像学检查和合理的肝脏运动管理,建议放疗前行肝脏动态增强 MRI 扫描,并与模拟 CT 进行图像融合配准,有条件的单位建议进行模拟 MRI 扫描,以更准确地指导 GTV 定义。肝脏运动管理应贯彻在整个治疗期间。

本书第七章(肝癌体部立体定向放射治疗典型案例)将对靶区勾画和肝脏运动管理等进行具体的举例说明。

第五节
剂量分割模式和正常组织限量

肝癌 SBRT 的剂量分割模式尚未形成共识,各指南的推荐不尽相同。本节结合文献数据与临床经验,对剂量分割模式与正常组织限量进行总结,以指导临床应用。

一、肝癌体部立体定向放射治疗剂量分割推荐

目前,在文献报道和临床实践中,针对肝功能为 Child-Pugh A 级的肝癌患者,SBRT 的分割次数多为 3 次和 5 次,具体需要结合肝功能状况、正常器官与肿瘤的位置关系等进行选择。影响肝癌 SBRT 分割模式的重要器官主要包括正常肝脏、食管、胃、十二指肠、小肠和结肠,而胆囊和大血管对 SBRT 分割模式的影响较小。在选择分割次数时首先要考虑这些正常器官的耐受剂量,在满足限制剂量要求的基础上,考虑靶区可选择的处方剂量,并决定分割次数。

（一）3~5 次分割

国内外多项前瞻性及回顾性研究均证实 3~5 次分割 SBRT 治疗肝癌是安全、有效的，是目前主要的分割方式。总体而言，接受这种模式治疗的患者多为早期、肿瘤最大径 ≤5cm 且肝脏储备功能较好者（Child-Pugh A 级）。单次照射剂量为 8~15Gy，局部控制率为 87%~100%，3 级及以上肝脏毒副反应发生率为 3%~18.5%。由于 3~5 次分割模式可兼顾疗效与安全性，故本书推荐对于符合上述条件的患者，在进行严格运动管理和良好图像引导的情况下可采用 3~5 次的分割模式，尤其推荐 5 次分割模式。

（二）6 次以上分割

6 次以上的分割模式更侧重安全性，尤其是 8~10 次分割，因此当肿瘤较大（如最大径>6cm）、与食管、胃肠道等剂量限制器官较近、患者高龄或肝功能相对较差时可选择该分割模式。

总的来讲，肝癌 SBRT 的影响因素众多，目前对于剂量和分割模式的推荐尚未形成共识，临床具体选择主要取决于肝脏功能和正常器官剂量限制，也与病变的大小、数量和位置等有关，还要考虑运动管理手段和图像引导方法等，总的目标是保证疗效的同时还要保证患者的安全。一般而言，对肝功能分级为 Child-Pugh A 级的患者，若大体肿瘤最大径 ≤5cm，多采用总剂量 30~50Gy，3~5 次分割；若肿瘤较大、邻近胃肠道或患者肝功能相对较差时单次剂量可以减少为 5~5.5Gy，共照射 10 次左右。肝功能为 Child-Pugh B 级患者建议在有经验的中心减量、慎重开展 SBRT 治疗。

二、正常组织限量

正常组织的剂量限制与肿瘤剂量分割模式同样重要，正常组织器官的耐受剂量决定了最终的处方剂量和分割模式。目前各种文献所推荐的剂量限值不尽相同，临床中较常用的参考来自 2017 年和 2022 年的英国专家共识的更新结果（表 6-5-1）。

正常组织限量主要受分割次数影响，因此 2017 年发表的英国专家共识推荐的正常组织限量都是按不同放疗次数进行推荐。使用该推荐时应注意以下几点：

1. 要结合临床实际情况考虑是否采取比推荐剂量更严格的限制。需要考虑的因素包括：患者年龄、一般状态和既往治疗情况等。对于高龄、一般状态差或既往接受多重治疗的患者，应给予更为严格的限制。

2. 2017 年与 2022 年的英国专家共识推荐有一定差异。2022 年英国专家共识增加了部分组织器官的限值推荐（如皮肤），也增加了单次大分割照射的限量推荐。尽管 2022 年英国专家共识中最大剂量（Dmax）定义为 0.1cm³ 正常组织器官接受的照射剂量，较 2017 年英国专家共识中的 0.5cm³ 更小，但限制剂量有放宽的趋势，这与近年来大分割照射的广泛应用与经验积累密切相关。建议根据前述各种临床因素综合确定，若预估患者耐受性好，则选择较宽的剂量限值；若预估患者耐受性差，则选择更严格的剂量限值。

3. 对于既往缺乏相关治疗经验的单位，由于肝癌 SBRT 治疗流程复杂，潜在风险点位多，对实施单位的经验要求高，建议采用更加严格的剂量限值以保证治疗的安全。

表6-5-1　2017年与2022年英国专家共识推荐的正常组织限量

器官	分割次数(2022)	1次	3次	5次	8次	终点	1次	3次	5次	8次	终点	分割次数(2017)
胸壁	$D_{0.1cm^3}$	30Gy	36.9Gy	43Gy		3级及以上疼痛/骨折		37Gy	39Gy	39Gy	3级及以上疼痛/骨折	$D_{0.1cm^3}$
	D_{30cm^3}		30Gy					30Gy	32Gy	35Gy		D_{30cm^3}
食管	$D_{0.1cm^3}$	15.4Gy	25.2Gy	35Gy	40Gy	3级及以上狭窄/瘘		25.2Gy	32~34Gy	40Gy	3级及以上狭窄/瘘	$D_{0.5cm^3}$
大血管	$D_{0.1cm^3}$	30Gy	45Gy	53Gy	60~65Gy	3级及以上动脉瘤		45Gy	53Gy		3级及以上动脉瘤	$D_{0.5cm^3}$
心脏/心包	$D_{0.1cm^3}$	22Gy	26~30Gy	29~38Gy	40~46Gy	3级及以上心包炎		24~26Gy	27~29Gy	50~60Gy	3级及以上心包炎	$D_{0.5cm^3}$
肺	V_{20Gy}	10%~15%	10%~15%	10%~15%	10%~15%	3级及以上肺炎	10%	10%	10%	10%	3级及以上肺炎	V_{20Gy}
	D_{mean}	8Gy	8Gy	8Gy	8Gy							
皮肤	$D_{0.1cm^3}$	26Gy	33Gy	39.5Gy	48Gy	3级及以上溃疡		33Gy	39.5Gy		3级及以上溃疡	$D_{0.5cm^3}$
	D_{10cm^3}	23Gy	30Gy	36.5Gy	44Gy			30Gy	36.5Gy			D_{10cm^3}
胆总管	$D_{0.1cm^3}$	30Gy	50Gy	50Gy				50Gy	50Gy			$D_{0.5cm^3}$
胃	$D_{0.1cm^3}$	12.4Gy	22.2Gy	33~35Gy		3级及以上溃疡/瘘		22.2Gy	33~35Gy		3级及以上溃疡/瘘	$D_{0.5cm^3}$
	D_{10cm^3}	11.2Gy	16.5Gy	25Gy				16.5Gy	25Gy			D_{10cm^3}
	D_{50cm^3}		12Gy	12Gy								D_{50cm^3}

续表

器官	分割次数	2022年英国专家共识					分割次数	2017年英国专家共识				
		1次	3次	5次	8次	终点		1次	3次	5次	8次	终点
十二指肠	$D_{0.1cm^3}$	12.4Gy	22.2Gy	33~35Gy		3级及以上溃疡	$D_{0.5cm^3}$		22.2Gy	35Gy		3级及以上溃疡
	D_{10cm^3}	9Gy	11.4Gy	25Gy			D_{10cm^3}		11.4Gy	25Gy		
小肠	$D_{0.1cm^3}$	15.4Gy	25.2Gy	30~35Gy		3级及以上肠炎/梗阻	$D_{0.5cm^3}$		25.2Gy	30~35Gy		3级及以上肠炎/梗阻
	D_{5cm^3}	11.9Gy	17.7Gy				D_{5cm^3}		17.7Gy	25Gy		
	D_{10cm^3}			25Gy			D_{10cm^3}			25Gy		
结肠	$D_{0.1cm^3}$	18.4Gy	28.2Gy	38Gy		3级及以上肠炎/瘘	$D_{0.5cm^3}$		28.2Gy	32Gy		3级及以上肠炎/瘘
肾	D_{mean}	8.4Gy	8.5Gy	10Gy		3级及以上肾功能异常	D_{mean}			10Gy		3级及以上肾功能异常
	$D_{\geq 200cm^3}$		16Gy	17.5Gy			$D_{\geq 200cm^3}$		16Gy			
脊髓 PRV (椎体病灶) 或椎管 (非椎体病灶)	$D_{0.035cm^3}$	12.4~14Gy	20.3Gy	25.3Gy	32Gy	3级及以上放射性脊髓炎	$D_{0.1cm^3}$	10~14Gy	18~21.9Gy	23~30Gy	25~32Gy	3级及以上放射性脊髓炎
							D_{1cm^3}	7Gy	12.3Gy	14.5Gy		
正常肝	$D_{\geq 700cm^3}$	9.1Gy	15~17Gy	15Gy		3级及以上肝功能异常放射性肝病	$D_{\geq 700cm^3}$		15~19.2Gy			3级及以上肝功能异常放射性肝病
	V_{10Gy}			70%			V_{10Gy}			70%		
	D_{mean}		13~15Gy	13~15.2Gy			D_{mean}			13~15.2Gy		

D_{mean}：平均剂量；V_{XGy}：接受 XGy 或以上剂量照射的体积；D_{Xcm^3}：接受最大剂量的 Xcm^3 体积中的最小剂量；$D_{\geq Xcm^3}$：$\geq Xcm^3$ 体积的受照剂量。

第六节
计划设计和评估

随着非均整（flattening filter free，FFF）、高剂量率治疗模式的出现和多模态影像技术的进步，体部立体定向放射治疗（stereotactic body radiotherapy，SBRT）的计划设计和评估方法也有了很大发展。

在借助呼吸运动管理和多模态影像技术完成定位和靶区勾画后，设计精准的治疗计划也是肝脏 SBRT 患者治疗流程中关键的一环。由于肝脏解剖结构特殊，毗邻十二指肠、食管、胃、结肠等重要的危及器官（organ at risk，OAR），且受呼吸运动的影响，肝脏活动度较大，因此，临床制定治疗计划时需要综合考虑病灶的解剖位置及其与周围 OAR 的关系。

肝脏 SBRT 计划设计的总体原则与容积调强弧形治疗（volumetric modulated arc therapy，VMAT）、调强放射治疗（intensity modulated radiotherapy，IMRT）计划一致。在计划制定时，需要根据靶区和 OAR 的位置，采用就近布置射野的原则。同时，根据靶区深度选择合适的能量。射野设计应尽量提高治疗区域内的剂量，并尽可能降低周围正常器官的受量，至少将周围正常器官的受量限制在处方要求的耐受范围内。肿瘤剂量要求准确，治疗计划的处方剂量通常指包绕计划靶区（planning target volume，PTV）的某个等剂量线的剂量。若采用直线加速器来进行肝癌 SBRT，则治疗计划的处方剂量需包绕 95% 的 PTV 体积。OAR 的剂量限制需要根据靶区的处方剂量和分次模式来设定，不同的剂量分次模式对 OAR 的剂量限值不同，具体可参考美国医学物理学家协会（American Association of Physicists in Medicine，AAPM）TG-101 等指南。

本节主要依托具体病例，对 FFF 模式下 SBRT 计划设计过程中相应的技术和方法加以总结，并对计划设计过程中的关键注意事项和治疗计划的剂量学评估进行讨论。需要特别说明的是，临床中计划评估工作包括物理师的剂量学评估和医师的临床评估两部分。由于本节选取的示范病例在后续典型病例章节中还会进一步讨论，在此仅对计划做出剂量学评估。

示范病例 1：肝内原发病灶邻近膈肌病例（图 6-6-1）

（一）病例描述

患者，男性，45 岁。主因"体检发现肝占位 2 个月"就诊。肝脏增强 MRI 提示：S8 被膜下见混杂 T_1 稍长 T_2 信号病灶，大小约 21mm × 20mm，增强扫描动脉期明显强化，门脉晚期及延迟期强化减低，MRI 表现符合 HCC 征象。经 MDT 讨论行放疗，处方剂量：95% PTV 40Gy/5f。

诊断：原发性肝细胞癌 BCLC A 期，Child-Pugh B 级 7 分。

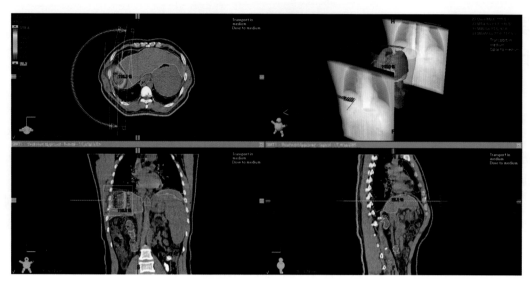

图 6-6-1　肝内原发病灶邻近膈肌病例

（二）计划设计思路

该患者的病灶位于肝脏 S8 段，靠近膈肌，因此在制定治疗计划时需要根据靶区和 OAR 的具体位置进行分析，确定射野布置方式和优化条件；同时，还要充分考虑呼吸动度对靶区的影响以及不均匀组织对肺和肝交界处剂量的影响。

（三）计划设计关键步骤

首先，勾画胸腹部 OAR，并确定计划靶区（planning target volume，PTV）。由于该患者病灶位于肝 S8 段，因此在对大体肿瘤区（gross tumor volume，GTV）进行边界外放确定内靶区（internal target volume，ITV）时，建议结合四维计算机断层扫描（4-dimensional computed tomography，4D-CT）或 MRI 定位影像获得的呼吸运动范围来进行。ITV 确定后，三维外扩 5mm 形成 PTV。根据该患者靶区位置，需勾画肺、肝脏、正常肝组织（肝体积减去 GTV 体积，即 Liver-GTV）、脊髓、胸壁等 OAR。

然后，根据病例特征选择治疗技术和确定射野分布。由于该患者的病灶靠近膈肌，容易受呼吸运动的影响，因此，采用 FFF 高剂量率模式治疗以缩短治疗时间，从而尽可能地避免靶区和器官运动造成的剂量误差，保护靶区周围的正常组织和器官。在布置射野时，将 PTV 的几何中心设定为射野中心，采用旋转照射的治疗方式。射野角度建议为 10°~181°，采用两个照射弧、往返照射（图 6-6-1），准直器的角度分别为 5°、355°。射野边界到靶区 PTV 边界的距离设定为 0.5~0.8cm。

最后，设置合理的靶区和 OAR 优化条件，根据收敛结果动态调整优化策略。靶区的优化条件设定需要根据各个医院的临床实际情况、所采用的治疗计划系统和临床医师所给予的处方剂量等综合确定。OAR 的优化条件需要根据计划的具体优化目标情况和各个中心临床医师、物理师的工作习惯进行设置。OAR 在不同分次模式下的剂量限值和距离靶区的位置关系是设置优化条件的参考条件，须在计划优化过程中根据 OAR 与靶区的位置和临床经验进行优化调整,以得到最优结果。除肝脏和肺以外,该病例的其他 OAR 距离病灶的位置都相对较远,因此在优化条件设置过程中需要重点关注正常肝组织和肺组织的平均剂量限值。

(四) 剂量学评估

典型肝癌 SBRT 计划靶区的评估标准为: 100% 的处方剂量包绕 100%GTV,100% 的处方剂量包绕 95% 以上的 PTV 体积,PTV 中的最高剂量或者 D2% 的值不超过 125% 处方剂量。同时,应关注高剂量区与 OAR 的位置关系,评估因摆位误差造成 OAR 超剂量限值的风险。靶区的适形度应该控制在 1~1.1 范围内,靶区外剂量跌落梯度越大越好。OAR 主要关注正常肝、肺、脊髓、食管、胃、十二指肠和结肠的最大剂量和平均剂量等是否满足临床剂量分次限值的要求。

该病例的处方剂量是 40Gy/5f,治疗计划剂量学评估主要关注靶区的最高剂量、最低剂量、适形度和靶区外的剂量梯度。该病例 OAR 的评估目标为: 脊髓计划危及器官区(planning organ at risk volume,PRV)最大剂量<25Gy; 食管、胃、十二指肠、结肠的最大剂量<30Gy; Liver-GTV 平均剂量<15Gy。

示范病例 2:肝内多病灶病例(图 6-6-2~ 图 6-6-4)

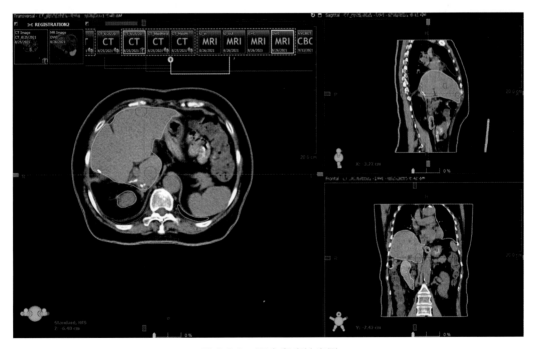

图 6-6-2　肝内多病灶病例

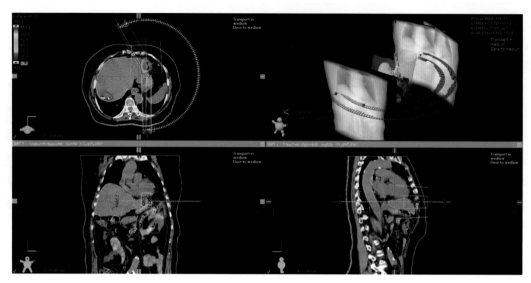

图 6-6-3   肝内多病灶病例第 1 个治疗中心射野布置

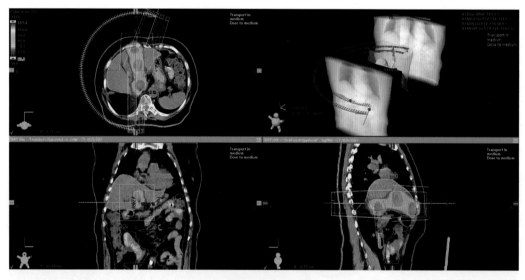

图 6-6-4   肝内多病灶病例第 2 个治疗中心射野布置

（一）病例描述

患者,女性,67 岁。主因"乙状结肠癌同时性肝转移 3 年,肝转移复发 1 个月"就诊。2018 年 10 月诊断为乙状结肠癌同时性肝转移,行全身治疗及乙状结肠癌手术切除。2020 年 5 月行肝部分切除术,术后病理:中分化腺癌,符合结肠癌肝转移。2021 年 8 月复查肝脏增强 MRI 提示:肝 S3、S1 段多发转移性结节,大者约 14mm × 12mm,MRI 表现符合残肝内多发转移。经 MDT 讨论,患者行全身治疗后行局部放疗。2021 年 9 月行肝转移瘤放疗:GTV1 为肝 S3 段左缘被膜下病灶,GTV2 为肝 S3 段前缘被膜下病灶,GTV3 为肝 S3 段深面病灶,GTV4 为肝 S1 段病灶。处方剂量:95% PTV1、95% PTV2、95% PTV3、95% PTV4 均为

60Gy/10f。

诊断：乙状结肠癌同时性肝转移术后，部分肝切除术后复发。

（二）计划设计思路

对于多病灶，需分析各个病灶的位置关系，以确定治疗计划中需要采用几个中心进行设计才能得到更好的靶区剂量分布、更好的正常器官保护。优化过程可对多个中心同时优化、评估，或单独优化（需考虑其他治疗计划对当前计划剂量分布的影响）并对各个计划进行剂量叠加后评估。

（三）计划设计关键步骤

首先，勾画胸腹部 OAR，确定 PTV。在对 GTV 进行边界外放时，建议结合 4D-CT 或 MRI 定位影像获得的运动范围来进行。该患者有 4 个靶区，分别位于肝 S3 段左缘被膜下病灶、肝 S3 段前缘被膜下病灶、肝 S3 段深面病灶、肝 S1 段病灶（图 6-6-2）。经 4D-CT 和 MRI 定位影像确定 ITV，PTV 在 ITV 基础上三维外扩 5mm 形成。根据该患者靶区位置，OAR 需勾画肺、肝脏、正常肝组织、十二指肠、结肠、食管、左右肾脏、脊髓、胸腹壁等。

然后，根据病例特征选择治疗技术并确定射野分布。由于患者的病变部位较多且较分散，除了容易受到呼吸运动的影响外，还需要考虑靶区相互之间的影响，在制定计划时采用 FFF 高剂量率模式治疗以缩短治疗时间，减少靶区和 OAR 运动对剂量分布的影响。

对于多病灶病例，应根据各个靶区的大小和相互位置关系来确定治疗中心个数。对于该病例，经综合分析决定，对位于肝 S3 段左缘被膜下病灶的靶区单独设置照射中心、制定计划；对位于肝 S3 段前缘被膜下、S3 段深面、S1 段的 3 个病灶设置另一个照射中心制定照射计划，照射中心尽量选在 3 个病灶的几何中心，以减少主铅门和多叶准直器的开放范围，避免过多的射线透射和漏射。由于第 1 个靶区位于肝 S3 段左缘被膜下，在布置射野时，将相对应的 PTV1 的几何中心设定为射野中心，采用旋转照射的治疗方式。射野角度建议为 179°~330°，采用 3 个照射弧往返照射（图 6-6-3），准直器的角度分别为 5°、0° 和 355°，射野边界到 PTV1 边界的距离设定为 0.5~0.8cm。同时还要考虑射野中心与治疗床边缘的距离，以避免超出机架旋转的物理范围，导致治疗机头和治疗床或患者发生碰撞。对位于肝 S3 段前缘被膜下、S3 段深面、S1 段的 3 个病灶，需将 3 个靶区（PTV2、3、4）结合后得到的几何中心设定为射野中心，采用旋转照射的治疗方式。射野角度建议为 20°~181°，采用 3 个照射弧往返照射（图 6-6-4），准直器的角度分别为 85°、90° 和 95°，以避免不同层面的各个靶区对多叶准直器运动范围的限制，从而使各个靶区的剂量分布适形度更高。射野边界到靶区 PTV2、3、4 边界的距离设定为 0.5~0.8cm。

最后，设置合理的靶区和 OAR 优化条件，根据收敛结果动态调整优化策略。靶区的优化条件设定需要根据各个医院的临床实际情况、所采用的治疗计划系统和临床医师所给予的处方剂量等综合确定。该病例的第 1 个靶区 PTV1 位于肝 S3 段左缘被膜下，除正常肝脏外，其周围的 OAR 主要有食管、胃、结肠和脊髓等，因此在优化条件设置的过程中需要重点关注正常肝组织的平均剂量限值和胃、食管、结肠和脊髓等器官的最大剂量和平均剂量等。对于肝 S3 段前缘被膜下、S3 段深面、S1 段的 3 个病灶，除正常肝脏外，其周围的 OAR 包括胃、食管、十二指肠、小肠、结肠、左右肾脏、脊髓等,因此,在优化条件设置过程中需要重点关注正常肝组织、左右肾脏的平均剂量限值和胃、食管、十二指肠、小肠、结肠、左右肾脏、脊髓等器官的最大剂量和平均剂量。在计划优化过程中需根据OAR与靶区的位置关系以及临床经验进行优化调整,以得到最优结果。

(四) 剂量学评估

在计划评估过程中,除了评估各自计划中靶区的最高剂量、最低剂量、适形度和靶区外的剂量梯度,还需结合病例特点进行个体化分析。

由于该病例包含多个病灶,需重点考虑各自计划中正常肝组织、左右肾脏的平均剂量以及胃、食管、十二指肠、小肠、结肠、脊髓等器官的最大剂量和平均剂量等是否满足临床剂量分次限值的要求。同时,还要对两个计划进行叠加(plan sum),评估总体计划下靶区剂量分布和OAR的剂量限值,必要时对各个计划进行调整。

鉴于多病灶靶区的特殊性,该病例采用的OAR评估目标为:脊髓PRV最大剂量<25Gy;食管、十二指肠、胃、结肠的$D_{0.5cm^3}$<30Gy;Liver-GTV平均剂量<18Gy;单侧肾平均剂量<10Gy。

示范病例3:肝癌二程治疗病例(图6-6-5~图6-6-6)

(一) 病例描述

示范病例2在放疗后2月余,复查肝脏MRI:残肝内多发转移结节大小同前,强化减低。切缘旁右侧肾上腺上方出现新的转移灶,大小约14mm×11mm。经MDT讨论行二程放疗,处方剂量:95% PTV 60Gy/10f。

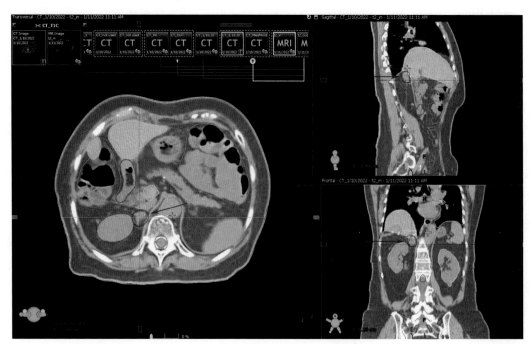

图6-6-5　肝癌二程治疗病例

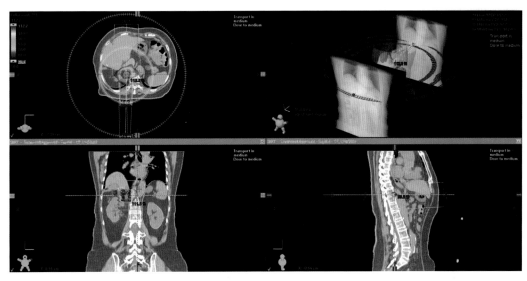

图 6-6-6　肝癌二程治疗病例射野布置

诊断：乙状结肠癌同时性肝转移术后，部分肝切除术后复发。

（二）计划设计思路

对于二次放射治疗的患者，需要对两次治疗的靶区和 OAR 情况进行综合考虑分析。通过两次计划的图像融合，分析靶区与 OAR 的位置关系，评价靶区的重叠情况。如果两次治疗的分次剂量不同，需要把靶区及 OAR 相关的物理剂量转换成生物效应剂量（biological effective dose，BED），并对前后两次治疗计划进行分析，进而制定再次放射治疗时 OAR 的剂量限值。

该示范病例与示范病例 2 为同一患者，该患者在一程放射治疗后出现新的复发病灶。第一程放射治疗的靶区分别为肝 S3 段左缘被膜下、肝 S3 段前缘被膜下、肝 S3 段深面、肝 S1 段。治疗分两个中心进行，其中 PTV1 为第 1 个治疗中心，PTV2、3、4 为第 2 个治疗中心。拟行二程放射治疗的新复发病灶位于切缘旁、肾上腺上方，GTV 外放边界与第一程放射治疗的 GTV 外放边界有部分交叠（图 6-6-5）。

（三）计划设计关键步骤

首先，勾画胸腹部 OAR，确定 PTV。由于该患者接受二程放射治疗，GTV 位于切缘旁肾上腺上方，在综合考虑了呼吸运动与器官运动后形成 ITV，ITV 三维外扩 5mm 形成 PTV。根据该患者的靶区位置，OAR 需勾画肝脏、正常肝组织、双侧肾脏、十二指肠、小肠、脊髓等。

然后，根据病例特征选择治疗技术并确定射野分布。该患者二程的 PTV 与一程的 PTV 有部分重叠（图 6-6-5）。因此，在计划设计时要尽量提高靶区适形度，同时使靶区外的剂量迅速跌落，形成高的剂量梯度。

在能量选择时采用 FFF 高剂量率模式治疗以缩短治疗时间，减少靶区和器官运动造成的剂量误差。在布置射野时，将 PTV 的几何中心设定为射野中心，采用旋转照射的治疗方式。射野角度为 179°~181°,采用两个照射弧往返照射的形式(图 6-6-6)。准直器的边界到 PTV 的边界设定为 0.5~0.8cm,可以提高计划的适形度,使靶区外的 OAR 剂量分布更分散,避免高剂量区与第一程剂量叠加后造成严重的正常组织并发症。

最后,设置合理的靶区和 OAR 优化条件,根据收敛结果动态调整优化策略。由于该病例属于二次放射治疗,且两次治疗的靶区有部分重叠,因此在设定靶区和 OAR 的优化条件时需要充分考虑第一程放射治疗的影响。该患者两次放射治疗的处方剂量均为 60Gy/10f,因此,在设置 OAR 剂量限值时没有进行 BED 计算。如果两次放射治疗的处方剂量不同,则需要根据 BED 公式进行相应转换后再确定二程治疗的 OAR 限值。从两次放射治疗的融合图像可以看出,该患者两次治疗的靶区均与十二指肠、小肠、右侧肾脏、脊髓等器官紧邻,因此在制定二程放射治疗计划时要充分考虑一程放射治疗对紧邻 OAR 的影响,同时还要重点关注正常肝组织的平均剂量,以降低二次放射治疗对肝功能的影响。

(四) 剂量学评估

对于二程放射治疗,在计划评估中主要评估靶区的最高剂量、最低剂量、适形度和靶区外的剂量梯度;该病例中 OAR 主要评估正常肝组织、十二指肠、小肠、右侧肾脏、脊髓等器官是否满足临床剂量限制的要求,必要时可以适当降低靶区剂量和适形度的要求,避免邻近 OAR 超量,引起严重的并发症。结合一程放射治疗的靶区、处方剂量和剂量分布,该病例中 OAR 的评估目标为: 脊髓 PRV 最大剂量<10Gy,与一程放疗累计脊髓 PRV 最大剂量<25Gy; 食管、十二指肠、胃、结肠的 $D_{0.5cm^3}$<12Gy,与一程放疗累计 $D_{0.5cc}$ 均<30Gy; Liver-GTV 平均剂量<5Gy,与一程放疗累计平均剂量 ≤21Gy(Liver-GTV 中,≥700ml 低剂量区在一程、二程放疗中的累计平均剂量<15Gy); 单侧肾平均剂量<3Gy,与一程放疗累计平均剂量<10Gy。

第七节
计划验证

肝癌体部立体定向放射治疗(stereotactic body radiotherapy,SBRT)通常使用调强放射治疗技术来完成,通过多个不同形状小子野的剂量叠加同时实现高剂量区对靶区的适形、靶区边缘的高剂量梯度和对危及器官(organ at risk,OAR)的保护。SBRT 剂量传递的不确定度主要来源于以下几个方面: ①定位图像的成像质量和电子密度转换的不确定度; ②治疗计划系统(treatment planning system,TPS)中设备与束流模型的不确定度; ③剂量计算的算法模型与数值求解的不确定度；④治疗设备机械、多叶准直器（multi-leaf collimator，MLC）运动和束流输出的不确定度；⑤治疗中靶区位置的不确定度。计划验证的目的是以定量的方式来描述具体计划实施过程中剂量交付的不确定度，以此来评估剂量传递准确度与实际交付的可执行度，提前发现可能存在的误差甚至错误，达到确保治疗准确且安全实施的目的。计划验证的方法有多种，本节将结合具体病例对 3 种常见计划验证工具的原理特点、验证方法、应用流程和注意事项等进行介绍。

一、基于 Mobius3D 二次计算的独立计划校验

（一）原理与特点

Mobius3D 治疗计划验证系统由 MobiusCalc、MobiusFX 和 MobiusCB 3 个内核组成。其中 MobiusCalc 是 PlanCheck 模块，主要支持三维计划验证。Mobius3D 使用筒串卷积叠加（Collapsed Cone Convolution/Superposition，CCCS）算法对计划系统发送的计划文件进行剂量的重新计算，实现计划的二次剂量学检查。该系统可基于图形处理器（graphics processing unit，GPU）加速，具有广泛兼容性，支持主流加速器和 TPS。经验证，该算法与传统质量保证（quality assurance，QA）方法的验证结果接近，能够准确地重建模体内剂量，满足临床计划剂量验证的需要，为临床治疗提供安全、可靠的技术保障。Mobius3D 系统接受所有 DICOM-RT 格式的治疗计划，支持通过网页浏览器访问。

（二）主要功能与应用流程

利用 Mobius3D 进行三维计划验证时，操作流程如图 6-7-1 所示，物理师从 TPS 中将患者的计划信息（RT plan）、结构勾画信息（RT structure）、剂量信息（RT dose）和相应的计算机断层扫描（computed tomography，CT）图像以 DICOM 文件形式导出至 Mobius3D 指定路径，Mobius3D 系统会对该路径的文件进行实时监控，当有新文件出现时，会自动对 DICOM-RT 文件做解析、上传至计算服务器并创建验证任务。计算任务完成后，系统会根据预设的评价指标与阈值从靶区剂量和覆盖率、危及器官（organ at risk，OAR）限值、3D gamma 通过率和照射可行性 4 个维度对治疗计划进行评估，生成相应的结构化报告。这 4 个计划评估维度的计算过程与关键指标包括：

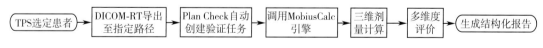

图 6-7-1　Mobius3D 独立计划校验流程图
TPS：治疗计划系统。

1. 靶区剂量和覆盖率　Mobius3D 自动识别靶区结构，比较 TPS 计划与独立计算计划（M3D）在靶区平均剂量和 90% 覆盖率上的相对偏差（图 6-7-2）。

2. OAR 限值　Mobius3D 内预先设置了放射治疗肿瘤协作组（Radiation Therapy Oncology Group，RTOG）常规分割和 TG-101 立体定向放射外科（stereotactic radiosurgery，SRS）/SBRT 中靶区和 OAR 的剂量规范。系统根据具体计划所勾画结构的名称进行解析，

自动换算出 OAR 的剂量限值，进而对计划中的 OAR 受量是否满足剂量限值要求进行检查。此外，物理师也可以根据所在临床机构或医师特别指定的规范在 Mobius3D 中自定义 OAR 限值（图 6-7-3）。

TPS Name	Mean Dose			90% Coverage			Stray Voxels	
	TPS	M3D	% Diff	TPS	M3D	% Diff		
■ GTV	46 Gy	47.7 Gy	3.54% ✓	45.3 Gy	46.8 Gy	3.14% ✓	None	✓
▨ PTV	44.9 Gy	46 Gy	2.32% ✓	42.6 Gy	42.8 Gy	0.5% ✓	None	✓

图 6-7-2 靶区覆盖率结果

TPS Name：计划系统中结构名称；GTV：大体肿瘤区；PTV：计划靶区；Mean dose：平均剂量；TPS：计划系统（计算结果）；M3D：Mobius3D（计算结果）；90%Coeverage：90% 覆盖率；%Diff：相对偏差百分数；Stray Voxels：杂散体素（Mobius 会对结构中孤立体素进行检查，提示可能的勾画错误）。

TPS Name	Limit Name	Volume	Dose	TPS		M3D	
Duodenum	Duodenum	Max	<32 Gy	0.43 Gy	✓	0.48 Gy	✓
Duodenum	Duodenum	<5 cm³	18 Gy	0 cm³	✓	0 cm³	✓
Duodenum	Duodenum	<10 cm³	12.5 Gy	0 cm³	✓	0 cm³	✓
Esophagus	Esophagus	Max	<35 Gy	7.94 Gy	✓	8.05 Gy	✓
Esophagus	Esophagus	<5 cm³	19.5 Gy	0 cm³	✓	0 cm³	✓
Heart	Heart	Max	<38 Gy	8.34 Gy	✓	8.3 Gy	✓
Heart	Heart	<15 cm³	32 Gy	0 cm³	✓	0 cm³	✓
Liver	Liver	>700 cm³	21 Gy	852 cm³	✓	848 cm³	✓
Stomach	Stomach	Max	<32 Gy	3.78 Gy	✓	3.86 Gy	✓
Stomach	Stomach	<10 cm³	18 Gy	0 cm³	✓	0 cm³	✓

图 6-7-3 危及器官限值

TPS Name：计划系统中结构名称；Limit Name：Mobius 中对应的结构名称；Volume：危及器官体积（限制条件）；Dose：危及器官剂量（限制条件）；TPS：计划系统（计算结果）；M3D：Mobius3D（计算结果）；Duodenum：十二指肠；Esophagus：食管；Heart：心脏；Liver：肝脏；Stomach：胃。

3. 3D gamma 通过率　Mobius3D 会对 TPS 计划与 M3D 计划之间的全局 3D gamma 进行分析。物理师可以在横断面、冠状面和矢状面等中心处查看 gamma 和等剂量线的差异，也可以评估每层 CT 图像上的剂量差异（图 6-7-4）。

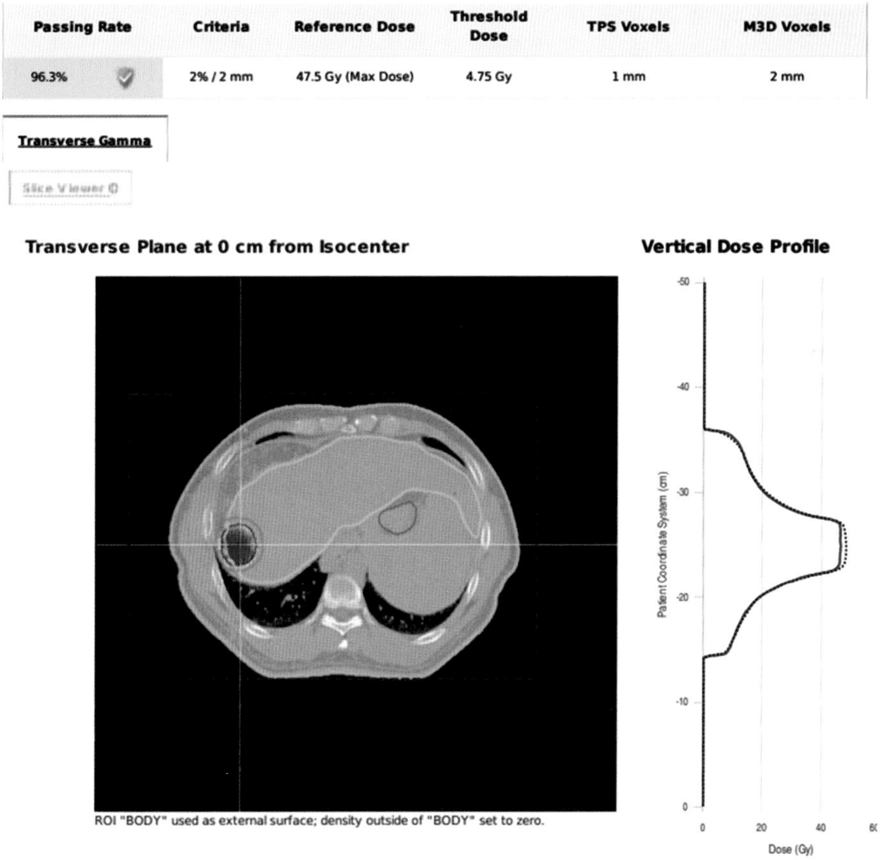

图 6-7-4　3D gamma 分析

Passing Rate：通过率；Criteria：计算标准；Reference Dose：参考剂量；Threshold Dose：阈值剂量；TPS Volxels：计划系统中剂量计算的网格尺度；M3D Volxels：Mobius3D 中剂量计算的网格尺度；Transverse Plan at 0cm from isocenter：等中心处轴面剂量分布；Vertical Dose Profile：纵向剂量分布。

4. 照射可行性　除了验证剂量，Mobius3D 还会对每个计划进行虚拟照射，以验证该计划是否在机器的可执行参数范围内、是否存在碰撞风险等。

（三）注意事项

基于计划二次计算的独立计划校验是 Mobius3D 的主要功能之一，此外，还可以使用该系统开展基于日志文件（log file）的剂量重建和基于锥形束计算机断层扫描（cone-beam computed tomography，CBCT）的摆位误差剂量学分析。在手动导出计划文件后，Mobius3D 的计划校验任务创建、计算执行和报告生成等过程全部在后台自动完成。若进行互联网配置，可以通过电子邮件的形式将异常计划报告发送给负责物理师。需要特别指出的是，由于 Mobius3D 采用的剂量计算算法 CCCS 与 TPS 采用的算法不同，因此在材料异质性明显的区域会出现相对偏差较大的固有算法误差,临床应用时推荐采用多种验证方法交叉验证,并合理解读验证结果。

二、基于模体联合探测器阵列测量的计划验证

(一) 原理与特点

探测器阵列由多个小尺寸探测器在一定空间范围内按特定的方式排列组成。根据探测器的排列维度,常用的有二维和三维阵列,可用于测量二维和三维剂量分布。探测器主要采用半导体或微型电离室。半导体探测器剂量响应好、灵敏度高、重复性好,但具有较明显的能量依赖性,测量前需对探测器响应的一致性进行校准,射线能量切换后还需重新校准。而电离室探测器可更准确地测量绝对剂量,但需要进行气压与温度的校正,它具有能量依赖性较小的优势,但又存在体积平均效应,即电离室体积大小会影响测量结果。

由于肝癌 SBRT 的治疗靶区相对较小,剂量分布具有剂量集中、梯度大的特点,选择探测器阵列进行计划验证时需要考虑探测器的分布密度。专用于 SRS/SBRT 测量的探测器阵列较常规探测器阵列具有更高的测量分辨率,如 PTW OCTAVIUS Detector 1600 SRS、Sun Nuclear SRS MapCheck 等。

(二) 典型的测量方法

使用探测器阵列进行计划验证的测量方法分为 3 种:

1. 实际照射野整体测量　这种方法是对临床计划的完整模拟,验证所使用的计划与临床实施的计划是否完全一致,几乎适用于所有放射治疗技术。

2. 射野归零单独测量　这种测量方法会将射野机架角和床角归零,其他参数如准直器角度、MLC 位置等均保持不变,且对每个照射野的测量结果单独保存,适用于固定野照射技术,不适用于旋转照射技术。

3. 射野归零整体测量　这种方法与射野归零单独测量方法类似,但不再单独保存每个射野的测量结果,只保存所有射野出束结束后的整体测量结果。美国医学物理学家协会(American Association of Physicists in Medicine, AAPM) TG-218 报告推荐实际照射野整体测量作为首选的计划验证方法,在需要具体分析误差原因时可考虑使用射野归零单独测量,因射野归零整体测量可能发生各野剂量叠加后误差被掩盖的情况而不建议使用。

(三) 应用流程

不同厂家产品、不同型号探测器阵列的临床应用流程不尽相同,均要求使用前在 TPS 中导入一套探测器阵列的 CT 图像。计划验证时,大体遵循创建验证计划、验证计划计算、实际测量和结果比对与分析 4 个步骤:

1. 创建验证计划　在 TPS 中创建一个验证计划,将待验证的治疗计划移植到探测器阵列的 CT 图像上,通常将计划的等中心置于探测器阵列的测量中心。

2. 验证计划计算　采用与临床计划一致的剂量计算算法和计算网格重新进行剂量计算,得到新的剂量信息,将验证计划及其剂量分布信息以 DICOM-RT 文件形式从 TPS 导出。

3. 实际测量　与实际治疗类似,照射前对探测器阵列进行摆位(图 6-7-5),摆位完成后

将探测器阵列与控制电脑进行连接,在控制电脑上打开相应的测量软件,按照要求完成本地采集、刻度、校准等操作后开始测量。加速器执行计划,探测器阵列采集剂量信息直至计划交付完成后结束测量,保存测量结果(图 6-7-6)。

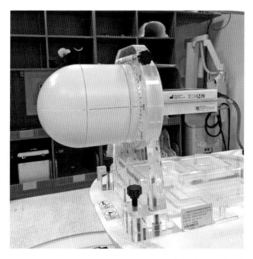

图 6-7-5　SRS MapCheck 探测器阵列的摆位

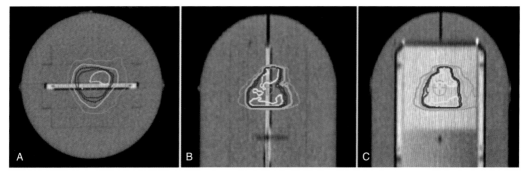

图 6-7-6　SRS MapCheck 探测器阵列测得剂量分布
A:轴位;B:矢状位;C:冠状位。

4. 结果比对与分析　在结果分析软件中依次导入验证计划文件和探测器阵列的测量结果文件,选择分析方法,设置分析参数与阈值,对 TPS 的计划剂量分布与探测器阵列实际测量的剂量分布进行对比分析,得到相应的分析指标后根据本机构的临床要求评价该计划的临床可用性(图 6-7-7)。

(四) 注意事项

剂量分布比较方法主要有剂量差异分析、距离符合度(distance-to-agreement,DTA)分析、剂量差异 /DTA 综合分析、gamma 分析等方法。目前临床比较常用的是 gamma 分析方法,可依据各单位情况确定可接受的治疗计划标准,低于该标准的计划不能用于临床治疗,需要做出处理。中国医学科学院肿瘤医院制定的 SBRT 计划标准为 3%/2mm 的 gamma 通过率≥90%,未达到该标准的计划均需查找低通过率的原因,并通过调整治疗机状态或修改计划等方法来提升通过率,达到标准的计划后方可用于临床治疗。

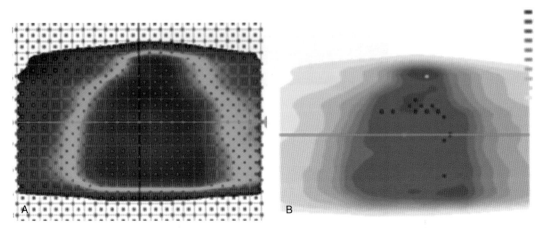

图 6-7-7　SRS MapCheck 探测器阵列的剂量分布验证结果示例
A. SRS MapCheck 测得剂量分布结果; B. 3D gamma 分布结果。

三、基于 Portal Dosimetry 射野剂量测量的计划验证

(一) 原理与特点

Varian Eclipse 内置了 Portal Dosimetry 模块,直接使用射野剂量图像预测(portal dose image prediction,PDIP)或各项异性(anisotropic analytic algorithm,AAA)算法计算治疗射野在电子射野影像装置(electronic portal imaging device,EPID)中的二维剂量,生成预测影像(predict image)后与加速器 EPID 采集到的图像做对比,并使用 γ 分析二维评估调强放射治疗(intensity modulated radiotherapy,IMRT)或容积调强弧形治疗(volumetric modulated arc therapy,VMAT)治疗计划中单个或合成射野的剂量传递精度。Eclipse 计划系统计算出预期影像的分辨率根据使用者影像板的分辨率确定,比如 aS1000 的探测器个数为 $1\,024 \times 768$(分辨率约为 0.39mm)、数字兆伏影像板(digital megavolt imager,DMI)的探测器个数为 $1\,280 \times 1\,280$(分辨率约为 0.34mm)。

使用 Portal Dosimetry 前需要做影像板中心校准、本底(dark field)、增益(flood field)和剂量归一(dose normalization)的校准。校正后采集的图像经过演算核的计算转换成以 CU 为单位的实测影像(portal image)。累积成像(integrated image)模式在治疗时也能够采集患者的穿透剂量分布,以评估治疗的一致性。Portal Dosimetry 的计划验证方式具有图像采集操作简便、图像分析和后处理多样化等优势。

(二) 束流模型配置

Portal Dosimetry 模块主要包括 PDIP 和 AAA 两类剂量计算算法,两者均需要特定的束流数据进行配置。PDIP 算法配置所需数据包括:图像参数(源于金字塔射野)、强度曲线(intensity profile)、实际通量以及输出因子等。PDIP 算法使用 EPID 测量的数据计算基

于影像板的笔形束剂量沉积核（kernel），再结合模体散射因子和修正后的通量预测与跳数（monitor unit，MU）对应的剂量分布。AAA 算法需要加速器束流数据进行配置，包括百分深度剂量（percentage depth dose，PDD）、离轴比曲线（off-axis ratio，OAR）、输出因子等，AAA 算法计算的剂量分布由若干子束（beamlet）的剂量卷积形成，通过使用多个光子散射核（scatter kernels）的方式修正组织不均匀性，提高了散射剂量沉积的准确性。结合临床使用经验，推荐不同类型的 EPID 选择不同的剂量计算引擎，对于有机械臂支撑的 EPID 建议选择 PDIP 算法，正确修正机械臂的反散射；对于无机械臂支撑的 EPID（如 Haclyon 加速器）推荐使用 AAA 算法，剂量计算更准确且能减少因版本和参数不一致导致的临床问题。

（三）应用流程

Portal Dosimetry 作为 Eclipse 的内置模块，验证计划的生成和实测图像的分析均可在 Eclipse 中完成，且易于操作，以下是生成验证计划的详细步骤：

1. 在计划设计（planning）中选择创建验证计划（create verification plan）　新建一个进程（course）并命名为 QA，点击下一步（next）选择 "Portal Dose Prediction"，之后一直点击下一步，填写希望使用的源 - 影像板距离（source-imager distance，SID）、决定是否更改射野几何参数、决定容差表等，最后生成验证计划。

2. 对验证计划进行计划确认（planning approved）　在预约日程（appointment scheduling）中预约排程，在加速器的治疗界面用 QA 模式执行 Portal Dosimetry 计划。选择 QA 模式后系统会弹出 "是否把床移到等中心、机架和准直器是否归 0" 选择框，默认为全不选。

3. 计划完成后在 Portal Dosimetry 中对比计划的通过率　可在选项（options）中更改比对条件，进行不同条件下的通过率分析。根据 AAPM TG-218 报告的建议以及临床使用经验，常规分割计划的通过率分析条件推荐为 3%/3mm，大分割计划的通过率分析条件推荐为 2%/1mm，低剂量阈值推荐为 10%（图 6-7-8）。

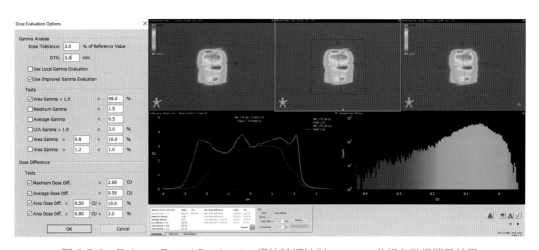

图 6-7-8　Eclipse Portal Dosimetry 模块验证计划 gamma 分析参数设置及结果

（四）注意事项

Portal Dosimetry 的验证操作和分析十分便捷，Eclipse 中也会记录验证结果，便于物理师快速查看。当计划的验证结果超出预设容差时,物理师应当马上采取措施,仔细评估该计划是否能在临床上使用,并进一步调查原因,及时改进与修正。若出现某一批次的 Portal Dosimetry 计划通过率异常,应先检查加速器的绝对剂量,可对 EPID 校准后再行 QA 计划复测。若校准后的 gamma 通过率仍未通过,可按照 AAPM TG-218 报告中提供的检查和评估 IMRT/VMAT Portal Dosimetry 验证失败的操作流程调查原因。

总体上,影响患者计划准确性的误差因素可分为两种:一种是机器性能误差,如机架角度、准直器、MLC 到位精度误差和剂量输出误差;另一种是随机误差,通常包括 MLC 叶片位置的变化、加速器的输出剂量率不稳及机架旋转速率失衡等。机器性能误差通常需在执行患者 QA 前进行相关观察,加速器的机械性能检测(machine performance check,MPC)测试是一种很好的机械性能评价方法。对于 gamma 通过率低的计划,若不通过的部分广泛分布于靶区或 OAR 内,且剂量差异有临床意义时,计划不能批准通过,不能进行患者治疗,需要物理师重新设计计划。通过率与计划复杂程度的相关性较大,物理师可在满足临床计划质量要求的前提下,通过控制子野形状、增加治疗野数和约束 MU 条件等方式来降低计划的复杂程度(图 6-7-9)。

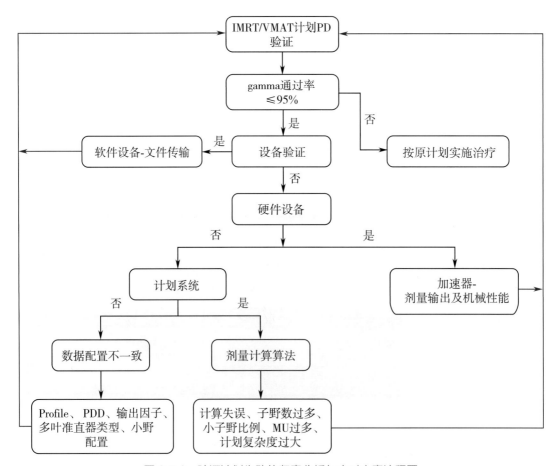

图 6-7-9　验证计划失败的归案分析与应对方案流程图

IMRT:调强放射治疗;VMAT:容积调强弧形治疗;PD:射野剂量学;Profile:剂量剖面线;
PDD:百分深度剂量;MU:机器跳数。

第八节
图像引导

放射治疗的精准实施事关治疗效果和患者安全,上游环节的所有准备工作与各项信息都将汇聚于此,也是精准放射治疗临床实践的决定性环节之一。肝癌体部立体定向放射治疗(stereotactic body radiotherapy,SBRT)分次少、单次剂量大,患者的体位固定和呼吸运动管理技术相对复杂。为了有效管控治疗风险,应在临床实践中充分使用各种图像引导手段,借助先进技术并通过团队协作共同保障治疗顺利实施。

在治疗当天,包括主管医师、物理师和技师在内的治疗团队需就位,按照相关规定完成治疗前准备工作。在确认患者身份信息和相关治疗信息后,进入精准治疗实施流程(图6-8-1)。本节以该流程图为脉络,以1例使用腹部加压联合真空垫进行体位固定的肝细胞癌患者开展SBRT治疗为例,对患者摆位、图像引导、位置校验与审核、治疗中监测等关键环节依次进行介绍。

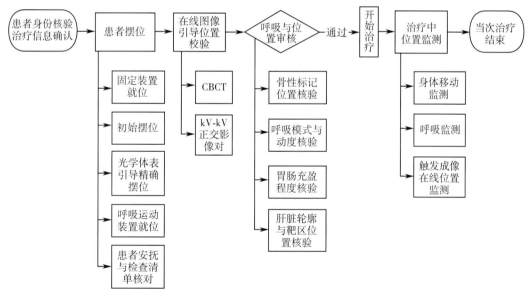

图 6-8-1 肝癌 SBRT 临床实施参考流程
CBCT:锥形束计算机断层扫描。

一、患者摆位

患者摆位的操作流程可分为以下 5 个步骤:

1. 固定装置就位 根据定位记录要求,将患者的各项体位固定装置(如真空垫、体板、腹部加压板等)逐一安装至与模拟定位时相同的位置,既要确保装置使用正确,还要确保各部分装配正确、连接稳固。

2. 初始摆位　根据定位记录要求,首先恢复患者至模拟定位时的体位,重点检查头肩、胸部与四肢位置,减少脊柱拉伸和骨盆扭曲对体位的影响;然后根据复位要求,将治疗床从初始位置分步骤逐一移动至固定装置及体表标记线处,核查固定装置与患者体表标记线的位置,确认治疗装置稳固与患者治疗体位正确,根据体表标记线与参考激光线之间的偏差进行必要的体位调整。

3. 光学体表引导精确摆位　开启光学体表引导,核查患者的体表符合度(图 6-8-2),并进一步做体位微调。

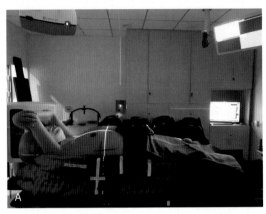

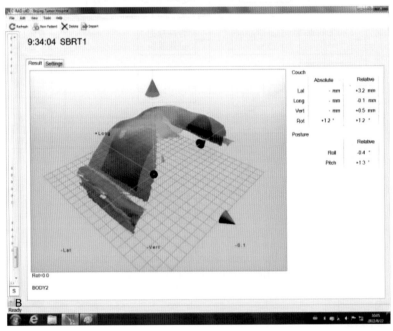

图 6-8-2　光学体表引导摆位

A. 光学体表成像实时采集患者体表信息;B. 光学体表成像系统可实时给出当前患者体表与参考体表间的位置偏差,引导患者摆位。

4. 呼吸运动管理装置就位　根据定位记录和呼吸运动管理要求,呼吸监测装置就位;

若采取腹部加压治疗,则采用与模拟定位时相同的加压方式安放腹部加压装置,检查各项加压参数与定位时是否一致,检查体表标记线及光学体表的位置偏差,进行必要的患者体位与装置位置微调。

5. 患者安抚与检查清单核对 询问患者感受,安抚患者情绪,告知患者需保持平静和大概的治疗时长;确认患者呼吸状态,必要时及时进行干预。同时,逐项核对清单内容,全部确认无误后工作人员离开机房,准备进行各项图像引导验证。

二、治疗前在线图像引导位置验证

锥形束计算机断层扫描(cone-beam computed tomography,CBCT)位置验证是肝癌SBRT主要的疗前验证方式。为避免CBCT时移床造成位置误差,可在CBCT位置验证后补充进行kV-kV正交影像对(kV-kV pair)快速位置校验。

(一)CBCT位置验证

根据治疗计划中的图像引导要求行CBCT(图6-8-3),扫描结束后使用六维配准进行位置验证。CBCT位置验证推荐采用"二次配准法",共分3步进行,依次完成患者体位、呼吸模式与动度、胃肠充盈、肝脏轮廓与靶区位置验证。

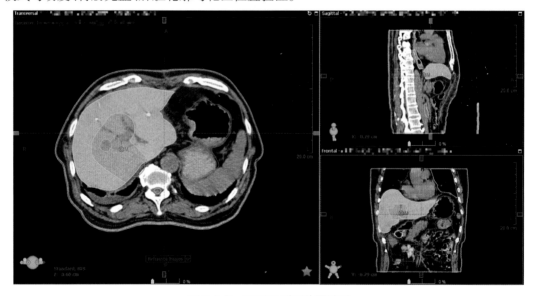

图 6-8-3 CBCT 引导位置验证

1. 第1次配准,行体位检查 调整配准框至脊柱区域行固定标记刚性配准。根据脊柱配准结果初步评估位置偏差,目的是判断患者体位大体情况、是否出现躯体扭曲或肌肉过度紧张等问题。若配准结果超过临床阈值(如单一平移方向超过5mm或单一旋转方向>2°),应中止验证过程,根据固定配准结果及周围骨骼肌牵拉程度,判断体位扭曲的原因,重新进行摆位并对体位做相应调整;若符合临床阈值,则对体表轮廓、其他骨性结构和加压装置进行位置检查,判断腹部加压装置的加压位置和对腹部的加压程度是否吻合;若不吻合,应中止验证过程,及时调整患者体位与压迫装置。

2. 第2次配准,行脏器检查　调整配准框至靶区周围行软组织刚性自动配准。配准框不应过小,建议至少包括肝脏的二分之一,检查膈肌和肝脏位置是否吻合,确认呼吸模式与呼吸动度是否符合要求,同时检查胃、肠道位置与充盈情况,确认胃肠状态符合要求,进入下一步。

3. 靶区位置检查　根据治疗计划的射野走向,对二次配准结果做手动微调,确保肝脏轮廓以及计划靶区与参考图像相吻合,最终的六维位置修正数值应满足线性方向均<3mm、旋转方向<2°。医师和物理师做双重审核确认后,移床行六维位置修正,结束CBCT位置验证。

(二) 基于 kV-kV 正交影像对的快速位置校验

CBCT 位置验证结束后,治疗床会从 CBCT 位快速移动至患者治疗位,治疗床的快速移动可能会引起患者不适,造成患者身体移动。在治疗开始前,采用 kV-kV 正交影像对行快速图像引导(图 6-8-4),用于快速校验 CBCT 移床过程中由于可能的患者身体移动所引入的位置误差。由于 kV-kV 正交影像对的两帧图像不是同时采集,软组织配准误差相对较大,故在评估患者身体是否移动时,应以骨性结构配准为主。

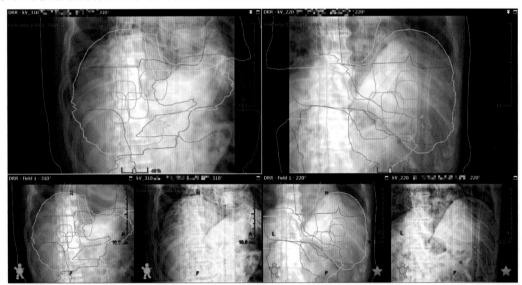

图 6-8-4　kV-kV 正交影像对位置验证

三、治疗前审核确认

在肝癌 SBRT 图像引导过程中,不仅需多次进行图像配准和器官位置检查,还需评估患者呼吸模式和胃肠状态。主管技师可根据检查清单逐项操作并确认,各项配准与位置检查可由物理师和主管医师做独立审核,对最终位置修正数值做双重确认,然后开始治疗。

四、治疗中呼吸与位置监测

相较常规治疗,肝癌 SBRT 单次剂量大、出束治疗时间长,治疗时加速器机架旋转和设备运转声音等均可能引起患者紧张,出现肢体移动或呼吸模式变化。为避免潜在风险,应在治疗开始前开启束流自动中断功能(auto beam hold),在治疗过程中通过监视器和体表引导系统观察患者身体是否发生移动,通过呼吸采集装置观察患者呼吸模式是否发生变化。有条件的临床机构可以在治疗中行门控成像(gated imaging)或触发成像(triggered imaging)(图6-8-5),在治疗中对靶区位置进行再次确认。

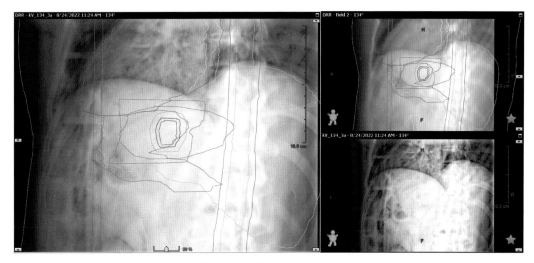

图6-8-5　治疗中触发成像

五、注意事项

质量保证在肝癌SBRT的实施过程中至关重要,治疗团队应针对各种可能的临床场景和各项容差范围事先制定标准操作规程和决策树,提高沟通和临床决策效率。治疗中若发生肿瘤进展、体重变化大、体位无法重复等较为严重的位置偏差且后期无法纠正时,需立即停止治疗,由主管医师评估后及时做出下一步治疗决策。对于首次治疗,必要时应先完成复位操作,再进入正式的治疗流程。治疗中所采集的图像、配准结果、移床数值等均应即刻保存,便于离线分析。此外,应对治疗过程中的任何变化、治疗中断的原因等进行记录,并及时纠正,实现精细化的患者管理。

第九节
流程管理和质量控制

体部立体定向放射治疗(stereotactic body radiotherapy,SBRT)在肝癌治疗中占据越来越重要的角色,而SBRT临床实施的质量是影响治疗效果的重要因素。患者的全流程管理与治疗的质量控制是肝癌 SBRT 质量保证体系中的重要组成,其主要内容是针对患者治疗中的各项流程,建立相应的角色分工、操作规范与质量标准,对临床各环节的中间结果进行质量管理,其目的在于预防潜在的失效模式(failure mode,FM)、减少错误发生概率、降低早期临床风险,确保 SBRT 临床实施的整体质量和水平符合预期。

本节参考美国医学物理学家协会(American Association of Physicists in Medicine,AAPM)TG-100 报告,采用流程图的形式对北京大学肿瘤医院肝癌 SBRT 流程管理与质量控制的实施情况进行简要梳理。考虑到不同临床机构间的设备配置、技术条件、人员组成、临床负荷和管理模式等方面存在较大差异,本节仅从临床实践角度对北京大学肿瘤医院所倡导的全流程管理模式的路径设计、主要特点和注意事项进行论述,更多质量管理方法学内容可参考 AAPM、美国放射肿瘤学会(American Society for Radiation Oncology,ASTRO)与国家癌症中心相关报告。

一、全流程质量管理的路径设计

北京大学肿瘤医院开展肝癌 SBRT 流程管理与质量控制的主要目的是:在既有设备质控的基础上,通过进一步实施有效的质量管理措施,确保患者呼吸情况、胃肠状态、摆位等因素高度可重复,实现肝癌 SBRT 治疗的精准定位、精准计划与精准实施。设计流程管理与质量控制路径的核心思想是建立全流程的质量控制机制,强化早期风险预警与管控,防患于未然。为此,北京大学肿瘤医院成立了以临床和物理团队为主、包括技术和护理团队在内的临床流程优化与质量管理小组,对北京大学肿瘤医院肝癌 SBRT 治疗全流程的每个步骤以及衔接机制等进行梳理,并制定每个节点和步骤的标准操作规程、分工权责、记录规范、质量标准、检查与审核机制、预警与通报机制等,图 6-9-1 以流程图的形式展示了肝癌 SBRT 治疗的临床流程及质量管理的关键信息。

二、流程管理实践的主要特点

北京大学肿瘤医院在实施肝癌 SBRT 流程管理与质量控制的路径方面有以下 5 个主要特点。

(一) 以患者为中心

患者既是治疗的接受对象,也是整个流程管理中重要的风险来源。患者的呼吸情况、胃肠状态、体态、情绪等均是流程管理中需要控制的变量。以饮食管理为例,患者腹部充盈程度与胃、小肠、大肠的充盈有直接关系,这不仅与过去 4~6h 内的饮食状况有关,甚至可能受治疗前 2~4 次饮食的影响(12~36h)。另外,药物刺激也会影响胃肠充盈状况。临床中要求 SBRT 治疗团队对胃肠管理有全面的认识与理解,在对患者进行充分宣教并让其有意识地参与到胃肠管理中的同时,也应通过合理的时间安排帮助患者实现有效的胃肠管理,如将计算机断层扫描(computed tomography,CT)模拟定位、磁共振成像(magnetic resonance imaging,MRI)模拟定位与治疗时间都安排在同一时间段等。

(二) 以规范化操作为实践要求

治疗流程的规范化需要治疗团队共同参与,对临床流程的各个环节进行精细化拆分,

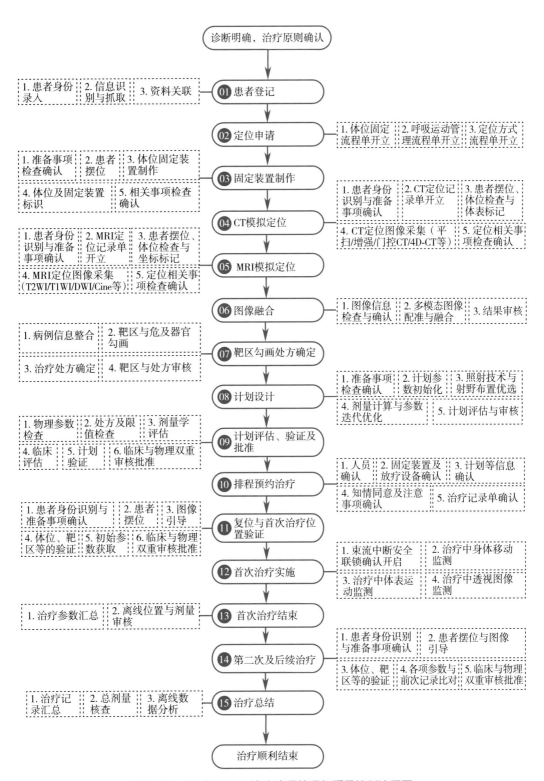

图 6-9-1 肝癌 SBRT 治疗流程管理与质量控制流程图

针对拆分后的各个节点制定相应的规范化操作流程、质量评价方法与质量标准,既要确保实践流程的一致性与可重复性,还要保证实践结果满足高精度的治疗要求。与此同时,规范化操作流程的制定不仅有助于提高团队成员的专业技能水平和降低发生错误的概率,也有利于识别早期风险因素并及早施加干预措施。此外,在关键节点设置相应的检查清单(checklist),将流程要求和质量要求可视化和具体化,能够有效地发现操作错误并及时纠正。

（三）以风险管控为前提

治疗流程中的大多数质量问题均是由于未能早期发现和及早干预各种风险因素引起的。因此,加强前期风险管控是流程管理和质量控制的重要内容。这些措施既包括患者告知、宣教与训练,也包括每个流程操作前的准备事项核验、操作过程中的记录、操作后的二次检查、交叉节点间的独立审核、上级医师与物理师的独立审核等。以图像配准为例(图 6-9-2),北京大学肿瘤医院在图像配准阶段增设审核环节,审核内容包括图像伪影、体位姿态、呼吸动度、配准误差等,评估潜在的位置不确定度,给出适当的计划靶区外扩建议,并将相关内容推送至治疗端以在治疗前进行提示,引起对可能的风险因素的关注,以便及时发现并纠正位置偏差。

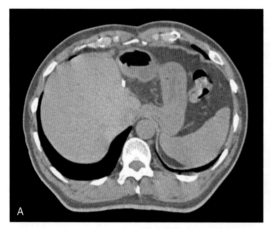
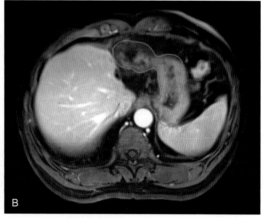

图 6-9-2　较好饮食管理下的配准结果示例(胃肠充盈状态高度一致)
A：定位 CT；B：定位 MRI。

（四）注重病例离线审核与汇总分析

因 SBRT 治疗分次少,分次间位置误差的平均效应比常规治疗小,位置误差引起的治疗风险不容忽视。摆位变化、胃肠充盈、着装改变、肿瘤进展等多种因素均会增加患者位置的不确定度,实践中应加强对患者位置误差的审核。对于分次内多次摆位、分次间位置偏差大的病例,应予以重视,回溯分析患者出现位置误差的原因,及时发现并纠正潜在风险因素,保证患者的治疗质量。

（五）加强平台信息化建设

流程管理涉及多个环节,为了实现复杂临床流程的有序管理,平台的信息化建设十分重要。以北京大学肿瘤医院使用的 CCIP 系统为例,可以清晰地显示患者的病例资料、患者所处流程节点、固定装置信息及体位图片、各项操作技术要求和其他备注信息等。与此同时,信息化平台中良好的流程设计、沟通反馈和纠错机制反过来可以进一步规范临床实践,降低出错风险。

三、流程管理中的注意事项

流程管理与设备管理、患者管理相辅相成,均为放射治疗临床质量管理体系的重要组成部分。流程管理的目的在于管控风险、规避错误,应定期开展流程管理与质量控制审查,尤其要分析异常事件的发生原因并及时优化调整。相较于准则清晰的设备管理,流程管理尚缺乏广泛的行业共识和专家指南,主要依赖于临床机构的临床诊疗流程。质量管理制度设计、质量标准制定和质量控制的开展均应因地制宜、因症制宜。最后,流程管理的主要特点是多团队协作和远期获益,因此在加强管理的过程中,管理成本、时间成本、沟通成本甚至行政成本的增加可能难以避免,流程质量改进的临床效益在短期内也往往难以体现,但远期临床效益会随着时间推移而逐渐显现并充分体现出全流程质量管理的重要性。

第十节 →
毒副反应和处理

在放射治疗中,给予高剂量照射杀灭局部肿瘤的同时,周围正常器官也会受到一定剂量的照射,从而造成损伤。近年来,采用调强放射治疗、运动管理、图像引导等技术,显著降低了正常器官的受量,但仍无法避免邻近肿瘤的器官损伤。权衡局部肿瘤治疗剂量与周围器官受量是肝癌体部立体定向放射治疗(stereotactic body radiotherapy,SBRT)最重要的临床实践问题,应尽量减低 3 级毒副反应的发生率,尽量避免 4 级及以上的毒副反应。肝癌 SBRT 的毒副反应根据发生时间可分为急性期反应和放射治疗后肝损伤。临床实践中常用不良事件通用术语标准(Common Terminology Criteria for Adverse Events,CTCAE)对毒副反应进行分级,并根据分级决定处置方案。

一、肝癌体部立体定向放射治疗毒副反应研究现状

肝癌 SBRT 最重要的危及器官是剩余肝脏,其次是胃、十二指肠、结肠、食管等空腔器官,因此最常见的毒副反应表现为肝毒性和消化道毒性。表 6-10-1 总结了肝癌 SBRT 的毒副反应情况,3 级以上消化道毒性发生率为 2%~6%,4 级以上消化道毒性在部分报道中达到4%;3 级以上肝毒性发生率为 2%~16%,非典型放射性肝病(radiation-induced liver disease,RILD)发生率为 6%~19.6%。

表 6-10-1　肝癌体部立体定向放射治疗的肝脏和消化道毒副反应

研究者（发表年份）	入组人群/例	BCLC 分期	Child-Pugh 分级	肿瘤大小	放疗剂量	中位随访时间/月	毒副反应
Yoon 等 (2020) 前瞻性Ⅱ期 (2013~2016)	50	小肝癌 0~A期	A级	1.3 (0.7~3.1) cm (最大径)	45Gy/3f (91%~100% 等剂量线)	47.8 (2.9~70.6)	无≥3级 Child-Pugh 评分增加2分：4% 肋骨骨折：10%
Durand-Labrunie 等 (2020) 前瞻性Ⅱ期 (2009—2014)	43	A~C期 门脉癌栓12%	A级：88% B级：12%	2.8 (1.0~6.0) cm (最大径)	45Gy/3f (80% 等剂量线)	48 (14~175)	3级消化道毒性：5% ≥3级肝功能异常：21% 18个月 Child-Pugh 评分增加 ≥2分：23%
Jang 等 (2020) 前瞻性Ⅱ期 (2012~2015)	65	0期：39% A期：49% B期：6% C期：6%	A级：98% B级：2%	2.4 (1.0~9.9) cm (最大径)	45-60Gy/3f	41 (4~69)	不典型 RILD：2% ≥3级消化道毒性：0
Park 等 (2020) 回顾性 (2007~2013)	290	0~A期	A级：86% B级：14%	1.7 (0.7~6) cm (最大径)	30~60Gy/3~4f	38.2 (1.8~107.6)	≥3级肝毒性：2.8% Child-Pugh 评分增加2分：5.5%
Scorsetti 等 (2015) 前瞻性Ⅱ期 (2020—2014)	43	A期：44% B期：36% C期：20%	A级：53% B级：47%	51% <3cm (最大径)	48~75Gy/3f 或 36~60Gy/6f (95% 等剂量线 包括95%PTV)	8 (3~43)	≥3级肝酶升高：16% 无典型 RILD
Jang 等 (2013) 回顾性 (2003—2011)	82	A期：53% B期：29% C期：18%	A级：90% B级：10%	3 (1~7) cm (最大径)	33~60Gy/3f (70%~80% 等剂量线 包括97%PTV)	30 (4~81)	≥3级：6% 不典型 RILD：7%

续表

研究者（发表年份）	研究性质（入组时间）	入组人群/例	BCLC 分期	Child-Pugh 分级	肿瘤大小	放疗剂量	中位随访时间/月	毒副反应
Kang 等 (2012)	前瞻性 II 期（2008—2011）	47	A 期：17% B 期：66% C 期：17%	A 级：87% B 级：13%	2.9（1.3~7.8）cm（最大径）	42~60Gy/3f（70%~80% 等剂量线包括 97%PTV）	17（6~38）	3 级消化道毒性：6.4% 4 级消化道毒性：4.3% Child-Pugh 分级提升：13%
Mathew 等 (2020)	回顾性（2003—2016）	297	0/A 期：27% B 期：18% C/D 期：53%	A 级：76% B 级：20% C 级：2%	2.7（0.5~18.1）cm（最大径）	27~60Gy/3~6f	19.9	Child-Pugh 评分增加 ≥2 分：16%
Kibe 等 (2020)	回顾性（2005—2017）	初治：245 挽救：144（病灶数目）	初治 0/A 期：67.8% B 期：2.4% C/D 期：29.8% 挽救 0/A 期：70.8% B 期：1.4% C/D 期：27.8%	初治 A 级：90% B 级：10% 挽救 A 级：90% B 级：10%	初治 2.0（1.0-5.6）cm（最大径） 挽救 2.3（1.0~6.2）cm（最大径）	35~40Gy/5f（60%~80% 等剂量线包括 95%PTV）	34.8（6.5~99.2）	无 ≥3 级毒性反应 无 RILD
Shen 等 (2019)	回顾性（2008—2017）	46	A/B 期：47.8% C/D 期：52.2%	A 级：87.0% B 级：13.0%	5.3（3.0~7.9）cm（最大径）	28~60Gy/4~5f	17.1	RILD：19.6% Child-Pugh 评分增加 ≥2 分：15.2%

BCLC：巴塞罗那分期；RILD：放射性肝病；PTV：计划靶区。

二、肝癌体部立体定向放射治疗常见毒副反应与处理

(一) 常见急性期反应

肝癌 SBRT 常见的 CTCAE 不良事件见表 6-10-2,本节主要讨论最常见的急性期反应处理。

表 6-10-2　肝癌 SBRT 常见不良事件的 CTCAE 评价标准

不良事件	分级				
	1 级	2 级	3 级	4 级	5 级
血液学毒性					
白细胞 /(×10⁹/L)	<LLN~3	2~<3	1~<2	<1	死亡
血红蛋白 /(g·L⁻¹)	<LLN~100	80~100	65~80	<65	
血小板 /(×10⁹/L)	<LLN~75	50~<75	25~<50	<25	
肝损伤					
ALT	>1~3ULN	>3~5ULN	>5~20ULN	>20ULN	–
AST	>1~3ULN	>3~5UNL	>5~20UNL	>20ULN	–
ALP	>1~2.5ULN	>2.5~5ULN	>5~20ULN	>20ULN	–
血胆红素升高	>1~1.5ULN	>1.5~3ULN	>3~10ULN	>10ULN	–
凝血功能					
INR	>1~1.5ULN	>1.5~2ULN	>2ULN	–	–
PT	>1~1.5ULN	>1.5~2ULN	>2ULN	–	–
放射性皮炎	轻微的红斑或干性脱皮	明显红斑,皮肤反折处湿性脱皮	非反折处湿性脱皮,轻微外伤出血	皮肤全层坏死溃疡,自发出血	–
腹泻	每日排便量较基线增加<4次	每日排便次数较基线增加4~6次,需<24h静脉补液	每日排便次数较基线增加 ≥7 次,需 ≥24h 静脉补液	危及生命	死亡
小肠炎	无症状,影像/内镜可见	腹痛伴黏液血便	腹痛、发热、排便习惯改变伴肠梗阻或腹膜刺激	危及生命	死亡
胃炎	无症状,影像/内镜可见	有症状影响胃肠功能,需<24h静脉补液	有症状严重影响胃肠功能,需 ≥24h 静脉补液	危及生命,需胃切除	死亡
恶心	食欲下降,但正常饮食	经口进食明显下降,体重无明显下降,需<24h静脉补液	进食不足,需>24h静脉补液或鼻饲	危及生命	死亡
呕吐	较基线呕吐次数增加1次/24h	较基线呕吐次数增加2~5次/24h,需<24h静脉补液	较基线呕吐次数增加 ≥6 次/24h,需>24h静脉补液或 TPN	危及生命	死亡

续表

不良事件	分级				
	1级	2级	3级	4级	5级
消化道溃疡	无症状，影像学或内镜检查可见	有症状影响胃肠功能，需<24h静脉补液	有症状严重影响胃肠功能，需≥24h静脉补液或鼻饲或TPN，需手术治疗	危及生命	死亡
消化道出血	轻度不需治疗（除外铁剂）	有症状并需治疗，小的烧灼止血	需输血，介入、内镜或手术治疗	危及生命，需紧急治疗	死亡
肝功能衰竭	–	–	扑翼样震颤	肝性脑病或昏迷	死亡
感觉神经病	无症状；深腱反射消失或感觉异常但不影响功能	感觉改变或异常，影响功能但不影响日常生活	感觉改变或异常影响日常生活	感觉丧失	死亡

SBRT：体部立体定向放射治疗；CTCAE：常用不良事件通用术语标准；ALT：丙氨酸氨基转移酶；AST：天冬氨酸氨基转移酶；ALP：碱性磷酸酶；INR：国际标准化比值；PT：凝血酶原时间；LLN：正常值下限；ULN：正常值上限；TPN：全胃肠外营养；–：不适用。

1. 肝功能损伤　根据丙氨酸氨基转移酶（alanine aminotransferase，ALT）、天冬氨酸氨基转移酶（aspartate transaminase，AST）、碱性磷酸酶（alkaline phosphatase，ALP）和血清胆红素升高至正常上限的倍数分级。其中 ALT 主要存在于肝细胞内，且肝细胞内 ALT 浓度是血清中的 1 000 倍以上，因此，少量肝细胞损伤时即可导致血清 ALT 显著升高。AST 广泛存在于肌细胞、肝细胞内，因此反映肝功能损伤的特异性较 ALT 更低。血清胆红素包括直接胆红素和间接胆红素。单纯直接胆红素升高常见于肿瘤阻塞、胆道水肿等原因导致的胆道梗阻、胆汁排泄不畅。单纯间接胆红素升高多由肝前性病因所致（如溶血等），在肝癌放疗中罕见。直接胆红素和间接胆红素同时升高常见于肝细胞大量损伤导致的肝功能明显受损。通常放疗所导致的胆红素升高为肝细胞性黄疸，一般在良好的治疗计划设计和严格掌握放疗适应证的情况下，放疗中不会出现显著的胆红素升高，但如果放疗后 1~6 个月出现显著胆红素升高，在排除肿瘤或药物损伤所致的胆红素升高的情况下，应考虑放射性肝病的可能。当肝细胞大量坏死时 AST 可能呈现下降趋势，而胆红素显著升高，即"胆酶分离"现象，其出现预示着肝衰竭，即使给予积极的保肝治疗预后也较差。1~2 级肝功能异常可予口服保肝药治疗，3 级及以上肝功能异常建议经静脉保肝治疗，必要时暂停放射治疗，待肝功能恢复后继续治疗。常用的保肝治疗包括肝脏营养因子（多烯磷脂酰胆碱、腺苷蛋氨酸）、抗炎保酶药物（甘草酸类药物、水飞蓟类药物）、自由基清除药物（还原型谷胱甘肽、硫普罗宁、葡醛内酯）、降黄药物（熊去氧胆酸、腺苷蛋氨酸）、保肝中药、维生素辅酶及能量制剂、白蛋白、支链氨基酸等。急性肝损伤往往可逆且易修复。

2. 血小板减少　肝细胞癌患者多合并肝硬化，继发门静脉高压、脾功能亢进，导致全血细胞减少。在抗肿瘤治疗过程中,血小板减少较多见,且临床处理难度较高,对治疗连续性及预后的影响较大。对于 1 级血小板减低,可予口服升血小板药物治疗,并密切监测其变化趋势。对于短期内血小板减少从 1 级变为 2 级的患者,可及早予皮下注射促血小板生成素,其起效时间为 4~7d,期间需密切关注血小板变化趋势。尽量避免出现 3 级及以上血小板减低。对于因脾功能亢进导致严重血小板减少的患者,可考虑行脾切除术或脾栓塞术。有文献报道脾切除术有助于改善肝细胞癌患者的免疫功能,延长其生存时间。

3. 消化道溃疡 / 出血　伴有肝硬化的患者发生食管胃底静脉曲张的概率高,在此基础上出现消化道溃疡易引发上消化道出血,应根据临床症状的严重程度进行分级并给予积极处理,同时应更加严格地限制消化道的照射剂量。另外,既往有消化道溃疡病史的肝癌患者,在接受 SBRT 治疗后出现消化道出血的风险增高。消化道溃疡 1 级可予口服抑酸、护胃药对症处理,2 级及以上建议予静脉补液及抑酸治疗,严重时需禁食,并予静脉营养支持治疗,必要时行内镜下处理或外科手术处理。消化道出血的死亡率高,是肝癌的重要死亡原因之一,应予以高度重视。对于无明显临床症状但化验提示便潜血阳性的患者,可口服补充铁剂等,并监测血红蛋白变化。若出现黑便、便血、呕血等症状,需尽快行内镜下止血或介入栓塞、外科手术治疗。当大体肿瘤毗邻胃肠道时,在放射治疗过程中几乎无法避免消化道损伤,建议放射治疗开始时即予抑酸、护胃治疗。

4. 其他急性期反应　其他常见急性期反应及处理如下:①白细胞减少、贫血:可予对症升白细胞、血红蛋白的药物治疗。②胃肠道反应:出现恶心、呕吐时可予甲氧氯普胺(胃复安)、多潘立酮(吗丁啉)或 5- 羟色胺 3 受体阻滞剂等药物治疗。出现腹泻和胃肠炎时可予口服蒙脱石散(思密达)、盐酸洛哌丁胺(易蒙停)等,如出现脱水可根据具体情况予输液、抗炎治疗。③急性皮肤反应:可予三乙醇胺(比亚芬)、重组人表皮生长因子外用溶液(金因肽)等局部治疗。

(二) 放射性肝病

放射性肝病(radiation-induced liver disease,RILD)是一种严重的放射治疗并发症,诊断标准如下:

1. 接受过肝脏高剂量的放射治疗。

2. 在放射治疗结束后发生,一般在结束后 2 周 ~4 个月内。

3. 临床表现分为两种:典型 RILD 表现为疾病发展快,患者在短期内迅速出现大量非恶性、非黄疸性腹水和肝大,伴 ALP 升高>正常值上限 2 倍;非典型 RILD 则定义为仅有肝功能损伤:Child-Pugh 评分增加 ≥2 分或 ALT、AST 升高>正常值上限 5 倍,无肝大和腹水。

4. 排除肝肿瘤进展造成的临床症状和肝功能损害。

合并典型 RILD 的患者预后极差,多数在短期内死于肝衰竭,因此重在预防。诊断后应立即给予对症支持治疗,包括糖皮质激素、利尿剂等,并积极给予保肝治疗,必要时反复抽取腹水并补充人血白蛋白。避免 RILD 发生的关键在于进行放射治疗计划设计时,需尽量减少正常肝脏受照体积,降低正常肝脏受照剂量。对于基线肝功能较差(Child-Pugh B 或 C 级)和正常肝体积较小的患者,需充分权衡治疗获益与损伤,给予合适的靶区范围和照射剂量。

第十一节 →
疗效评价和随访

一、疗效评价影像学检查方法

非侵入性医学影像成像技术在肝肿瘤患者的疗效评价及随访中起到很重要的作用,如X线计算机断层扫描(computed tomography,CT)、磁共振成像(magnetic resonance imaging,MRI)和超声成像(ultrasonography,US)等。其中,动态增强CT和动态增强MRI是主要的成像方式,动态增强CT有较高的密度分辨力,动态增强MRI则有较高的组织分辨力和多参数、多序列、多期成像的能力,且具有形态结合功能综合成像技术的优势,是肝肿瘤疗效评价的优选影像技术。在进行疗效评价时通常需要结合动脉期、门静脉期和延迟期图像,便于对肿瘤活性进行评估。超声造影(contrast-enhanced ultrasound imaging,CEUS)检查能够提示肝肿瘤的血流动力学变化,在评价肝肿瘤的微血管灌注方面具有优势,也可用于评估肝肿瘤活性,但对病变位于肝脏深部或膈下、肥胖以及肝实质非常不均匀的患者,CEUS的性能较差,因此在肝肿瘤疗效评价中的应用受到限制。正电子发射计算机断层显像(positron emission tomography-computed tomography,PET/CT)也可以用于肝肿瘤的疗效评价。^{18}F-氟代脱氧葡萄糖(^{18}F-fluorodeoxyglucose,^{18}F-FDG)PET/CT显像具有全面评价全身转移状况和功能显像的优势,可以对肿瘤进行分期及再分期,且对于抑制肿瘤活性的靶向药物疗效评价更加敏感、准确。各种影像学检查方法各有特点,应该综合应用、优势互补、全面评估。

二、体部立体定向放射治疗后的影像学表现

肝肿瘤(包括肝细胞癌、肝内胆管细胞癌和肝转移瘤)进行体部立体定向放射治疗(stereotactic body radiotherapy,SBRT)后的影像学表现主要包括靶病灶以及周围邻近肝实质的变化这两方面。靶病灶的主要病理变化是组织的凝固性坏死,这种坏死通常是逐渐进行的。SBRT治疗后,靶病灶内肿瘤组织逐渐减少或消失,在治疗成功的情况下,肿瘤组织最终完全或部分被纤维组织取代。周围邻近肝实质受辐射损伤的影响,主要病理变化类似于静脉闭塞性疾病的表现,将肿瘤与背景中未受影响的肝脏实质分隔开来。靶病灶影像评价主要包括:病灶大小的变化、病灶内部强化特征的变化和内部坏死(无强化区域)的评估;除动态增强CT或MRI等检查外,MRI中弥散加权成像(diffusion weighted imaging,DWI)和T_2加权成像(T_2 weighted imaging,T_2WI)序列的高信号变化以及PET/CT中^{18}F-FDG摄取值的变化也可用于疗效评价。在SBRT治疗后的疗效评价中,了解靶病灶的治疗反应并区分靶病灶、活性肿瘤和周围邻近肝实质的改变非常重要,因此,正确认识靶病灶的治疗反应、靶病灶和周围邻近肝实质治疗后的影像学表现是很有必要的。

（一）肝肿瘤靶病灶的治疗反应

肝肿瘤靶病灶治疗后可能会出现 3 种治疗反应：反应良好、稳定或者进展。

1. 反应良好   反应良好的靶病灶通常随时间延长而逐渐缩小，内部可出现坏死，并最终被纤维组织或再生的肝实质取代。影像学表现为以下特征：强化程度减低，体积缩小（图 6-11-1~ 图 6-11-3，为同一患者治疗前与治疗后的影像学检查对比）和 PET/CT 上 ^{18}F-FDG 摄取值的减低。

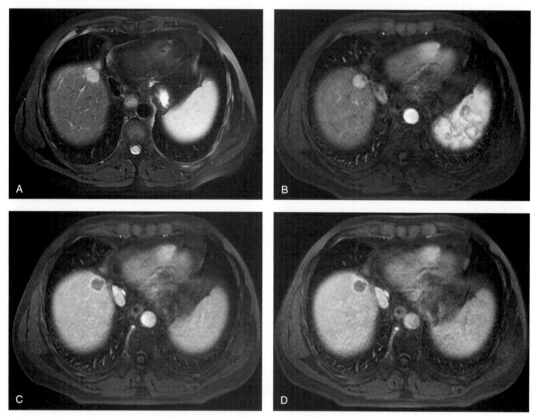

图 6-11-1   SBRT 治疗前基线增强 MRI

A. 肝癌手术后，肝 S4 段可见新发肝细胞癌活性灶，肝 S4 段靶病灶 T_2WI 可见稍长 T_2 信号结节；
B. 动脉期病变呈明显高强化；C、D. 门静脉期、延迟期廓清样强化，边缘可见包膜样强化。

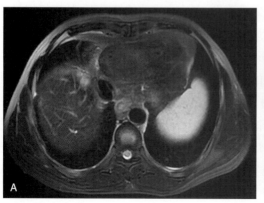
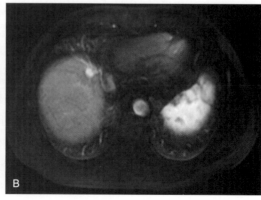

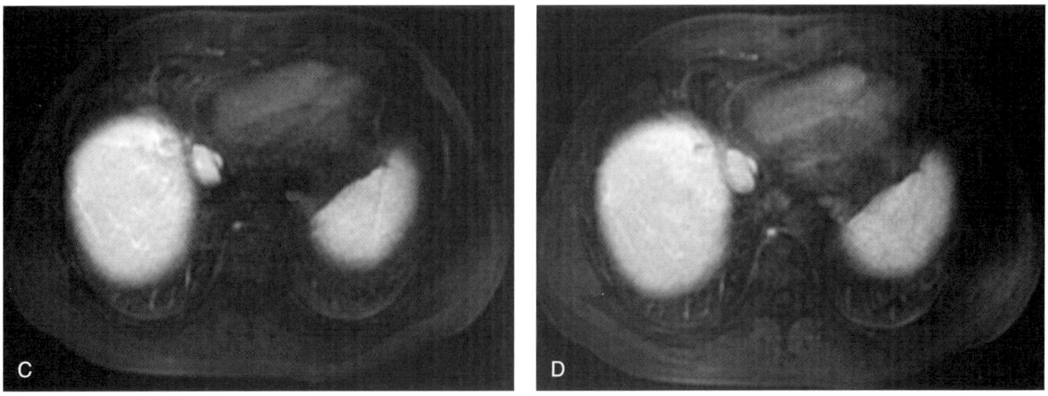

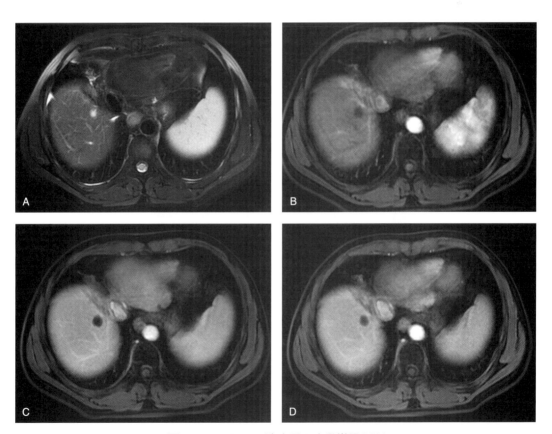

图 6-11-2 SBRT 治疗后 2 个月增强 MRI
A. 肝 S4 段靶病灶缩小；B. 动脉期仍可见明显高强化；C、D. 门静脉期、延迟期呈轻度廓清样强化，
边缘可见环状强化。

图 6-11-3 SBRT 治疗后 8 个月增强 MRI
A. 肝 S4 段靶病灶进一步缩小，T_2WI 未见明确显示；B~D. 靶病灶动脉期、
门静脉期及延迟期均未见确切显示。

强化程度减低是 SBRT 治疗后靶病灶较早出现的影像学特征，尤其是治疗后最初 3~4 个月，通常早于病灶体积的变化，随后则伴随着病灶体积的缩小。治疗后 6~12 个月，强化

程度减低比体积缩小更能准确地反映病灶的治疗效果,治疗后 12 个月内病灶内部坏死的比例一般大于体积缩小的比例。在 MRI 上,病灶信号强度也会改变,表现为 T_2WI 信号减低、T_1WI 信号减低、DWI 信号减低和表观扩散系数(apparent diffusion coefficient,ADC)值增加,见图 6-11-4。靶病灶周围邻近肝实质可出现延迟期的环形强化。这些影像学特征在 SBRT 治疗后的肝细胞癌(hepatocellular carcinoma,HCC)、肝内胆管细胞癌和肝转移瘤中均可观察到。

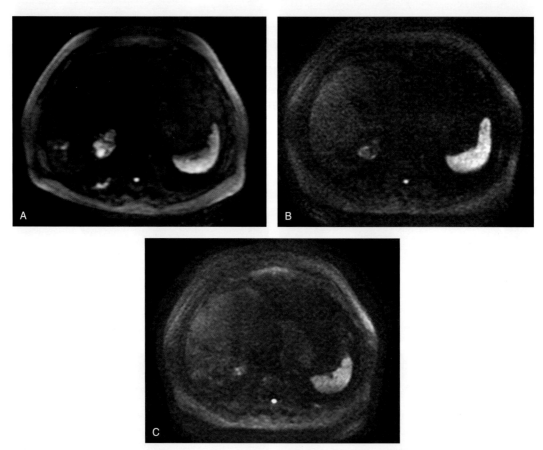

图 6-11-4　SBRT 治疗前基线、治疗后 2.5 个月和治疗后 7.5 个月 DWI 图像

A. 肝癌术后,肝右叶可见肝细胞癌活性灶,肝右叶靶病灶治疗前基线 DWI 呈不均匀片状高信号;B. 治疗后 2.5 个月靶病灶 DWI 高信号减低、范围缩小;C. 治疗后 7.5 个月靶病灶 DWI 高信号进一步减低、范围进一步缩小。

PET/CT 成像上,SBRT 治疗后最初数月内最大标准化摄取值(maximum standardized uptake value,SUV_{max})会下降,最终达到与周围正常肝脏背景相似的摄取值。SBRT 治疗后肝脏背景上无 ^{18}F-FDG 活性则提示治疗完全缓解,这种改变早于病灶体积缩小。少数靶病灶在治疗后最初的 PET/CT 成像上仍表现为高于肝脏背景的局灶活性,会干扰对治疗效果的判断,但这种局灶活性会随着时间完全缓解。因此,多次随访扫描更能有效地进行疗效评价。

有些肿瘤在 SBRT 治疗后可能无任何明显改变。强化程度、信号强度和 ^{18}F-FDG 活性变化较小,大小几乎没有变化。这种现象在 SBRT 治疗后短期内(<3 个月)是常见的,需要进一步的随访来评估肿瘤是否得到控制。

2. 疾病进展　治疗后早期随访(<3 个月)常见靶病灶体积稳定或稍微缩小和强化程度减低,部分 HCC 治疗后早期仍伴有持续性动脉期高强化(arterial phase hyperenhancement,APHE)和门静脉期流出,这一表现通常在亚急性期消失,且在 3~6 个月后病灶体积也会逐渐缩小。而治疗后肝肿瘤残余或复发的标志则包括:治疗后晚期靶病灶体积增大、治疗后早期 PET/CT 扫描序列中 SUV_{max} 值>6(正常肝脏背景 SUV_{max} 值的 2 倍),以及随访 PET/CT 扫描序列中出现 2 次以上的局灶 ^{18}F-FDG 活性增高。在 HCC 中,治疗后 APHE 减低后重新增高或消失后重新出现也预示着肿瘤进展。而在肝转移瘤中,除治疗后转移瘤数目增多提示疾病进展外,治疗后出现分叶状强化也与疾病进展相关,这种影像学表现对疾病进展的预测要早于病灶体积增大。

3. 疾病稳定　肝肿瘤靶病灶治疗后稳定的表现介于反应良好和疾病进展之间。

(二)肝细胞癌治疗后靶病灶的影像学表现

1. 治疗后总的改变　肝肿瘤 SBRT 治疗后靶病灶出现强化程度减低和体积缩小,其中以 HCC 较为典型。通常,治疗后靶病灶出现强化程度的减低要早于体积的缩小。靶病灶强化程度的减低在治疗后 15~45d 即可出现,且会随时间延长而持续减低。强化程度的减低与治疗反应相关,对于强化程度减低的病灶,即使大小稳定,在病理上也可能会表现出明显的坏死。这种坏死同样早于病灶体积的缩小,在治疗后的 3、6、9、12 个月,病灶内部坏死的比例均大于体积缩小的比例。图 6-11-5、图 6-11-6 为同一患者治疗前与治疗后的影像学检查对比。

2. 体积变化　经 SBRT 治疗后靶病灶体积会逐渐缩小,但大多数病灶即使治疗有效,体积缩小也比较缓慢。研究显示,靶病灶在治疗后 3、9、12 个月,体积缩小的比例分别为 35%、48%、54%。治疗有效时,靶病灶在治疗后 12 个月内大小可能保持不变或略有缩小,但一般不会增大。因此,若靶病灶在治疗后大小不变或缩小,即使治疗后早期有持续强化,也不应该被认为是活性病灶;若治疗后持续增大,则高度提示肿瘤残留或复发。

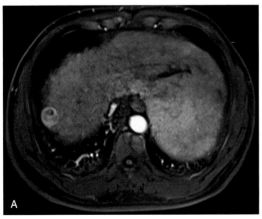
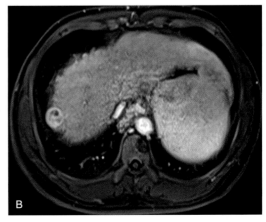

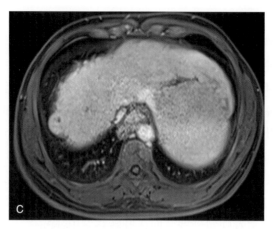

图 6-11-5　SBRT 治疗前基线增强 MRI

A. 肝 S8 被膜下可见肝细胞癌,靶病灶动脉期呈明显高强化;B. 门静脉期呈稍高强化;

C. 延迟期呈轻度廓清样强化,边缘可见包膜样强化。

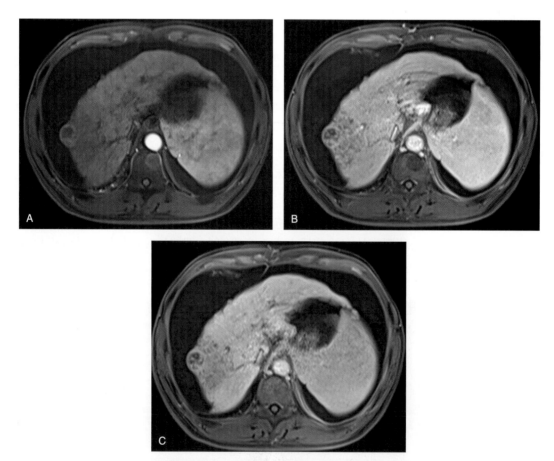

图 6-11-6　SBRT 治疗后 4 个月增强 MRI

A. 靶病灶动脉期呈稍高强化;B、C. 门静脉期和延迟期呈廓清样强化,内部坏死成分(无强化区域)增加。

3. 强化程度变化　　靶病灶治疗后的强化程度也会随时间变化,约75%的靶病灶在治疗后3~6个月内可表现为持续性APHE和门静脉期廓清,这种影像学表现通常在治疗后6个月缓慢消退,最终,大多数治疗有效的靶病灶会表现为无强化。APHE完全消失的中位时间约为5.9个月,靶病灶在治疗后3、6、12个月,表现为持续性APHE的比例分别为76%、33%、29%,一般会伴随靶病灶体积的缩小,图6-11-7、图6-11-8为同一患者治疗前与治疗后的影像学检查对比。SBRT治疗后早期出现持续性APHE是治疗后可预期的影像学表现,有些病例甚至在治疗后1年仍可出现。因此,持续性APHE并不一定说明靶病灶存在肿瘤活性。若靶病灶治疗后体积持续增大,APHE范围增加或新出现结节样的APHE,则应高度怀疑治疗失败和肿瘤活性灶的存在。治疗后早期出现的门静脉期强化减低是较好的治疗反应和预后的影像学预测指标。在MRI检查中,DWI和T_2WI高信号的减低也可以预测SBRT的治疗反应。

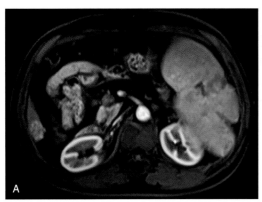
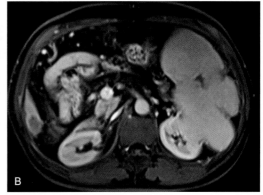
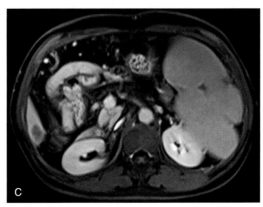

图 6-11-7　SBRT 治疗前基线增强 MRI

A. 肝 S6 段肝细胞癌,肝 S6 段靶病灶动脉期呈高强化;B、C. 门静脉期、延迟期呈廓清样强化。

4. 靶病灶变化的3个阶段　　依据SBRT治疗后的时间划分,靶病灶的变化过程可分为急性期、亚急性期和慢性期3个阶段。

(1)急性期:治疗后1~3个月为急性期,病灶大小稳定或有轻微缩小;动脉期及门静脉期轻度强化减低或无明显变化。

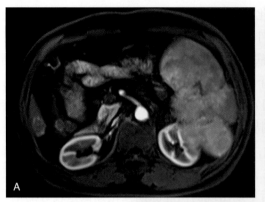
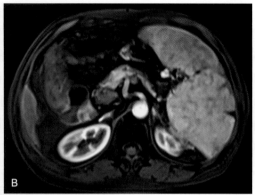
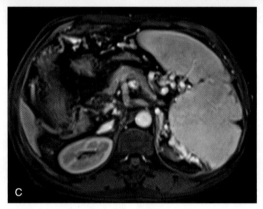

图 6-11-8　SBRT 治疗后增强 MRI

A. 靶病灶治疗后 1.5 个月动脉期仍可见 APHE；B. 治疗后 5 个月动脉期强化不明显，APHE 消失；
C. 治疗后 11 个月动脉期未见明显强化。

（2）亚急性期：治疗后 3~6 个月为亚急性期，病灶大小有轻微的缩小；动脉期及门静脉期强化进一步减低。

（3）慢性期：治疗后 6 个月以上为慢性期，病灶大小进一步缩小；动脉期及门静脉期强化进一步减低，延迟期强化增高。

（三）靶病灶邻近肝实质治疗后的影像学表现

1. 邻近肝实质改变　SBRT 照射的区域包括靶病灶所在的靶区部分和周围邻近肝实质所在的非靶区部分。靶病灶周围邻近肝实质治疗后出现的随时间而变化的特征性影像学表现称为局灶性肝脏反应（focal liver reaction，FLR）。FLR 较难与治疗后的肿瘤和肿瘤活性灶区分。因此，在疗效评价中正确认识 FLR 并区分出 FLR 与肿瘤活性灶非常重要。

2. FLR 变化阶段　根据 SBRT 治疗后的时间划分，FLR 也可以分为急性期、亚急性期和慢性期 3 个阶段。

（1）急性期：治疗后 1~3 个月为急性期，病理改变为肝静脉血流减少导致严重的肝窦充血，窦内可有纤维蛋白血栓，可伴有窦周出血、反应性充血和肝细胞萎缩变性。动态增强 CT 或 MRI 的动脉期呈高强化，门静脉期强化减低或持续高强化，延迟期强化程度与周围正常肝实质类似（图 6-11-9、图 6-11-10，为同一患者治疗前与治疗后的影像学检查对比）。MRI

可出现靶病灶周围的环状强化和 T₂WI 高信号。

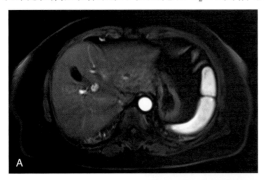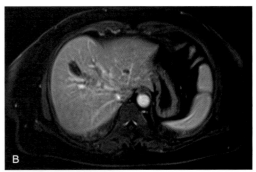

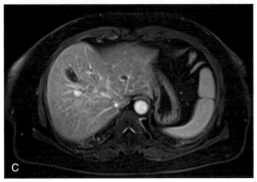

图 6-11-9　SBRT 治疗前基线增强 MRI

A. 肝 S4/8 交界段肝细胞癌,肝 S4/8 段靶病灶动脉期呈高强化；B、C. 门静脉期、延迟期呈廓清样强化。

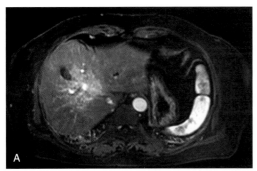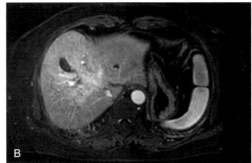

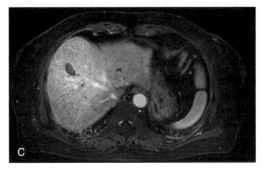

图 6-11-10　SBRT 治疗后 2 个月增强 MRI

A. 肝 S4/8 段靶病灶动脉期仍呈高强化,邻近肝实质可见片状高强化区；

B、C. 门静脉期、延迟期邻近肝实质呈持续性稍高强化。

（2）亚急性期：治疗后 3~6 个月为亚急性期，病理改变为在急性期的基础上进一步出现小叶下静脉阻塞或闭塞。动态增强 CT 或 MRI 的动脉期和门静脉期呈低强化，延迟期呈渐进性强化或者高强化（图 6-11-11、图 6-11-12，为同一患者治疗前与治疗后的影像学检查对比）。

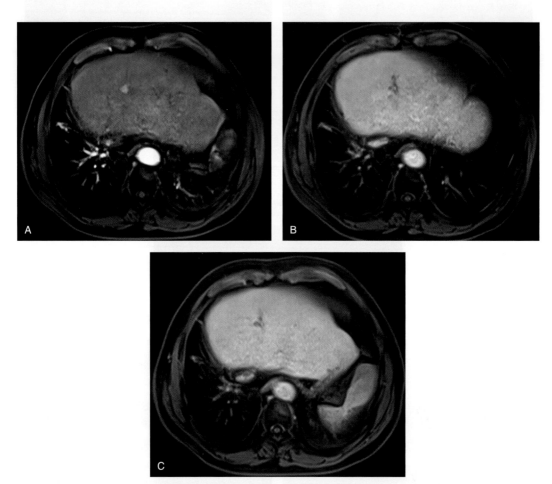

图 6-11-11　SBRT 治疗前基线增强 MRI

A. 肝右叶肝癌术后，肝 S4/8 交界区可见肝细胞癌活性灶，肝 S4/8 段靶病灶动脉期呈高强化；
B、C. 门静脉期、延迟期呈廓清样强化。

（3）慢性期：治疗后 6 个月以上为慢性期，病理改变为中央静脉闭塞或纤维化，小叶塌陷和变形，Kupffer 细胞的积累伴或不伴含铁血黄素沉积。特点是肝纤维化形成和肝体积的损失，若病变位于肝被膜下则可出现肝萎缩和肝被膜皱缩（图 6-11-13、图 6-11-14，为同一患者治疗前与治疗后的影像学检查对比）。动态增强 CT 或 MRI 动脉期轻微强化，部分动脉期、门静脉期仍可见高强化，延迟期呈渐进性高强化（图 6-11-15、图 6-11-16，为同一患者治疗前与治疗后的影像学检查对比）。MRI 梯度回波序列呈低信号，环状强化消失。在使用肝脏特异性显像剂的 MRI 中，FLR 在肝胆特异期呈界限清楚的局灶性低信号，这可能提示肝功能下降。

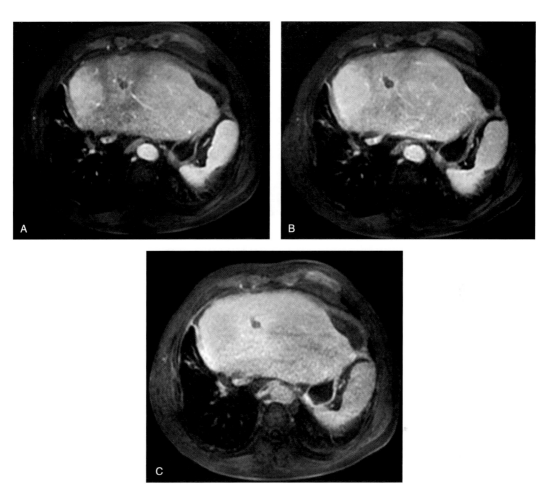

图 6-11-12 SBRT 治疗后 5.5 个月增强 MRI

A、B. 肝 S4/8 段靶病灶动脉期呈低强化,动脉期、门静脉期邻近肝实质可见片状低强化区;
C. 延迟期病灶邻近肝实质可见片状高强化区。

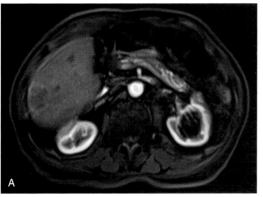
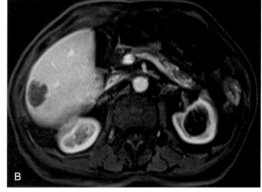

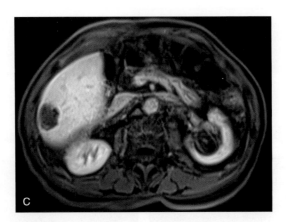

图 6-11-13 SBRT 治疗前基线增强 MRI

A. 肝 S6 段肝细胞癌,肝 S6 段靶病灶动脉期呈不均匀高强化; B、C. 门静脉期、延迟期呈廓清样强化。

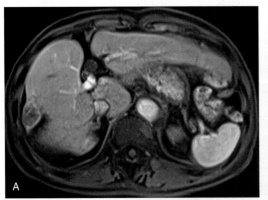 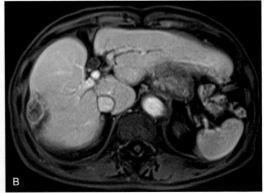

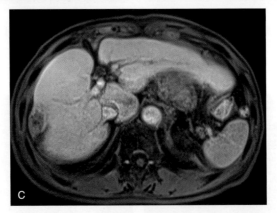

图 6-11-14 SBRT 治疗后 9 个月增强 MRI

A. 肝 S6 段靶病灶呈低强化,动脉期邻近肝实质可见轻微强化; B、C. 门静脉期、
延迟期邻近肝实质呈稍低强化,可见邻近肝被膜皱缩。

3. FLR 的鉴别 FLR 的 APHE 有时难以与治疗后肿瘤进展区分,这种 APHE 一般会在慢性期消失(6~9 个月)。FLR 常以条带状或楔形分布,无门静脉期流出表现,对血管无占位效应,DWI 也无高信号,通过这些特点有助于与肿瘤的残余或复发进行区分。另外,急性和亚急性期靶病灶周围动脉期、门静脉期的环状强化,也需要与肿瘤残留或复发的分叶状环形强化进行鉴别。

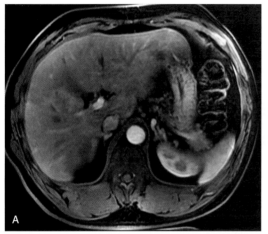
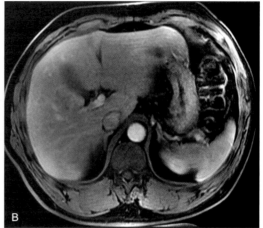
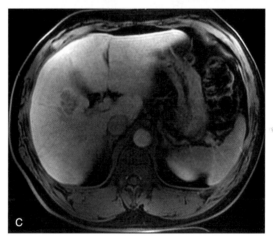

图 6-11-15　SBRT 治疗前基线增强 MRI

A. 肝 S5/8 段肝细胞癌,肝 S5/8 段靶病灶动脉期呈不均匀稍高强化;B、C. 门静脉期、延迟期呈廓清样强化。

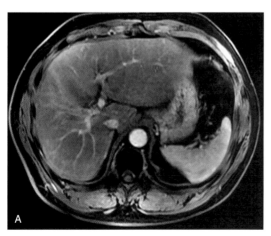
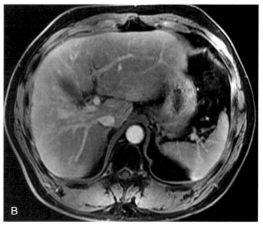

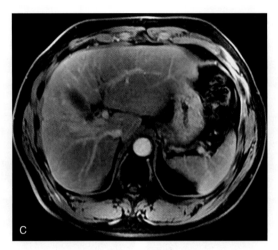

图 6-11-16　SBRT 治疗后 8 个月增强 MRI
A. 靶病灶周围邻近肝实质动脉期可见楔形片状稍高强化灶；B、C.门静脉期、
延迟期周围邻近肝实质仍呈稍高强化。

三、体部立体定向放射治疗后的疗效评价及随访

　　SBRT 治疗后的疗效评价及随访多使用动态增强 CT 或 MRI,肝肿瘤靶病灶治疗前后相似的强化特征、邻近肝实质的 FLR 等因素均可能影响 CT 对治疗反应的评估。MRI 包括了 DWI 和其他多种序列,不仅可以区分包括水肿、坏死、出血和囊变在内的多种病理改变,还能鉴别 FLR 和残余肿瘤。MRI 良好的组织分辨力使其成为首选的疗效评价方法。靶病灶强化程度和大小的变化是随访及疗效评价中需要重点关注的内容。治疗后 3 个月内强化程度变化较小,体积也基本无变化,加上治疗区域广泛的动脉期高强化,使得这一时间段内的疗效评价较为困难,因此首次疗效评价一般在治疗后 3 个月进行。

　　肝肿瘤局部治疗的疗效评价标准较多,但 SBRT 治疗后影像学表现与其他局部治疗不同,目前尚无统一的疗效评价标准。肝肿瘤的疗效评价标准见表 6-11-1。

表 6-11-1　肝肿瘤的疗效评价标准

评价标准	完全缓解	部分缓解	疾病稳定	疾病进展
RECIST 1.1	靶病灶消失	靶病灶长径减少 ≥30%	靶病灶介于部分缓解与疾病进展之间	靶病灶长径增大 ≥20%
mRECIST	靶病灶强化区域消失	靶病灶强化区长径减少 ≥30%	靶病灶介于部分缓解与疾病进展之间	靶病灶强化区域长径增大 ≥20%
EASL	靶病灶强化区域消失	靶病灶强化面积减少 ≥50%	靶病灶介于部分缓解与疾病进展之间	靶病灶强化面积增大 ≥25%

　　RECIST 1.1:实体瘤疗效评价标准 1.1 版;mRECIST:改良实体瘤疗效评价标准;EASL:欧洲肝病学会。

　　实体瘤疗效评价标准(Response Evaluation Criteria in Solid Tumors,RECIST)1.1 基于肿

瘤大小的变化进行评估,无法评估治疗后肿瘤活性情况。而改良实体瘤评价标准(modified Response Evaluation Criteria in Solid Tumors,mRECIST)、欧洲肝病协会(European Association for the Study of the Liver,EASL)标准和 2018 版肝脏影像报告和数据系统(Liver Imaging Reporting and Data System,LI-RADS)治疗反应评价方法(treatment response algorithm, TRA),则基于增强影像学表现评估肿瘤残余或复发,可用于肝脏局部治疗的疗效评价。mRECIST 在动态增强 CT 动脉期评估肿瘤活性及坏死情况,测量肿瘤活性区域的最大径。EASL 在动态增强 CT 动脉期测量肿瘤的整体面积及坏死区面积,去除肿瘤坏死区面积。在 LI-RADS TRA 方法中,若病变治疗后没有可评估的强化病灶或者出现治疗后预期的强化时,则认为是无肿瘤存活(无活性);若病变治疗后存在结节/肿块样流出或动脉期强化,或与治疗前强化类似时,则认为有肿瘤存活(有活性);若病变治疗后不是典型的治疗后预期强化,且不符合确定或可能有肿瘤活性的标准时,则认为治疗效果不确定(活性不确定)。

　　由于上述评价标准均使用 APHE 这一征象来评价治疗后的肿瘤活性,因持续性 APHE 也是 SBRT 治疗成功的预期影像学表现,所以在 SBRT 治疗后使用这些评价标准进行疗效评价可能会错误地判断治疗效果,导致不必要的再治疗。因此,使用现有评价标准来评价 SBRT 疗效时必须谨慎。

　　SBRT 现已成为一种公认的肝肿瘤局部治疗方法,利用影像学手段评价 SBRT 治疗后的反应越来越普遍。对于这类患者,需要同时关注靶病灶的影像学表现和邻近非靶区肝脏的 FLR,这使得 SBRT 的疗效评价具有一定的困难。治疗后 1 年内,靶病灶在前几个月可能会表现为持续的动脉期肿瘤强化,伴或不伴门静脉期流出,这可能反映了早期的炎症反应,并不一定是肿瘤残留,而且会随着时间而逐渐减低。由于靶病灶这些强化特征及邻近肝实质的 FLR,治疗后 3 个月内进行疗效评价可能比较困难,所以评价的时间点多选在 3 个月以后。靶病灶大小的缩小和坏死的增加通常会持续数月以上。随着治疗后时间的延长,靶病灶周围的高密度改变可能是 FLR 和进行性的纤维化,而非肿瘤活性病灶。因此,疗效评价时需要准确了解 FLR 的表现,并将其与残留或复发的活性肿瘤区别开来。

　　在接受 SBRT 治疗后对肝肿瘤进行疗效评价时,需要关注靶病灶内部与坏死相关强化特征的变化和病灶大小的变化,尤其是对于 HCC。目前并没有确定的指南用于疗后治疗反应的影像学评估。未来,需要进一步开展相关研究,明确肝肿瘤经 SBRT 治疗后的影像学特征,并确定 SBRT 治疗后的最佳疗效评价时间节点,甚至制定更适用于 SBRT 治疗的疗效评价标准。

—— 参考文献 ————————————————————————————————

[1]　CULLETON S, JIANG H, HADDAD C R, et al. Outcomes following definitive stereotactic body radio-therapy for patients with Child-Pugh B or C hepatocellular carcinoma [J]. Radiother Oncol, 2014, 111 (3): 412-417.

［2］ 中国医师协会放射肿瘤治疗医师分会, 中华医学会放射肿瘤治疗学分会, 中国抗癌协会肿瘤放射治疗专业委员会. 中国原发性肝细胞癌放射治疗指南 (2020 年版)[J]. 国际肿瘤学杂志, 2021, 48 (1): 1-10.

［3］ PRICE T R, PERKINS S M, SANDRASEGARAN K, et al. Evaluation of response after stereotactic body radiotherapy for hepatocellular carcinoma [J]. Cancer, 2012, 118 (12): 3191-3198.

［4］ SHUI Y, YU W, REN X, et al. Stereotactic body radiotherapy-based treatment for hepatocellular carcinoma with extensive portal vein tumor thrombosis [J]. Radiat Oncol, 2018, 13 (1): 188.

［5］ KUMAR R, YADAV H P, THAPER D, et al. Efficacy and toxicity of SBRT in advanced hepatocellular carcinoma with portal vein tumor thrombosis—a retrospective study [J]. Rep Pract Oncol Radiother, 2021, 26 (4): 573-581.

［6］ BUJOLD A, MASSEY C A, KIM J J, et al. Sequential phase Ⅰ and Ⅱ trials of stereotactic body radiotherapy for locally advanced hepatocellular carcinoma [J]. J Clin Oncol, 2013, 31 (13): 1631-1639.

［7］ LO C H, YANG J F, LIU M Y, et al. Survival and prognostic factors for patients with advanced hepatocellular carcinoma after stereotactic ablative radiotherapy [J]. PLoS One, 2017, 12 (5): e0177793.

［8］ QUE J, WU H C, LIN C H, et al. Comparison of stereotactic body radiation therapy with and without sorafenib as treatment for hepatocellular carcinoma with portal vein tumor thrombosis [J]. Medicine (Baltimore), 2020, 99 (13): e19660.

［9］ ANDOLINO D L, JOHNSON C S, MALUCCIO M, et al. Stereotactic body radiotherapy for primary hepatocellular carcinoma [J]. Int J Radiat Oncol Biol Phys, 2011, 81 (4): e447-e453.

［10］ BETTINGER D, PINATO D J, SCHULTHEISS M, et al. Stereotactic body radiation therapy as an alternative treatment for patients with hepatocellular carcinoma compared to sorafenib: a propensity score analysis [J]. Liver Cancer, 2019, 8 (4): 281-294.

［11］ DURAND-LABRUNIE J, BAUMANN A S, AYAV A, et al. Curative irradiation treatment of hepatocellular carcinoma: a multicenter phase 2 trial [J]. Int J Radiat Oncol Biol Phys, 2020, 107 (1): 116-125.

［12］ 中华人民共和国国家卫生健康委员会医政医管局. 原发性肝癌诊疗指南 (2022 年版)[J]. 中华消化外科杂志, 2022, 21 (2): 143-168.

［13］ 任雯廷, 陈辛元, 戴建荣. 磁共振放疗模拟定位技术应用现状与问题 [J]. 中华放射肿瘤学杂志, 2015, 24 (1): 93-96.

［14］ 中华医学会影像技术分会国际交流学组. 肝胆特异性对比剂钆塞酸二钠增强 MRI 扫描方案专家共识 [J]. 临床肝胆病杂志, 2020, 36 (3): 519-521.

［15］ 陈明, 李建斌, 邓小武. 中国放射治疗相关的器官运动管理指南 [J]. 中国肿瘤, 2021, 30 (10): 726-733.

［16］ 国家癌症中心/ 国家肿瘤质控中心. CT 模拟机质量控制指南 [J]. 中华放射肿瘤学杂志, 2022, 31 (8): 677-684.

［17］ 中华医学会放射肿瘤治疗学分会放疗技术学组, 中国医师协会医学技师专业委员会. CT 模拟定位技术临床操作指南中国专家共识 (2021 版)[J]. 中华放射肿瘤学杂志, 2021, 30 (6): 535-542.

［18］ POTTERS L, STEINBERG M, ROSE C, et al. American Society for Therapeutic Radiology and Oncology and American College of Radiology practice guideline for the performance of stereotactic body radiation therapy [J]. Int J Radiat Oncol Biol Phys, 2004, 60 (4): 1026-1032.

［19］ KOREAN LIVER CANCER A, NATIONAL CANCER C. 2018 Korean Liver Cancer Association-National Cancer Center Korea Practice Guidelines for the Management of Hepatocellular Carcinoma [J]. Gut Liver, 2019, 13 (3): 227-299.

［20］ EUROPEAN ASSOCIATION FOR THE STUDY OF THE LIVER. EASL Clinical Practice Guidelines: Management of hepatocellular carcinoma [J]. J Hepatol, 2018, 69 (1): 182-236.

［21］RIM C H, CHENG J, HUANG W Y, et al. An evaluation of hepatocellular carcinoma practice guidelines from a radiation oncology perspective [J]. Radiother Oncol, 2020, 148: 73-81.

［22］HERFARTH K K, DEBUS J, LOHR F, et al. Stereotactic single-dose radiation therapy of liver tumors: results of a phase Ⅰ/Ⅱ trial [J]. J Clin Oncol, 2001, 19 (1): 164-170.

［23］MEYER J J, FOSTER R D, LEV-COHAIN N, et al. A phase Ⅰ dose-escalation trial of single-fraction stereotactic radiation therapy for liver metastases [J]. Ann Surg Oncol, 2016, 23 (1): 218-224.

［24］HANNA G G, MURRAY L, PATEL R, et al. UK consensus on normal tissue dose constraints for stereotactic radiotherapy [J]. Clin Oncol (R Coll Radiol), 2018, 30 (1): 5-14.

［25］DIEZ P, HANNA G G, AITKEN K L, et al. UK 2022 consensus on normal tissue dose-volume constraints for oligometastatic, primary lung and hepatocellular carcinoma stereotactic ablative radiotherapy [J]. Clin Oncol (R Coll Radiol), 2022, 34 (5): 288-300.

［26］VAN DER POOL A E, MéNDEZ ROMERO A, WUNDERINK W, et al. Stereotactic body radiation therapy for colorectal liver metastases [J]. Br J Surg, 2010, 97: 377-382.

［27］KNööS T, KRISTENSEN I, NILSSON P. Volumetric and dosimetric evaluation of radiation treatment plans: radiation conformity index [J]. Int J Radiat Oncol Biol Phys, 1998, 42 (5): 1169-1176.

［28］KRY S F, GLENN M C, PETERSON C B, et al. Independent recalculation outperforms traditional measurement-based IMRT QA methods in detecting unacceptable plans [J]. Medical physics, 2019, 46 (8): 3700-3708.

［29］刘潇, 尹勇, 王莉, 等. 宫颈癌 IMRT 计划独立三维剂量验算的初步应用与探讨 [J]. 中华放射肿瘤学杂志, 2017, 26 (4): 433-436.

［30］MIFTEN M, OLCH A, MIHAILIDIS D, et al. Tolerance limits and methodologies for IMRT measurement-based verification QA: recommendations of AAPM Task Group No. 218 [J]. Medical physics, 2018, 45 (4): e53-e83.

［31］ALHARTHI T, ARUMUGAM S, VIAL P, et al. EPID sensitivity to delivery errors for pre-treatment verification of lung SBRT VMAT plans [J]. Physica Medica, 2019, 59: 37-46.

［32］CASE R B, SONKE J J, MOSELEY D J, et al. Inter-and intrafraction variability in liver position in non-breath-hold stereotactic body radiotherapy [J]. Int J Radiat Oncol Biol Phys, 2009, 75 (1): 302-308.

［33］WYSOCKA B, KASSAM Z, LOCKWOOD G, et al. Interfraction and respiratory organ motion during conformal radiotherapy in gastric cancer [J]. Int J Radiat Oncol Biol Phys, 2010, 77 (1): 53-59.

［34］CASE R B, MOSELEY D J, SONKE J J, et al. Interfraction and intrafraction changes in amplitude of breathing motion in stereotactic liver radiotherapy [J]. Int J Radiat Oncol Biol Phys, 2010, 77 (3): 918-925.

［35］YOON S M, KIM S Y, LIM Y S, et al. Stereotactic body radiation therapy for small (≤5 cm) hepatocellular carcinoma not amenable to curative treatment: results of a single-arm, phase Ⅱ clinical trial [J]. Clin Mol Hepatol, 2020, 26 (4): 506-515.

［36］JANG W I, BAE S H, KIM M S, et al. A phase 2 multicenter study of stereotactic body radiotherapy for hepatocellular carcinoma: safety and efficacy [J]. Cancer, 2020, 126 (2): 363-372.

［37］PARK S, JUNG J, CHO B, et al. Clinical outcomes of stereotactic body radiation therapy for small hepatocellular carcinoma [J]. J Gastroenterol Hepatol, 2020, 35 (11): 1953-1959.

［38］MATHEW A S, ATENAFU E G, OWEN D, et al. Long term outcomes of stereotactic body radiation therapy for hepatocellular carcinoma without macrovascular invasion [J]. Eur J Cancer, 2020, 134: 41-51.

［39］KIBE Y, TAKEDA A, TSURUGAI Y, et al. Local control by salvage stereotactic body radiotherapy for recurrent/residual hepatocellular carcinoma after other local therapies [J]. Acta Oncol, 2020, 59 (8): 888-894.

［40］SHEN P C, CHANG W C, LO C H, et al. Comparison of stereotactic body radiation therapy and transarterial chemoembolization for unresectable medium-sized hepatocellular carcinoma [J]. Int J Radiat Oncol Biol Phys, 2019, 105 (2): 307-318.

[41] GREGORY J, DIOGUARDI BURGIO M, CORRIAS G, et al. Evaluation of liver tumour response by imaging [J]. JHEP Rep, 2020, 2 (3): 100100.

[42] LEKHT I, GULATI M, NAYYAR M, et al. Role of contrast-enhanced ultrasound (CEUS) in evaluation of thermal ablation zone [J]. Abdom Radiol (NY), 2016, 41 (8): 1511-1521.

[43] HADDAD M M, MERRELL K W, HALLEMEIER C L, et al. Stereotactic body radiation therapy of liver tumors: post-treatment appearances and evaluation of treatment response: a pictorial review [J]. Abdom Radiol (NY), 2016, 41 (10): 2061-2077.

[44] MASTROCOSTAS K, JANG H J, FISCHER S, et al. Imaging post-stereotactic body radiation therapy responses for hepatocellular carcinoma: typical imaging patterns and pitfalls [J]. Abdom Radiol (NY), 2019, 44 (5): 1795-1807.

[45] SHAMPAIN K L, HACKETT C E, TOWFIGHI S, et al. SBRT for HCC: overview of technique and treatment response assessment [J]. Abdom Radiol (NY), 2021, 46 (8): 3615-3624.

[46] SANUKI N, TAKEDA A, OKU Y, et al. Influence of liver toxicities on prognosis after stereotactic body radiation therapy for hepatocellular carcinoma [J]. Hepatol Res, 2015, 45 (5): 540-547.

[47] GKIKA E, HALLAUER L, KIRSTE S, et al. Stereotactic body radiotherapy (SBRT) for locally advanced intrahepatic and extrahepatic cholangiocarcinoma [J]. BMC Cancer, 2017, 17 (1): 781.

[48] SHEIKH S, CHEN H, SAHGAL A, et al. An analysis of a large multi-institutional database reveals important associations between treatment parameters and clinical outcomes for stereotactic body radiotherapy (SBRT) of oligometastatic colorectal cancer [J]. Radiother Oncol, 2022, 167: 187-194.

[49] MENDIRATTA-LALA M, GU E, OWEN D, et al. Imaging findings within the first 12 months of hepatocellular carcinoma treated with stereotactic body radiation therapy [J]. Int J Radiat Oncol Biol Phys, 2018, 102 (4): 1063-1069.

[50] BROOK O R, THORNTON E, MENDIRATTA-LALA M, et al. CT imaging findings after stereotactic radiotherapy for liver tumors [J]. Gastroenterol Res Pract, 2015, 2015: 126245.

[51] STINAUER M A, DIOT Q, WESTERLY D C, et al. Fluorodeoxyglucose positron emission tomography response and normal tissue regeneration after stereotactic radiotherapy to liver metastases [J]. Int J Radiat Oncol Biol Phys, 2012, 83 (5): e613-e618.

[52] SOLANKI A A, WEICHSELBAUM R R, APPELBAUM D, et al. The utility of FDG-PET for assessing outcomes in oligometastatic cancer patients treated with stereotactic body radiotherapy: a cohort study [J]. Radiat Oncol, 2012, 7: 216.

[53] MENDIRATTA-LALA M, MASCH W, SHANKAR P R, et al. Magnetic resonance imaging evaluation of hepatocellular carcinoma treated with stereotactic body radiation therapy: long term imaging follow-up [J]. Int J Radiat Oncol Biol Phys, 2019, 103 (1): 169-179.

[54] JARRAYA H, BORDE P, MIRABEL X, et al. Lobulated enhancement evaluation in the follow-up of liver metastases treated by stereotactic body radiation therapy [J]. Int J Radiat Oncol Biol Phys, 2015, 92 (2): 292-298.

[55] MENDIRATTA-LALA M, MASCH W, OWEN D, et al. Natural history of hepatocellular carcinoma after stereotactic body radiation therapy [J]. Abdom Radiol (NY), 2020, 45 (11): 3698-3708.

[56] SANUKI N, TAKEDA A, MIZUNO T, et al. Tumor response on CT following hypofractionated stereotactic ablative body radiotherapy for small hypervascular hepatocellular carcinoma with cirrhosis [J]. AJR Am J Roentgenol, 2013, 201 (6): W812-W820.

[57] OLDRINI G, HUERTAS A, RENARD-OLDRINI S, et al. Tumor response assessment by MRI following

stereotactic body radiation therapy for hepatocellular carcinoma [J]. PLoS One, 2017, 12 (4): e0176118.

[58] TéTREAU R, LLACER C, RIOU O, et al. Evaluation of response after SBRT for liver tumors [J]. Rep Pract Oncol Radiother, 2017, 22 (2): 170-175.

[59] EISENHAUER E A, THERASSE P, BOGAERTS J, et al. New response evaluation criteria in solid tumours: revised RECIST guideline (version 1. 1)[J]. Eur J Cancer, 2009, 45 (2): 228-247.

[60] LENCIONI R, LLOVET J M. Modified RECIST (mRECIST) assessment for hepatocellular carcinoma [J]. Semin Liver Dis, 2010, 30 (1): 52-60.

[61] EUROPEAN ASSOCIATION FOR STUDY OF LIVER, EUROPEAN ORGANISATION FOR RESEARCH AND TREATMENT OF CANCER. EASL-EORTC clinical practice guidelines: management of hepatocellular carcinoma [J]. Eur J Cancer, 2012, 48 (5): 599-641.

[62] KIELAR A, FOWLER K J, LEWIS S, et al. Locoregional therapies for hepatocellular carcinoma and the new LI-RADS treatment response algorithm [J]. Abdom Radiol (NY), 2018, 43 (1): 218-230.

[63] KIELAR AZ, CHERNYAK V, BASHIR MR, et al. LI-RADS 2017: an update [J]. J Magn Reson Imaging, 2018, 47 (6): 1459-1474.

[64] LIU X, JIANG H, CHEN J, et al. Gadoxetic acid disodium-enhanced magnetic resonance imaging outperformed multidetector computed tomography in diagnosing small hepatocellular carcinoma: a meta-analysis [J]. Liver Transplant, 2017, 23 (12): 1505-1518.

[65] LEE YJ, LEE JM, LEE JS, et al. Hepatocellular carcinoma: diagnostic performance of multidetector CT and MR imaging-a systematic review and meta-analysis [J]. Radiology, 2015, 275 (1): 97-109.

[66] VORONEY JP, BROCK KK, ECCLES C, et al. Prospective comparison of computed tomography and magnetic resonance imaging for liver cancer delineation using deformable image registration [J]. Int J Radiat Oncol Biol Phys, 2006, 66 (3): 780-791.

[67] YANG DS, YOON WS, LEE JA, et al. The effectiveness of gadolinium MRI to improve target delineation for radiotherapy in hepatocellular carcinoma: a comparative study of rigid image registration techniques [J]. Phys Med, 2014, 30 (6): 676-681.

[68] HONG TS, BOSCH WR, KRISHNAN S, et al. Interobserver variability in target definition for hepatocellular carcinoma with and without portal vein thrombus: radiation therapy oncology group consensus guidelines [J]. Int J Radiat Oncol Biol Phys, 2014, 89 (4): 804-813.

7

第七章
肝癌体部立体定向放射
治疗典型案例

典型案例 1: 肝脏中央区不可手术小肝癌

(一) 简要病史及诊断

患者,女性,59 岁。主因 "体检发现肝占位 2 个月" 就诊。查体未见明确异常。AFP 64ng/ml。肝脏增强 MRI 提示: 肝 S4/8 交汇处见稍长 T_1 稍长 T_2 信号结节,大小约 13mm × 10mm,DWI 呈高信号,增强扫描动脉期呈明显高强化,门脉期及延迟期可见廓清,并见包膜强化,考虑肝 S4/8 结节为肝细胞癌(hepatocellular carcinoma, HCC)(图 7-1-1)。完善全身检查,未见转移。既往史: 慢性乙型肝炎 15 年,目前 HBsAg(+),HBeAg(+),抗 -HBc(+),HBV-DNA $1.6 × 10^4$IU/ml;有支气管哮喘病史 20 余年。经多学科团队(multi-disciplinary team, MDT)会诊,结合外院增强 CT 表现,HCC 诊断成立,在治疗方面,肝胆外科考虑肿瘤邻近门静脉右支及右肝管,且有支气管哮喘病史,手术切除困难,手术风险高。后患者行腹腔镜下消融治疗,术中因肿瘤定位困难,未完成消融治疗。

入院诊断: 原发性肝细胞癌 BCLC 0 期,慢性乙型肝炎,Child-Pugh 5 分 A 级,支气管哮喘。

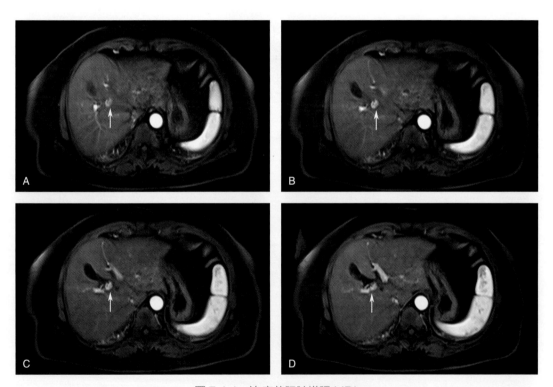

图 7-1-1　治疗前肝脏增强 MRI

A~D. 不同层面 T_1WI 动脉晚期图像可见肝 S4/8 交汇处大体肿瘤强化(白箭),大小约 13mm × 10mm。

(二) 放疗流程

(1)患者准备:模拟定位前及治疗前,要求患者空腹 4h。

(2)体位固定:患者取仰卧位,双手抱肘置于额前。真空垫联合腹部加压装置固定体位并限制呼吸运动(图 7-1-2)。

(3)模拟 CT 扫描:扫描范围上界至气管分叉、下界至腰 4 椎体下缘。扫描层厚 2~5mm。收集平静呼吸状态下平扫和增强 CT 图像。

(4)模拟 MRI 扫描:扫描范围和层厚同模拟 CT 扫描。收集增强 T_1WI 图像、DWI 图像以及平静呼吸状态下吸气末 T_2WI 和呼气末 T_2WI 图像。

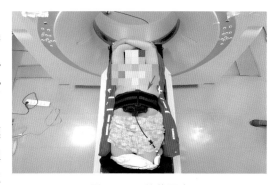

图 7-1-2　体位固定
红箭所示为腹压带。

(5)靶区勾画:以大体肿瘤层面肝脏外轮廓为参考,将模拟 CT 图像和模拟 MRI 图像进行融合配准。GTV 定义为 MRI 和 CT 上显示的肝 S4/8 交汇处大体肿瘤原发病灶(图 7-1-3)。ITV 包括增强 MRI 显示的肿瘤范围,同时还应包括 MRI 上各呼吸时相的大体肿瘤(图 7-1-4)。该患者 PTV 在 ITV 基础上三维外扩 5mm 形成。处方剂量:95% PTV 40Gy/5f。

(6)计划评估:95% PTV 接受的处方剂量达到 40Gy。脊髓计划危及器官区(planning organ at risk volume,PRV)D_{max}:7.5Gy,正常肝脏(liver-GTV)D_{mean}:10.7Gy,食管 D_{max}:2.5Gy、胃 D_{max}:1.5Gy、十二指肠 D_{max}:0.7Gy。靶区剂量分布和危及器官耐受剂量均满足要求(图 7-1-5)。

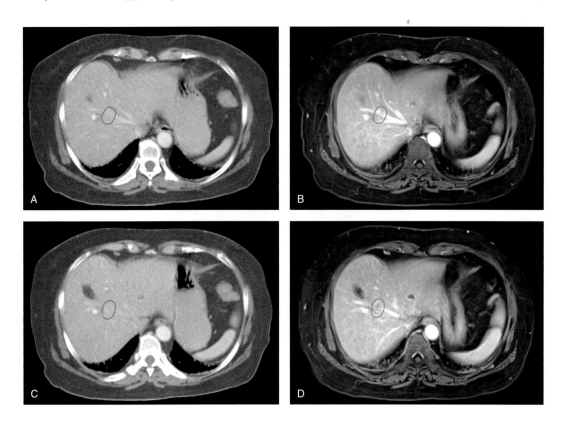

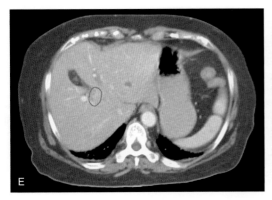
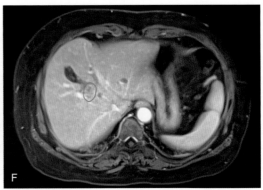

图 7-1-3　模拟 CT、MRI 图像上大体肿瘤和 GTV

A、C、E. 不同层面模拟 CT 扫描；B、D、F. 不同层面模拟 MRI 扫描。该患者增强 CT 上大体肿瘤边界欠清，
增强 MRI 上大体肿瘤边界清晰。红色实线代表 GTV。

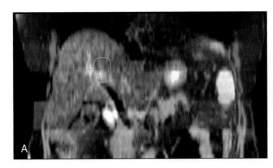
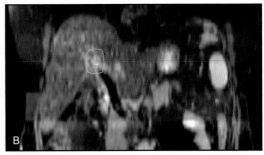

图 7-1-4　模拟 MRI T$_2$WI 冠状位图像

A. 腹部加压，平静呼吸状态下，吸气末 T$_2$WI 图像；B. 腹部加压，平静呼吸状态下，呼气末 T$_2$WI 图像。
吸气相、呼气相分别显示大体肿瘤位置，指导勾画 ITV。红色实线代表 GTV，绿色实线代表 ITV。

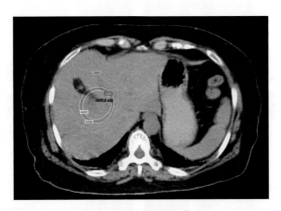

图 7-1-5　剂量分布曲线

　　(7) 复位及验证：根据治疗计划形成的位移数据，完成复位、确认治疗中心。因 CBCT 下肿瘤病灶难以识别，因此该患者以肝脏外轮廓作为位置验证的参考标准。每次治疗前 CBCT 显示肝肿瘤位置与模拟 CT 上位置一致或在可接受的误差范围内时，方可实施治疗（图 7-1-6）。

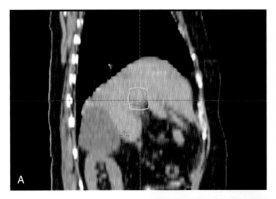
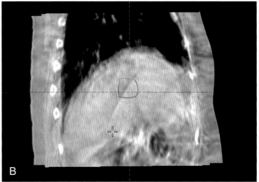
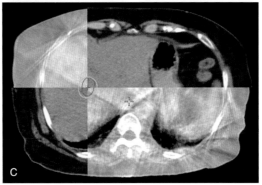

图 7-1-6　模拟 CT 与 CBCT 图像

A. 模拟 CT 图像上显示肝脏外轮廓、GTV、ITV（矢状位）；B. CBCT 图像上显示肝脏外轮廓、GTV、ITV（矢状位）；C. 分窗模式显示模拟 CT 与 CBCT 图像（轴位）。确认肝脏外轮廓或大体肿瘤位置准确方可进行治疗。红色实线代表 GTV，绿色实线代表 ITV。

（8）治疗期间以及治疗后放疗相关毒副反应：乏力 1 度，AST 升高 1 度，无其他毒副反应。Child-Pugh 评分仍为 5 分，Child-Pugh 分级仍为 A 级。

（三）治疗后随访

患者治疗后规律复查肝脏 MRI（图 7-1-7）、胸部 CT、肿瘤标志物、肝肾功能和血常规等。

放疗后 5 个月 MRI 图像显示：未见明确病灶，动脉期未见强化，门脉期、延迟期、肝胆特异期均未显示。肿瘤周围肝组织呈放疗后改变，较前相仿（图 7-1-7）。AFP 下降至正常范围。RECIST、mRECIST 标准评效均为 CR。期间肝功能评价均为 Child-Pugh A 级 5 分。

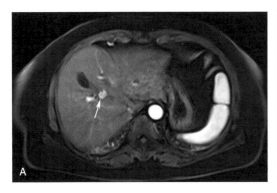
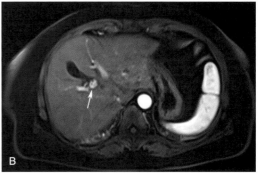

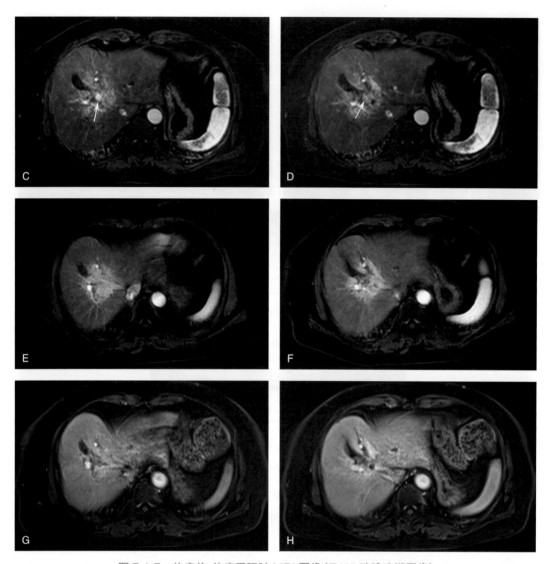

图 7-1-7　放疗前、放疗后肝脏 MRI 图像（T$_1$WI 动脉晚期图像）

A、B. 放疗前不同层面大体肿瘤（白箭所示）。C、D. 放疗后 2 个月，不同层面图像示肝 S4/8 交汇处病灶缩小（白箭所示），动脉期呈明显高强化，门脉期廓清。考虑缩小 SD（尚未达到最佳评效时间）。E、F. 放疗后 5 个月，不同层面图像未见明确病灶，动脉期未见强化，评效 CR。G、H. 放疗后 14 个月，不同层面图像仍未见明确病灶，评效 CR。

典型案例 2：介入治疗后肿瘤残留、不可手术小肝癌

（一）简要病史及诊断

患者，男性，64 岁。主因"发现肝占位半年"就诊。查体未见明确异常。AFP 1.5ng/ml。肝脏增强 MRI 示：肝 S8 段近肝门处见一类圆形长 T$_1$ 长 T$_2$ 信号占位，大小约 42mm × 39mm，增强扫描动脉期不均匀强化，门脉期及延迟期强化稍减低，边缘可见延迟期假包膜样强化，考虑为 HCC（图 7-2-1）。完善全身检查未见转移。既往史：慢性乙型肝炎 20 余年，目前

HBsAg（+），抗 -HBe（+），抗 -HBc（+）。首先行 TACE 治疗 2 次，1 个月后复查肝脏 MRI 示：肝 S8 段近肝门处病变较前缩小，大小约 28mm×25mm，但动脉期不均匀强化，门脉期及延迟期强化稍减低，考虑肿瘤残留（图 7-2-1）。经 MDT 讨论，考虑肿瘤位于肝门部，邻近门脉左右支及中央胆管系统，手术切除困难，建议行根治性放疗。

入院诊断：原发性肝细胞癌 BCLC A 期，慢性乙型肝炎，Child-Pugh 5 分 A 级。

（二）放疗流程

（1）患者经定位前准备、真空垫联合腹部加压装置固定体位（图 7-2-2）、模拟 CT 扫描、模拟 MRI 扫描、图像融合配准，然后进行靶区勾画。

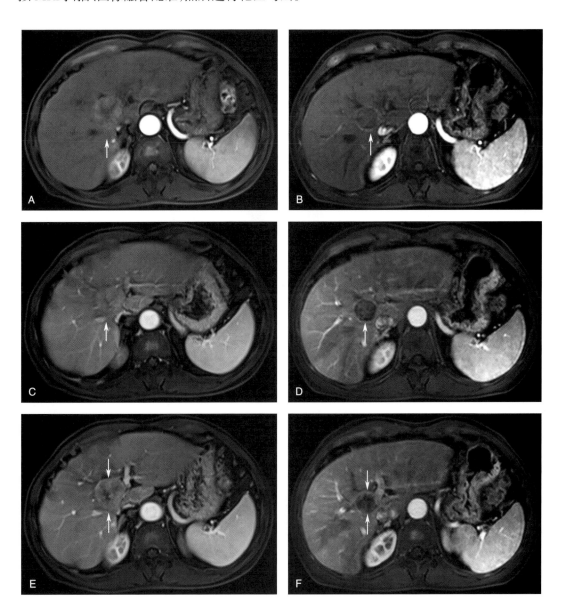

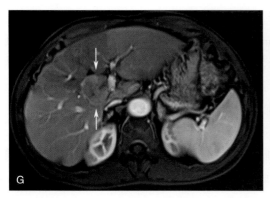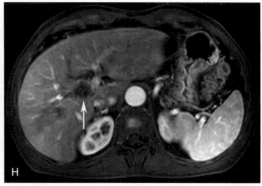

图 7-2-1　介入治疗前后肝脏增强 MRI

A、C、E、G. 治疗前不同层面肝脏 MRI，肝 S8 段近肝门处肿物，大小约 42mm×39mm（白箭所示）；B、D、F、H. 介入治疗后不同层面肝脏 MRI，肝 S8 段近肝门处肿物，大小约 28mm×25mm，仍有不均匀强化（白箭所示）。

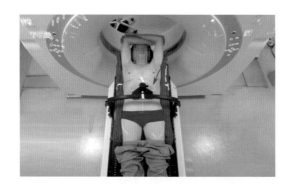

图 7-2-2　体位固定（红箭所示为腹压器）

（2）GTV 定义为 MRI 和 CT 上显示的肝 S8 段近肝门处肿瘤原发灶（图 7-2-3）。ITV 包括各时相大体肿瘤范围。PTV 在 ITV 基础上三维外扩 5mm 形成。处方剂量：95% PTV 50Gy/10f。

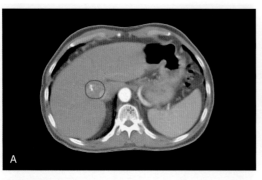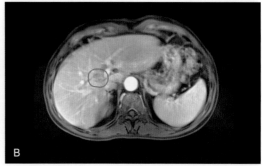

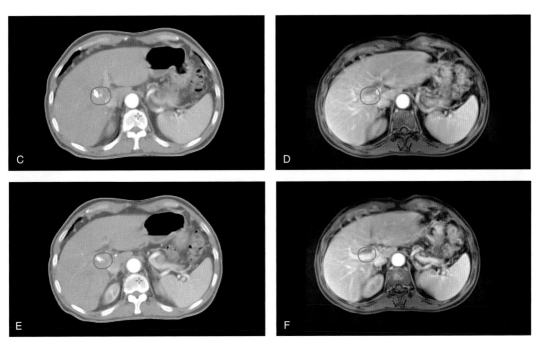

图 7-2-3　模拟增强 CT、MRI 图像上大体肿瘤和 GTV

A、C、E. 不同层面模拟增强 CT；B、D、F. 不同层面模拟增强 MRI。GTV 包括 CT/MRI 显示的
软组织大体肿瘤，同时包括碘油沉积区域（红色实线）。

（3）计划评估：95% PTV 接受的处方剂量达到 50Gy。脊髓 PRV D_{max}：20.0Gy，正常肝脏
（liver-GTV）D_{mean}：14.3Gy，食管 D_{max}：8.3Gy、胃 D_{max}：31.8Gy、十二指肠 D_{max}：24.0Gy。靶区
剂量分布和危及器官耐受剂量均满足要求（图 7-2-4）。

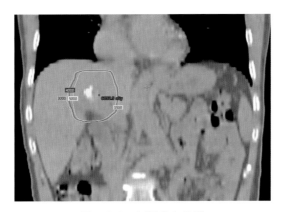

图 7-2-4　剂量分布曲线

（4）复位及验证：根据治疗计划形成的位移数据，完成复位、确认治疗中心。该患者靶区
内有明显碘油沉积，因此可参考碘油进行位置验证（图 7-2-5）。每次治疗前 CBCT 显示肝肿
瘤位置与模拟 CT 上位置一致或在可接受的误差范围内时方可进行治疗。

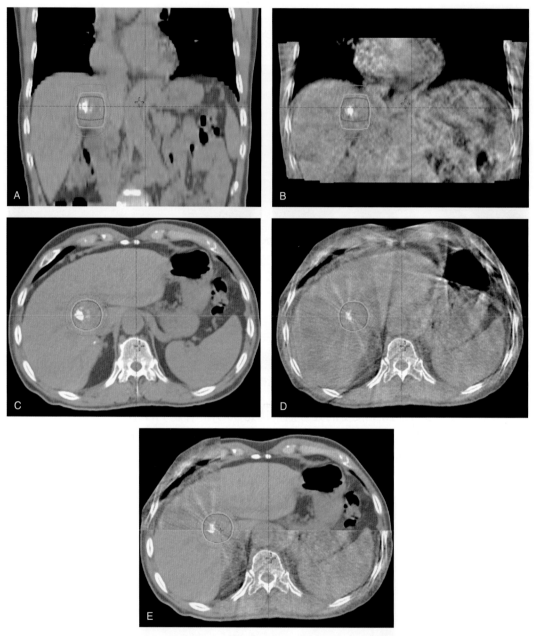

图 7-2-5　模拟 CT 与 CBCT 图像

A、C. 冠状位、轴位模拟 CT 图像上显示肝脏外轮廓及 GTV、ITV、PTV；B、D. 冠状位、轴位 CBCT 图像上显示肝脏外轮廓及 GTV、ITV、PTV；E. 分窗模式显示模拟 CT 与 CBCT 图像。红色实线代表 GTV，绿色实线代表 ITV，橙色实线代表 PTV。肝脏外轮廓、靶区内碘油可以作为位置验证的参考。

（5）治疗期间以及治疗后毒副反应：乏力 1 度，白细胞计数减少 1 度。无其他毒副反应。Child-Pugh 评分仍为 5 分，Child-Pugh 分级仍为 A 级。

（三）治疗后随访

患者治疗后规律复查肝脏 MRI（图 7-2-6）、胸部 CT、肿瘤标志物、肝肾功能和血常规等。

放疗后 4 个月,肝脏 MRI 提示肿瘤较前明显缩小,增强扫描无强化。RECIST 标准评效 PR,mRECIST 标准评效 CR。肝功能评价为 Child-Pugh 5 分、A 级。

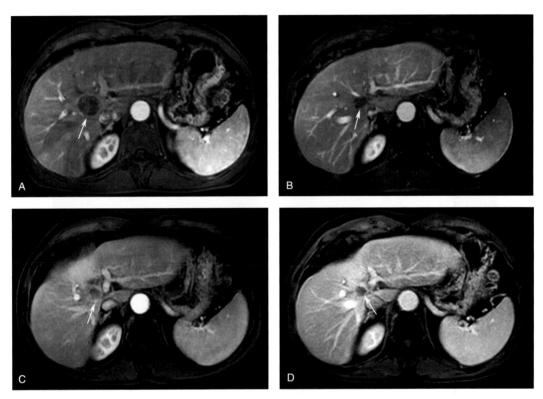

图 7-2-6　放疗前、放疗后肝脏 MRI 图像(T$_1$WI 动脉晚期图像)

A. 放疗前大体肿瘤; B. 放疗后 4 个月,病灶较前缩小,大小约 16mm×15mm,增强扫描未见强化;
C. 放疗后 7 个月,病灶无任何强化; D. 放疗后 10 个月,病灶无任何强化。白箭所示为大体肿瘤区域。

典型案例 3:肝右叶膈下小肝癌,肝功能不佳,肝移植前桥接治疗

(一) 简要病史及诊断

患者,男性,45 岁。主因"体检发现肝占位 2 个月"就诊。查体未见明确异常。AFP 38.7ng/ml;总胆红素 45.9μmol/L,直接胆红素 24.5μmol/L,血小板 59×10^9/L。肝脏增强 MRI 示:肝 S8 被膜下见混杂 T$_1$ 稍长 T$_2$ 信号病灶,大小约 21mm×20mm,增强扫描动脉期 明显强化,门脉晚期及延迟期强化减低,可见假包膜样强化。考虑肝 S8 段结节为 HCC,伴 有肝硬化、少量腹水、脾大(图 7-3-1)。完善全身检查,未见转移。既往史:慢性乙型肝炎 30 余年,目前 HBV-DNA 7.55×10^{2}IU/ml。经 MDT 讨论,患者肝脏储备功能不佳,手术切除困 难,可考虑行肝移植治疗。等待肝移植治疗期间,可行 SBRT 桥接治疗。

入院诊断:原发性肝细胞癌 BCLC A 期,慢性乙型肝炎,肝硬化,腹水,脾大,Child-Pugh 7 分 B 级。

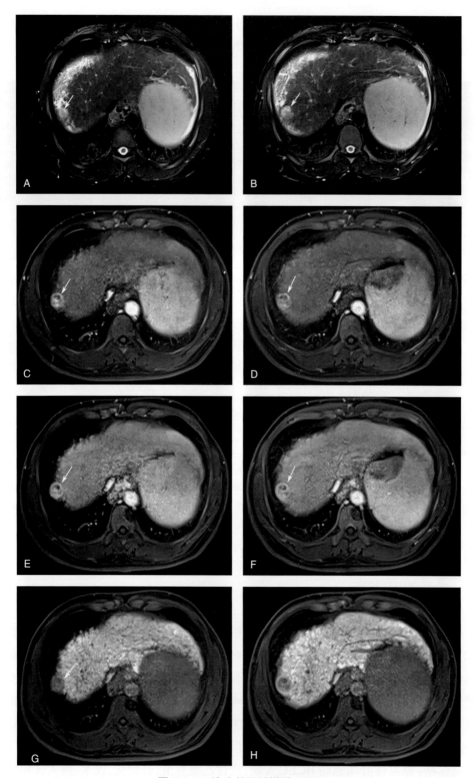

图 7-3-1　治疗前肝脏增强 MRI

A、B. 不同层面 T_2WI 图像；C、D. 不同层面 T_1WI 动脉晚期图像；E、F. 不同层面 T_1WI 延迟期图像；
G、H. 不同层面 T_1WI 肝胆特异期图像。肝 S8 被膜下肿物，大小约 21mm×20mm（白箭所示）。

（二）放疗流程

（1）患者经定位前准备、体位固定、模拟 CT 扫描、模拟 MRI 扫描、图像融合配准，然后进行靶区勾画。

（2）靶区勾画：GTV 定义为 MRI 和 CT 上显示的肝 S8 被膜下肿瘤原发灶（图 7-3-2）。ITV 包括各时相大体肿瘤范围（图 7-3-3）。PTV 在 ITV 基础上三维外扩 5mm 形成。处方剂量：95% PTV 40Gy/5f。

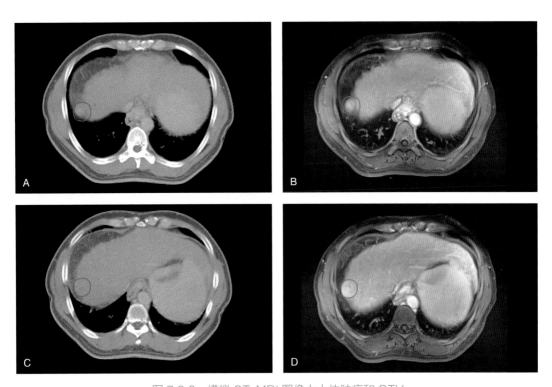

图 7-3-2　模拟 CT、MRI 图像上大体肿瘤和 GTV

A、C. 不同层面模拟 CT；B、D. 不同层面模拟增强 MRI。该患者 CT 上大体肿瘤显示不清，模拟 MRI 上大体肿瘤显示清晰。红色实线代表 GTV。

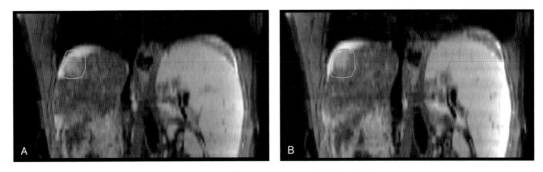

图 7-3-3　模拟 MRI T$_2$WI 冠状位图像

A. 腹部加压、平静呼吸状态下，吸气末 T$_2$WI 图像；B. 腹部加压、平静呼吸状态下，呼气末 T$_2$WI 图像。吸气相、呼气相分别显示大体肿瘤位置，指导勾画 ITV。红色实线代表 GTV，绿色实线代表 ITV。

（3）计划评估：95% PTV 接受的处方剂量达到 40Gy。脊髓 PRV D_{max}：5.9Gy，正常肝脏（liver-GTV）D_{mean}：7.5Gy，食管 D_{max}：7.8Gy、胃 D_{max}：3.8Gy、十二指肠 D_{max}：0.4Gy。靶区剂量分布和危及器官耐受剂量均满足要求（图 7-3-4）。

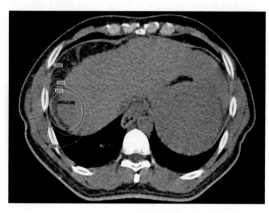

（4）复位及验证：根据治疗计划形成的位移数据，完成复位、确认治疗中心。因 CBCT 下肿瘤病灶难以识别，因此该例患者以肝脏外轮廓作为位置验证的参考标准。每次治疗前行 CBCT，验证肿瘤位置准确方可执行治疗。

（5）治疗期间以及治疗后毒副反应：WBC 减少 1 度，PLT 减少 2 度，总胆红素升高 2 度，Child-Pugh 评分同放疗前，仍为 7 分，Child-Pugh 分级仍为 B 级。

图 7-3-4   剂量分布曲线

（三）治疗后随访

患者治疗后规律复查肝脏 MRI（图 7-3-5）、胸部 CT、肿瘤标志物、肝肾功能和血常规等。

放疗后 4 个月，肝脏 MRI 提示：肝右叶肿瘤最大径大致同前，增强扫描强化较前明显减低（图 7-3-5 G、H、I）。AFP 降至 9ng/ml。RECIST 标准评效 SD，mRECIST 标准评效 PR。期间肝功能评价仍为 Child-Pugh 7 分、B 级。

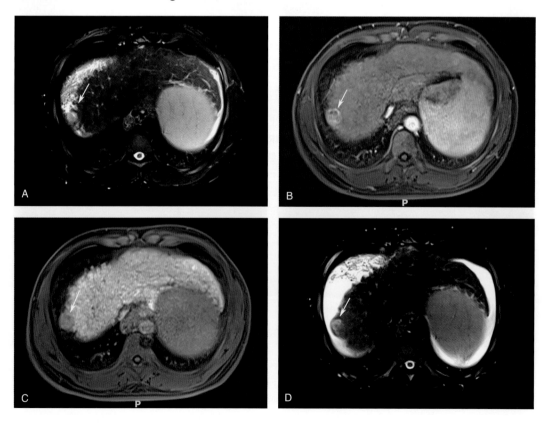

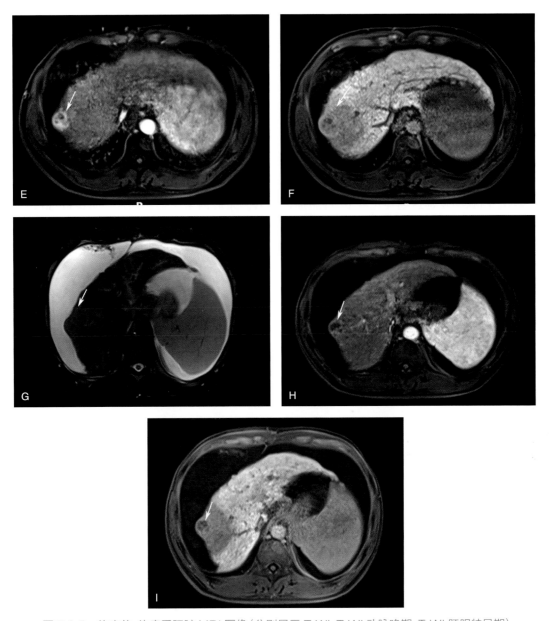

图 7-3-5 放疗前、放疗后肝脏 MRI 图像（分别显示 T_2WI、T_1WI 动脉晚期、T_1WI 肝胆特异期）
A~C. 放疗前不同时相大体肿瘤；D~F. 放疗后 1 个月不同时相显示病灶大致同前，增强扫描动脉期强化，可见假包膜样强化。RECIST 标准及 mRECIST 标准评效 SD。G~I. 放疗后 4 个月不同时相显示病灶大致同前，增强扫描强化较前明显减低。RECIST 标准评效 SD，mRECIST 标准评效 PR。白箭所示为大体肿瘤区域。

　　放疗后 6 个月余，患者顺利完成肝移植手术治疗。术后病理提示：肝右叶内见结节状肿物，大小约 20mm×18mm×10mm。镜下大片出血，含铁血黄素沉积，伴坏死。间质纤维组织增生伴玻璃样变性。可见少量残存肝细胞，符合肝细胞癌，高分化，MVI 风险分级 M0。

典型案例 4：不可手术小肝癌，位于肝右叶下极

（一）简要病史及诊断

患者，女性，55岁。主因"诊断肝癌3年，肝脏术后、介入治疗后复发1个月"就诊。3年前诊断为原发性肝癌，行肝脏切除治疗，术后病理：肝细胞癌2级，MVI（−）。2年前肝内复发，多次行介入、消融治疗。1个月前就诊时查体未见明确异常，复查AFP 1.95ng/ml；血小板 35×10^9/L。肝脏增强MRI提示：肝脏部分切除术后及介入术后改变，局部未见强化。肝S6段见稍长 T_1 稍长 T_2 信号灶，大小约22mm×13mm，DWI高信号，增强扫描动脉期明显强化，门脉期及延迟期强化减低，肝胆期低信号。余肝内未见强化病灶。考虑肝S6段异常强化结节为HCC，伴肝硬化、脾大（图7-4-1）。既往史：慢性乙型肝炎30余年，目前HBV-DNA<50IU/ml。脾亢栓塞术后。经MDT讨论，患者既往曾行肝脏手术，再次手术困难，且病变邻近腹壁及肠管，消融治疗风险较高，建议局部放疗。

入院诊断：原发性肝细胞癌BCLC A期，慢性乙型肝炎，肝硬化，脾大、脾亢栓塞术后，Child-Pugh 5分A级。

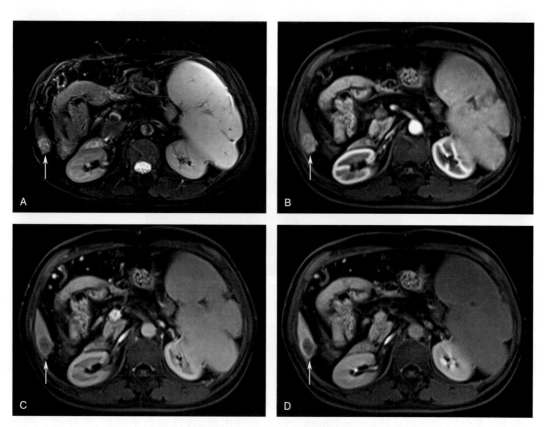

图 7-4-1　SBRT 治疗前肝脏 MRI

A. T_2WI 图像；B. T_1WI 动脉晚期图像；C. T_1WI 门脉期图像；D. T_1WI 肝胆特异期图像。
肝 S6 段肿物，大小约 22mm×13mm（白箭所示）。

（二）放疗流程

（1）患者经定位前准备、体位固定、模拟 CT 扫描、模拟 MRI 扫描、图像融合配准,然后进行靶区勾画。

（2）靶区勾画:GTV 定义为 MRI 和 CT 上显示的肝 S6 段肿瘤原发灶(图 7-4-2)。ITV 包括各时相大体肿瘤范围(图 7-4-3)。PTV 在 ITV 基础上三维外扩 5mm 形成。处方剂量:95% PTV 50Gy/10f。

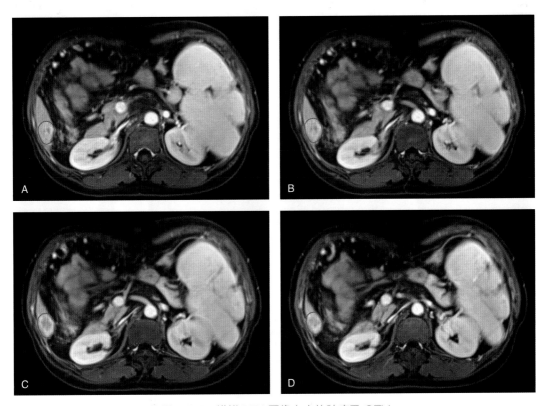

图 7-4-2 模拟 MRI 图像上大体肿瘤及 GTV

A~D. 模拟 MRI 图像上不同层面大体肿瘤及 GTV(红色实线)。

（3）计划评估:95% PTV 接受的处方剂量达到 50Gy。脊髓 PRV D_{max}:5.3Gy,正常肝脏(liver-GTV)D_{mean}:0.6Gy,食管 D_{max}:0Gy、胃 D_{max}:0Gy、十二指肠 D_{max}:14.6Gy,小肠 D_{max}:40Gy,右肾 D_{mean}:9.3Gy、左肾 D_{mean}:3.5Gy。靶区剂量分布和危及器官耐受剂量均满足要求(图 7-4-4)。

（4）复位及验证:根据治疗计划形成的位移数据,完成复位、确认治疗中心。该例患者可以参考肿瘤外轮廓(肿瘤突出于肝被膜)、肝下缘外轮廓、肿瘤内碘油作为位置验证的参考标准。在模拟 CT 与 CBCT 三维图像中,肝脏下缘外轮廓重复良好,肿瘤位置及碘油位置一致,位置验证准确(图 7-4-5)。每次治疗前需行 CBCT,验证肿瘤位置准确方可执行治疗。

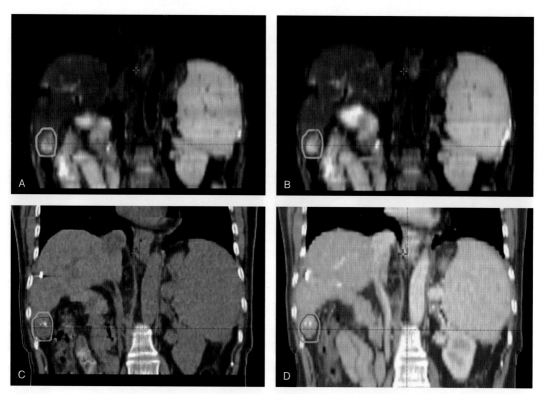

图 7-4-3　模拟 MRI T_2WI 图像和模拟 CT 图像上显示大体肿瘤和 ITV

A. 腹部加压、平静呼吸状态下,吸气末 T_2WI 图像;B. 腹部加压、平静呼吸状态下,呼气末 T_2WI 图像;C. 模拟 CT 平扫图像;D. 模拟 CT 增强图像。红色实线代表 GTV,绿色实线代表 ITV。

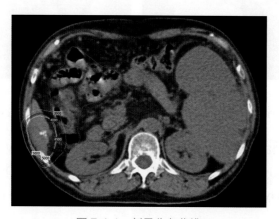

图 7-4-4　剂量分布曲线

（5）治疗期间以及治疗后毒副反应:PLT 减少 2 度（疗前 3 度）,AST 升高 0 度,总胆红素升高 0 度,无腹痛、腹泻等症状。Child-Pugh 评分仍为 5 分,Child-Pugh 分级仍为 A 级。

（三）治疗后随访

患者治疗后规律复查肝脏 MRI（图 7-4-6）、胸部 CT、肿瘤标志物、肝肾功能和血常规等。治疗后 5 个月,肝脏 MRI 提示:未见明确病灶,动脉期未见强化,肝右叶下极呈萎缩性改变。RECIST、mRECIST 标准评效均达到 CR。期间肝功能评价为 Child-Pugh 5 分、A 级。

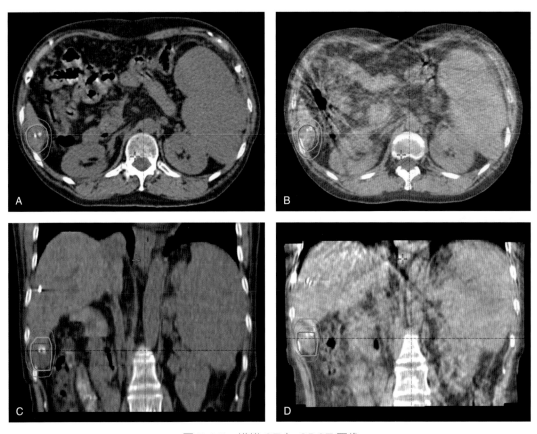

图 7-4-5　模拟 CT 与 CBCT 图像

A、C. 模拟 CT 图像；B、D. CBCT 图像。A、B 轴位图像上，大体肿瘤范围难以辨识，可以参考肝脏外轮廓判断；C、D 冠状位图像上，大体肿瘤轮廓在 CBCT 中可识别，同时可以参考靶区内碘油作为位置验证的参考。在模拟 CT 与 CBCT 三维图像中，肝脏下缘外轮廓重复良好、大体肿瘤位置及碘油位置一致，位置验证准确。红色实线为 GTV，绿色实线为 ITV，橙色实线为 PTV。

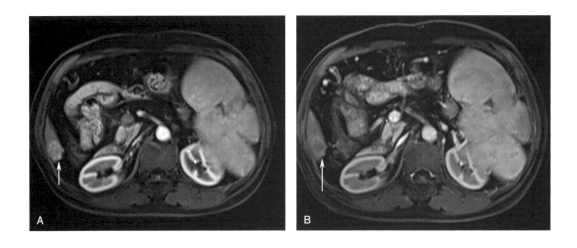

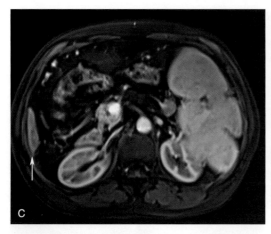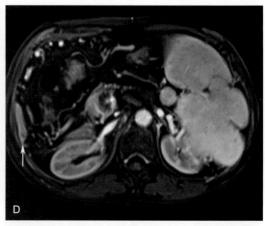

图 7-4-6　放疗前、放疗后肝脏 MRI 图像（T₁WI 动脉晚期图像）

A. 放疗前大体肿瘤；B. 放疗后 2 个月，病灶大小同前，动脉期强化较治疗前减低，评效 SD；C. 放疗后 5 个月，未见明确病灶，动脉期未见强化，肝右叶下极呈萎缩性改变，评效 CR；D. 放疗后 12 个月，病灶未见确切强化，评效 CR。白箭所示为大体肿瘤区域。

典型案例 5：肝右叶肝癌放疗后，肝左叶小肝癌二程放疗

（一）简要病史及诊断

患者，男性，46 岁。主因"诊断肝癌 3 年余，介入、靶向治疗后 2 个月"就诊。患者 3 年前诊断肝 S6 段肝细胞癌。外院行 TACE 和射频消融术。2 年前肝 S7 段新发病灶，外院予索拉非尼靶向治疗，并联合 TACE、肝动脉灌注化疗、冷冻消融治疗。1 年前疾病再次进展就诊于北京大学肿瘤医院，复查增强 MRI 提示：肝 S6、S7 段多发病灶明显强化，较大者约 20mm×8mm，肝 S2 段病灶，大小约 21mm×15mm，动脉期可见强化，门脉期廓清。经 MDT 讨论后，建议给予肝右叶病灶放疗，同步联合靶向、免疫治疗。一程放疗处方剂量：95% PTV 50Gy/25f。一程放疗后 8 个月复查增强 MRI 提示：肝右叶病灶强化明显减低；肝 S2 段结节较前稍缩小，大小约 18mm×8mm，动脉期强化，门脉期低强化，考虑仍有活性；未见新发病灶，肝左叶代偿性增生（图 7-5-1）。AFP 3.29ng/ml。查体未见明确异常。再次经 MDT 会诊后建议肝 S2 段病灶二程放疗，并继续联合靶向、免疫治疗。既往史：慢性乙型肝炎 13 年，目前 HBV-DNA<50IU/ml。高血压 6 年，血压控制可。

入院诊断：原发性肝细胞癌 BCLC B 期，慢性乙型肝炎，Child-Pugh 5 分 A 级，高血压。

（二）放疗流程

（1）患者经定位前准备、体位固定、模拟 CT 扫描、模拟 MRI 扫描、图像融合配准，然后进行靶区勾画。

（2）靶区勾画：该患者大体肿瘤在模拟 CT 上显示不佳，因此，GTV 的勾画主要参考 MRI 图像。GTV 定义为 MRI 上显示的肝 S2 段肿瘤原发灶（图 7-5-2）。ITV 包括各时相大体肿瘤范围（图 7-5-3）。PTV 在 ITV 基础上三维外扩 5mm 形成。

因患者既往有肝脏放疗史，在保证正常肝脏、食管、胃、脊髓等危及器官安全的情况下，

给予处方剂量：95% PTV 35Gy/5f。二程放疗风险较大，建议治疗前充分权衡治疗风险与获益。

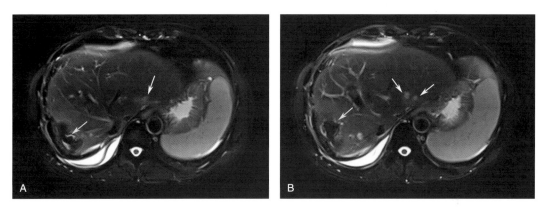

图 7-5-1　肝 S2 段病灶放疗前 MRI 图像（T_2WI）

A、B. 不同层面显示肝右叶多发病灶治疗后改变（黄箭），肝 S2 段结节大小约为 18mm×8mm（白箭）。

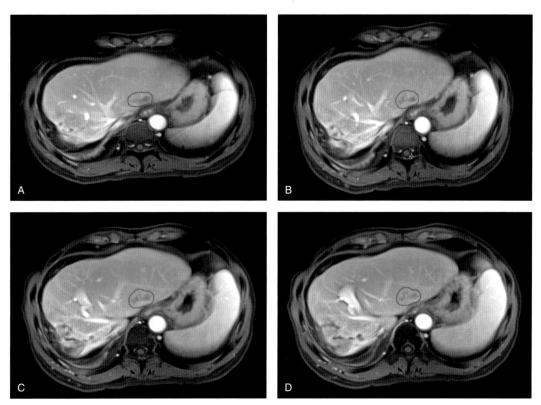

图 7-5-2　模拟 MRI（T_1WI 门脉期）图像上大体肿瘤和 GTV（红色实线）

A、B、C、D. 模拟 MRI（T_1WI 门脉期）图像上不同层面大体肿瘤和 GTV（红色实线）。

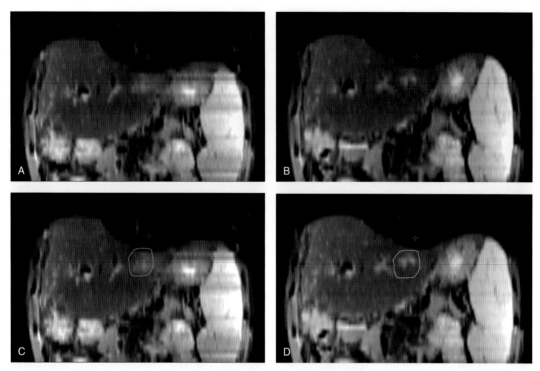

图 7-5-3　模拟 MRI T$_2$WI 冠状位图像

A、C. 腹部加压、平静呼吸状态下，吸气末 T$_2$WI 图像；B、D. 腹部加压、平静呼吸状态下，呼气末 T$_2$WI 图像。A、B. 分别显示吸气相、呼气相大体肿瘤位置；C、D. ITV 涵盖吸气相、呼气相大体肿瘤运动轨迹。红色实线代表 GTV，绿色实线代表 ITV。

（3）计划评估：95% PTV 接受的处方剂量为 35Gy。脊髓 PRV D$_{max}$：4.5Gy；正常肝脏（liver-GTV）950ml，D$_{mean}$：4.7Gy；食管 D$_{0.5cm^3}$：20.0Gy；胃 D$_{0.5cm^3}$：19.0Gy、十二指肠 D$_{0.5cm^3}$：0Gy。双肾 D$_{mean}$：0Gy。脊髓、食管、胃在一程、二程放疗计划中部分区域有剂量重叠。两程放疗累计剂量（按照 EQD2 模式）：脊髓 PRV D$_{max}$：39Gy；食管 - 胃剂量重叠区 D$_{0.5cm^3}$：52.0Gy；正常肝脏（liver-GTV）950ml D$_{mean}$：19.5Gy。靶区剂量分布和危及器官耐受剂量均满足要求（图 7-5-4）。

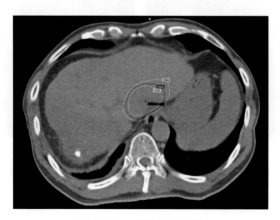

图 7-5-4　剂量分布曲线

（4）复位及验证：根据治疗计划形成的位移数据，完成复位、确认治疗中心。该例患者肝肿瘤在模拟 CT、CBCT 上难以辨别，因此主要参考肝脏外轮廓进行位置验证（图 7-5-5）。每次治疗前行 CBCT，验证肿瘤位置准确方可执行治疗。

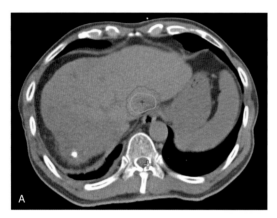
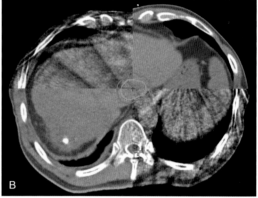

图 7-5-5　模拟 CT 与 CBCT 图像上显示大体肿瘤、肝脏外轮廓和碘油位置

A. 模拟 CT；B. 分窗模式显示肝脏外轮廓重复性良好。绿色实线代表 ITV，黄色实线代表 PTV。

（5）治疗期间以及治疗后毒副反应：恶心 1 度，WBC 减少 1 度，PLT 减少 2 度（治疗前 2 度）。无腹痛，大便潜血（-）。Child-Pugh 评分仍为 5 分，Child-Pugh 分级仍为 A 级。

（三）治疗后随访

患者治疗后规律复查肝脏 MRI（图 7-5-6）、胸部 CT、肿瘤标志物、肝肾功能和血常规等。治疗后 5 个月，RECIST、mRECIST 标准，总体评效达到 CR。随访期间肝功能评价均为 Child-Pugh 5 分、A 级。

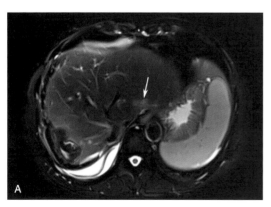
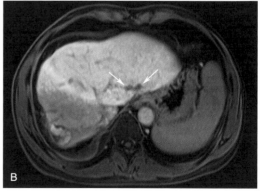

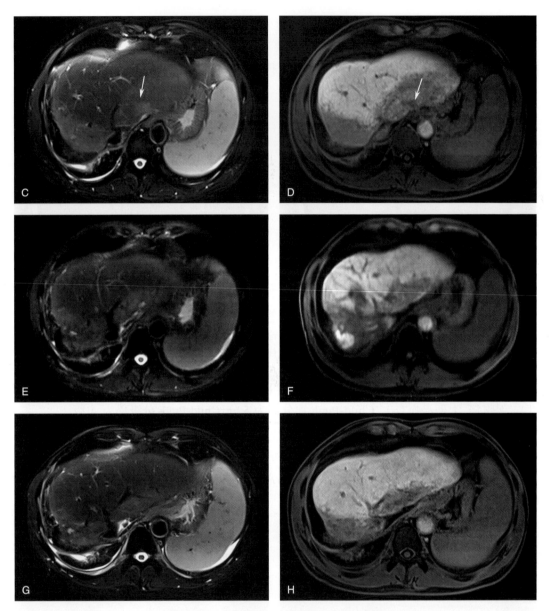

图 7-5-6　SBRT 治疗前后肝脏 MRI 图像

A、B. SBRT 治疗前肝 S2 段病灶（白箭所示）；C、D. SBRT 治疗后 2 个月，肝左叶 S2 段病灶较前缩小（白箭所示），局部呈放疗后改变；E、F. SBRT 治疗后 5 个月，肝左叶 S2 段未见明确病灶，局部放疗后改变范围缩小；G、H. SBRT 治疗后 8 月，肝左叶 S2 段未见明确病灶，局部放疗后改变范围进一步缩小。肝右叶病灶也呈无强化，RECIST、mRECIST 标准综合评效 CR。

典型案例 6：多发性小肝癌

（一）简要病史及诊断

患者，女性，65 岁。主因"诊断肝癌近 2 年，介入、消融治疗后复发 1 个月"就诊。患者 2 年前发现肝内多发结节，诊断原发性肝细胞癌，行多次介入和消融治疗，病变控制良好。1

个月前就诊放疗科,查体未见明确异常。复查 AFP 292.4ng/ml,肝脏增强 MRI 提示:肝 S3、S4、S6 段见多发稍长 T_2 信号结节,较大者约 24mm×14mm,边界模糊,动脉期明显强化,门脉期及延迟期强化减低,肝胆特异期呈低信号,考虑 HCC,伴肝硬化,脾大(图 7-6-1)。完善全身检查未见肝外转移。既往史:慢性乙型肝炎 25 年,目前 HBV-DNA<16IU/ml。糖尿病 1 年,血糖控制良好。经 MDT 讨论,患者肝内多发小肝癌,部分邻近大血管,手术切除及消融治疗困难,建议行放疗。

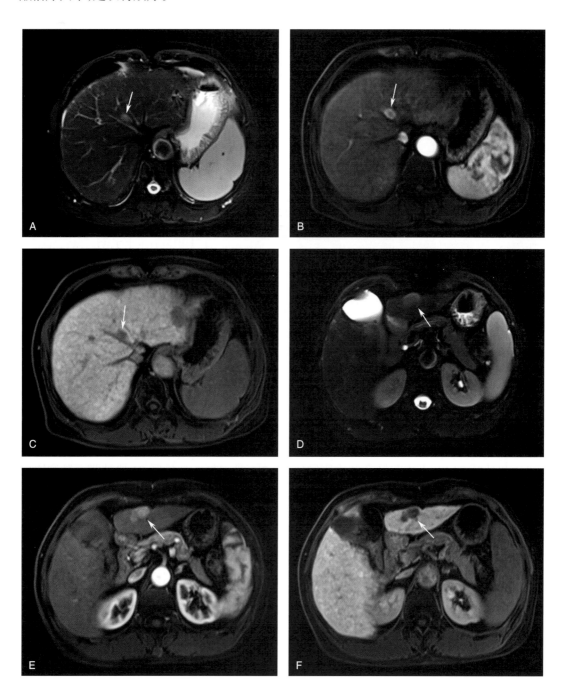

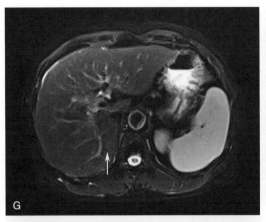
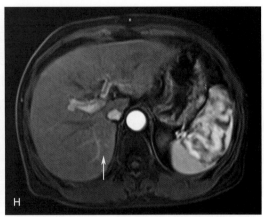
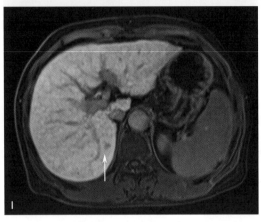

图 7-6-1　SBRT 治疗前肝脏增强 MRI

A、B、C. T₂WI、T₁WI 动脉晚期和 T₁WI 肝胆特异期分别显示肝 S4 段病灶；D、E、F. T₂WI、T₁WI 动脉晚期和 T₁WI 肝胆特异期分别显示肝 S3 段病灶；G、H、I. T₂WI、T₁WI 动脉晚期和 T₁WI 肝胆特异期分别显示肝 S6 段病灶。白箭所示为大体肿瘤区域。

入院诊断：原发性肝细胞癌 BCLC B 期，慢性乙型肝炎，肝硬化，脾大，Child-Pugh 5 分 A 级，糖尿病。

（二）放疗流程

（1）患者经定位前准备、体位固定、模拟 CT 扫描、模拟 MRI 扫描、图像融合配准，然后进行靶区勾画。

（2）靶区勾画：GTV 定义为 MRI 和 CT 上显示的肝 S4、S3、S6 段肿瘤原发灶。其中，GTV1 包括肝 S4 段、肝中静脉旁肿瘤原发灶（图 7-6-2），GTV2 包括肝 S3 段被膜下肿瘤原发灶（图 7-6-3），GTV3 包括肝 S6 段椎体旁肿瘤原发灶（图 7-6-4）。ITV 包括模拟 CT、MRI 图像和 MRI 各时相上的大体肿瘤范围，以涵盖分次内、分次间的肿瘤位置变化。图 7-6-5 以肝 S4 段肿瘤（GTV1）为例，展示了分次内呼吸运动导致的肿瘤位置变化。图 7-6-6 以肝 S3 段肿瘤（GTV2）为例，展示了分次间呼吸运动导致的肿瘤位置变化。ITV 基础上三维外扩 5mm，分别形成 PTV1、PTV2、PTV3。处方剂量：95% PTV1 50Gy/10f，95% PTV2 50Gy/10f、95% PTV3 50Gy/10f。

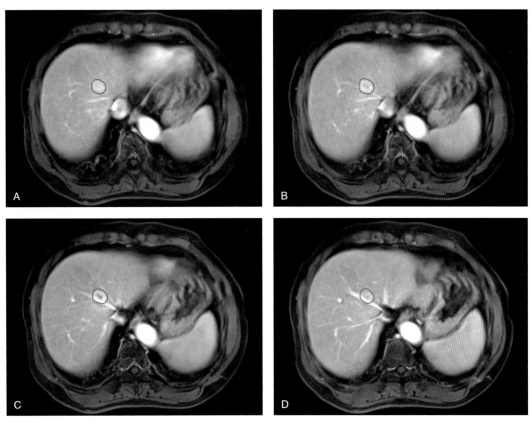

图 7-6-2　模拟 MRI（T$_1$WI 门脉期）图像上肝 S4 段大体肿瘤及 GTV1（红色实线）
A~D. 模拟 MRI（T$_1$WI 门脉期）图像上不同层面肝 S4 段大体肿瘤及 GTV1（红色实线）。

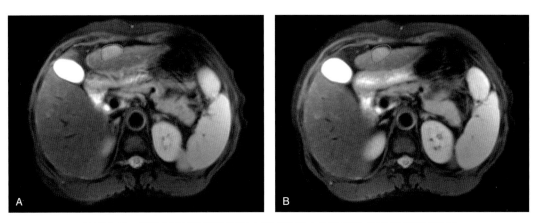

图 7-6-3　模拟 MRI（T$_2$WI）图像上肝 S3 段大体肿瘤及 GTV2（红色实线）
A、B. 模拟 MRI（T$_2$WI）图像上不同层面肝 S3 段大体肿瘤及 GTV2（红色实线）。

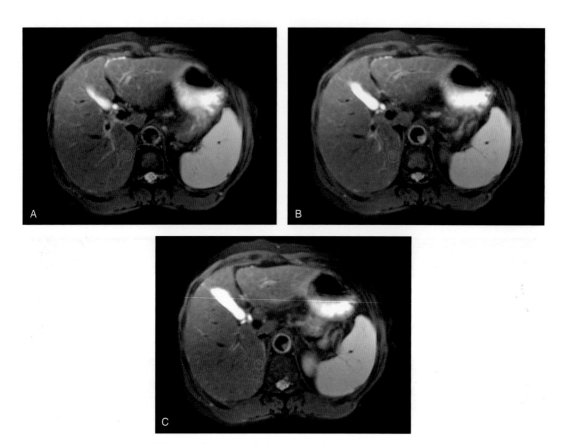

图 7-6-4　模拟 MRI（T$_2$WI）图像上肝 S6 段大体肿瘤及 GTV3（红色实线）

A~C. 模拟 MRI（T$_2$WI）图像上不同层面肝 S6 段大体肿瘤及 GTV3（红色实线）。

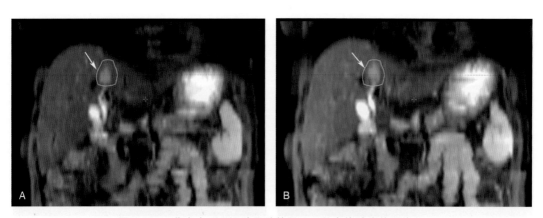

图 7-6-5　分次内呼吸运动导致的肝 S4 段大体肿瘤位置变化

A. 腹部加压、平静呼吸状态下，吸气末 T$_2$WI 图像；B. 腹部加压、平静呼吸状态下，呼气末 T$_2$WI 图像。
绿色实线代表 ITV1，白箭所示为大体肿瘤区域。

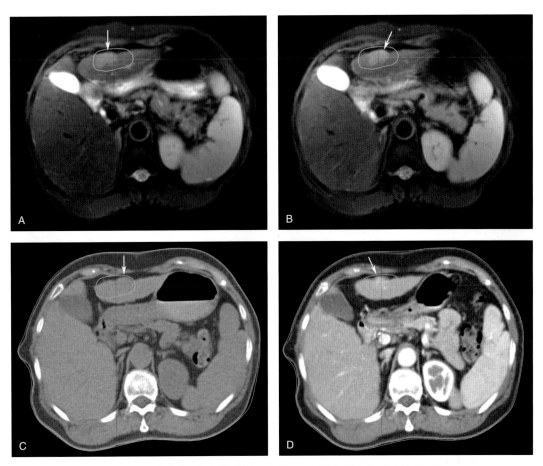

图 7-6-6 分次内、分次间呼吸运动导致的肝 S3 段大体肿瘤位置变化

A、B. 腹部加压、平静呼吸状态下，吸气末和呼气末 T₂WI 图像；C、D. 模拟 CT 平扫和增强图像。吸气末和呼气末 T₂WI 图像提示分次内呼吸运动导致大体肿瘤位置发生变化，模拟 CT 与模拟 MRI 的位置差异提示分次间肝脏和大体肿瘤位置发生变化。绿色实线代表 ITV2，白箭所示为大体肿瘤区域。

（3）计划评估：95% PTV1、PTV2、PTV3 接受的处方剂量均达到 50Gy。脊髓 PRV D_{max}：5.2Gy；正常肝体积（liver-GTV1-GTV2-GTV3）：1 100ml，D_{mean}：15.2Gy；食管 D_{max}：25.0Gy、胃 D_{max}：9.5Gy、十二指肠 D_{max}：21.0Gy。靶区剂量分布和危及器官耐受剂量均满足要求（图 7-6-7）。

（4）复位及验证：根据治疗计划形成的位移数据，完成复位、确认治疗中心。每次治疗前行 CBCT，验证肿瘤位置准确方可执行治疗。

（5）治疗期间以及治疗后放疗相关毒副反应：乏力 1 度，肝功能无异常，无其他毒副反应。Child-Pugh 评分仍为 5 分，Child-Pugh 分级仍为 A 级。

（三）治疗后随访

患者治疗后规律复查肝脏 MRI（图 7-6-8）、胸部 CT、肿瘤标志物、肝肾功能和血常规等。

放疗后 2 个月肝脏 MRI 提示：肝 S4 段病灶较前缩小，强化明显降低，肝 S3 段和 S6 段均未见明确病灶（图 7-6-8 D~F）。RECIST、mRECIST 标准评效 PR。放疗后 5 个月复查 AFP 恢复正常，肝脏 MRI 提示：原肝 S4、S3、S6 段均未见明确病灶（图 7-6-8 G~I），RECIST、 mRECIST 标准评效均达到 CR。

随访期间肝功能评价均为 Child-Pugh 5 分、A 级。

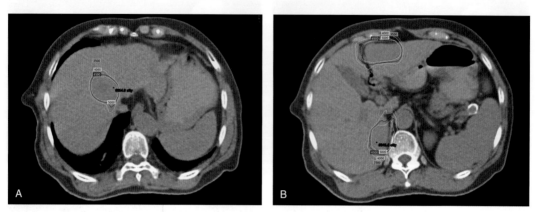

图 7-6-7 模拟 CT 上显示的剂量分布曲线
A、B. 不同层面模拟 CT 上显示的剂量分布曲线。

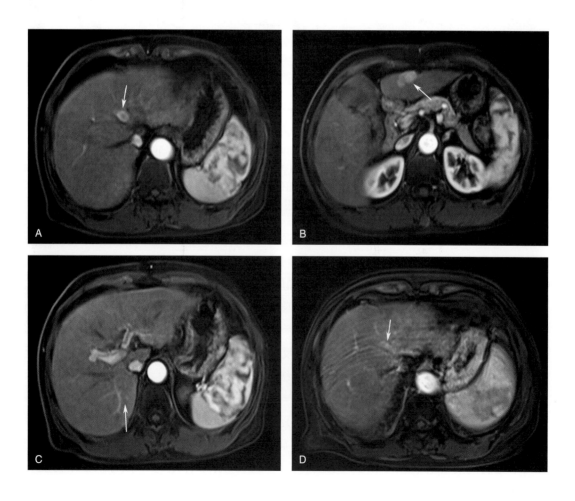

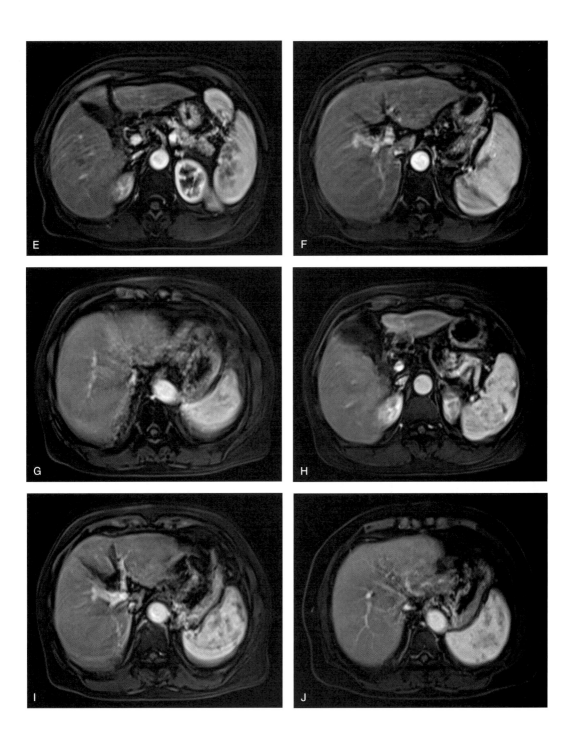

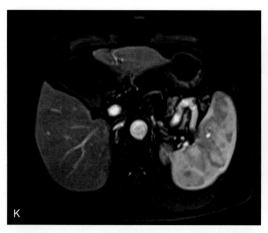
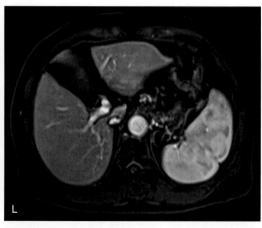

图 7-6-8　放疗前后肝脏 MRI 图像（T₁WI 动脉晚期）

A~C. 放疗前肝 S4、S3、S6 段大体肿瘤（白箭所示）；D~F. 放疗后 2 个月，原 S4、S3、S6 段病灶 MRI 图像，肝 S4 段病灶较前缩小，强化明显降低（白箭所示），肝 S3 段病灶和 S6 段均未见明确病灶；G~I. 放疗后 5 个月，原 S4、S3、S6 段病灶 MRI 图像，均未见明确病灶，评效为 CR；J~L. 放疗后 9 个月，原 S4、S3、S6 段病灶 MRI 图像，均未见明确病灶，评效为 CR。

典型案例 7：合并门脉癌栓肝癌

（一）简要病史及诊断

患者，男性，64 岁。主因"诊断原发性肝细胞癌 4 个月余，系统治疗后 2 周"就诊。4 月前，AFP 2946ng/ml，腹部增强 CT 示：肝 S6/7 段不规则肿块，大小约 100mm×72mm，动脉期不均匀高强化，门脉期及延迟期强化减低，门静脉右后支内见低密度充盈缺损，可见强化。考虑肝 S6/7 段占位为 HCC，伴门静脉右后支癌栓形成、肝硬化、脾大、胃底静脉曲张（图 7-7-1）。完善全身检查未见转移。肝胆外科考虑患者肝左叶体积较小，手术切除困难，建议行转化治疗后评估手术可能。患者先行靶向联合免疫治疗 6 周期，复查 AFP 降至 40.0ng/ml，腹部增强 CT 提示：肝 S6/7 段不规则肿块较前缩小，大小约 36mm×25mm，动脉期不均匀强化，门脉期及延迟期强化减低，肝门静脉右后支内充盈缺损范围较前缩小，轻度强化（图 7-7-1）。3 周期、6 周期系统治疗后评效 PR（RECIST、mRECIST 标准）。查体未见明显异常。既往史：慢性乙型肝炎 5 年，目前 HBV-DNA<10IU/ml。糖尿病 1 年。经 MDT 讨论，根据 2021 年《肝癌转化治疗中国专家共识》，目前局部晚期 HCC 推荐的转化治疗方案主要包括系统治疗、介入治疗、放疗等。该患者为肝右叶肝细胞癌合并门脉右支癌栓，系统治疗后原发灶和门脉癌栓较前缩小，但仍有活性，手术切除仍存在困难，可考虑行门脉右支癌栓放疗后评估手术可能。

入院诊断：原发性肝细胞癌伴门静脉右后支癌栓 BCLC C 期，慢性乙型肝炎，肝硬化，脾大，胃底静脉曲张，Child-Pugh 5 分 A 级，糖尿病。

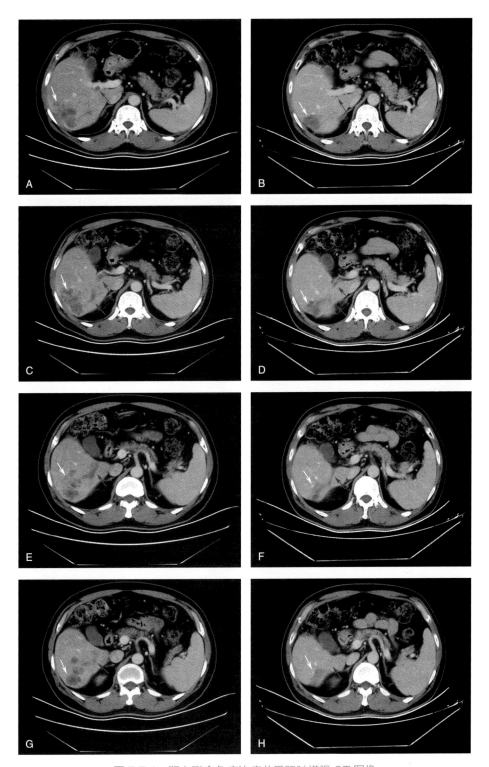

图 7-7-1 靶向联合免疫治疗前后肝脏增强 CT 图像

A、C、E、G. 治疗前增强 CT 显示肝 S6/7 段肿物,伴门静脉右后支癌栓;B、D、F、H. 靶向联合免疫治疗后增强 CT 显示原发灶及门静脉右后支癌栓较前缩小,强化减低,仍有不均匀强化。白箭所示为原发灶,红箭所示为癌栓。

（二）放疗流程

（1）患者经定位前准备、体位固定、模拟 CT 扫描、模拟 MRI 扫描、图像融合配准，然后进行靶区勾画。

（2）靶区勾画：以肿瘤层面肝脏外轮廓为参考，将模拟 CT 图像和模拟 MRI 图像进行配准。GTV 定义为 MRI 和 CT 上显示的门静脉右后支癌栓（图 7-7-2）。ITV 包括各时相大体肿瘤范围（图 7-7-3）。PTV 在 ITV 基础上三维外扩 5mm 形成。处方剂量：95% PTV 50Gy/10f。

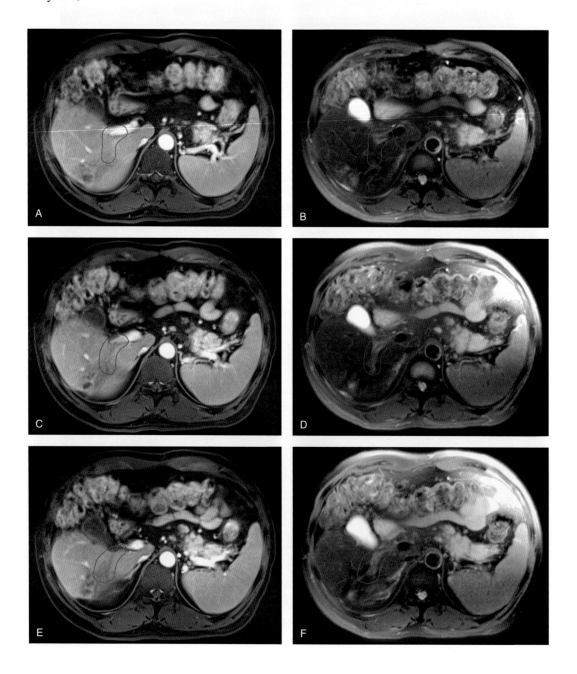

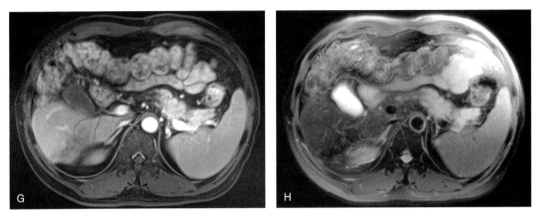

图 7-7-2　模拟 MRI 图像上大体肿瘤及 GTV

A、C、E、G. 不同层面模拟 MRI T_1WI 门脉期图像；B、D、F、H. 不同层面模拟 MRI T_2WI 图像。
红色实线代表 GTV。

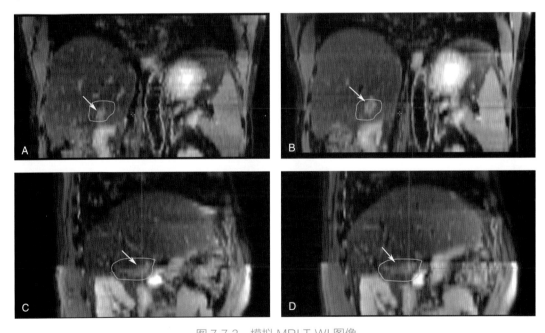

图 7-7-3　模拟 MRI T_2WI 图像

A、B. 腹部加压、平静呼吸状态下，吸气末和呼气末冠状位 T_2WI 图像；C、D. 腹部加压、平静呼吸状态下，
吸气末和呼气末矢状位 T_2WI 图像。白箭所示为原发灶，绿色实线代表 ITV。

（3）计划评估：95% PTV 接受的处方剂量达到 50Gy。脊髓 PRV D_{max}：10.3Gy，正常肝脏（liver-GTV）D_{mean}：9.7Gy，食管 D_{max}：1.5Gy、胃 D_{max}：28.7Gy、十二指肠 D_{max}：41.4Gy。靶区剂量分布和危及器官耐受剂量均满足要求（图 7-7-4）。

（4）复位及验证：根据治疗计划形成的位移数据，完成复位、确认治疗中心。每次治疗前行 CBCT，验证肿瘤位置准确方可执行治疗（图 7-7-5）。

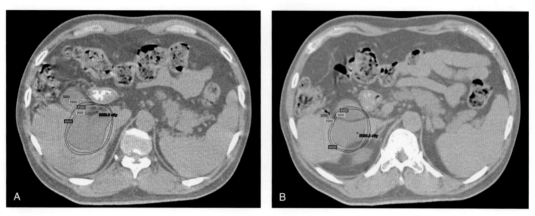

图 7-7-4　剂量分布曲线
A、B. 不同层面剂量分布曲线。靶区贴邻十二指肠,计划设计时需注意保护肠道。

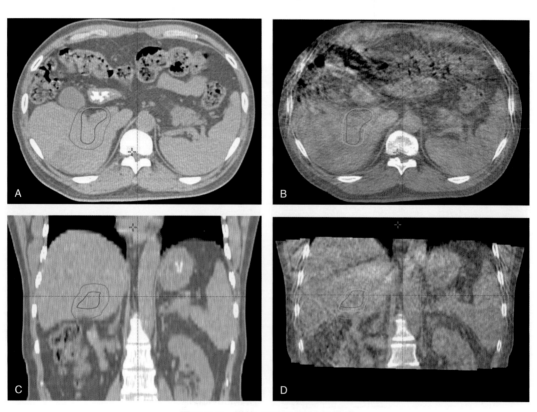

图 7-7-5　模拟 CT 和 CBCT 图像
A、C. 轴位、冠状位模拟 CT 图像;B、D. 轴位、冠状位 CBCT 图像。红色实线代表 GTV,
绿色实线代表 ITV,黄色实线代表 PTV。

　　(5)治疗期间以及治疗后放疗相关毒副反应:总胆红素升高 1 度,PLT 减少 1 度,余无不适及异常。Child-Pugh 评分仍为 5 分,Child-Pugh 分级仍为 A 级。

（三）治疗后随访

患者治疗后规律复查肝脏增强 CT（图 7-7-6）、胸部 CT、肿瘤标志物、肝肾功能和血常规等。

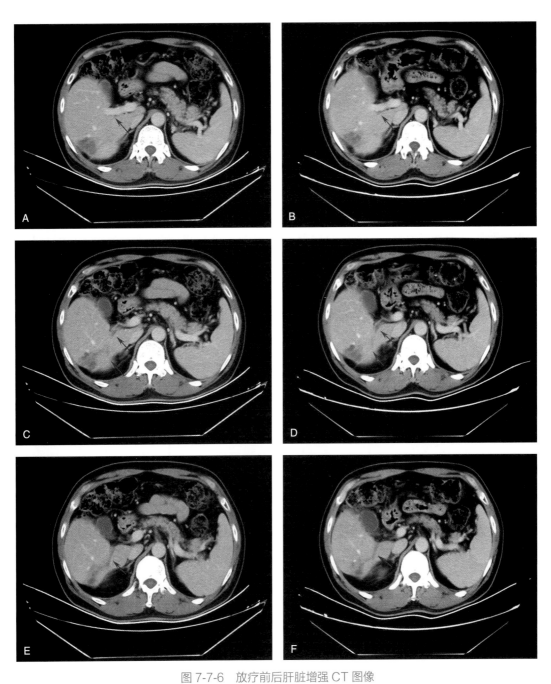

图 7-7-6 放疗前后肝脏增强 CT 图像

A、C、E. 放疗前不同层面增强 CT 图像；B、D、F. 放疗后 1.5 个月，相应层面增强 CT 图像提示门静脉右后支癌栓范围同前，但无明显强化。红箭所示为门脉癌栓。

　　放疗后 1.5 个月，AFP 降至 3.9ng/ml，肝脏 CT 提示：肝右叶原发灶稳定，强化减低同前；门静脉右支癌栓大小同前，动脉期无强化。期间肝功能评价均为 Child-Pugh 5 分、A 级。

　　再次 MDT 讨论，患者肝右叶肝癌，伴门静脉右后支癌栓，经过靶向联合免疫治疗后肿瘤退缩明显，门静脉右后支癌栓 SBRT 治疗后，局部完全控制。经过转化治疗后，可考虑仅行肝右后叶切除。

典型案例 8：肝细胞 - 胆管细胞混合性癌

（一）简要病史及诊断

　　患者，女性，67 岁。主因"肝内胆管细胞癌术后 4 年余，复发 1 个月"就诊。患者 4 年前因肝占位，行肝左叶切除术，术后病理提示：肝内中分化胆管细胞癌。术后定期复查未见明显异常。1 个月前门诊就诊时查体未见明确异常，复查提示 AFP 3 231ng/ml，CEA 1.6ng/ml，CA19-9<0.6U/ml。肝脏增强 MRI 示：肝右叶 S6 段见稍长 T_1 稍长 T_2 信号结节，大小约 24mm×21mm，DWI 呈高信号，动脉期强化明显，考虑恶性（图 7-8-1）。穿刺病理提示：肝细胞癌伴有胆管细胞癌成分。完善全身检查，未见转移。既往史：慢性乙型肝炎 30 余年，目前 HBV-DNA 75.1I U/ml。经 MDT 讨论，根据患者病史和病理报告，考虑肝右叶病灶为新发原发性肝癌。因患者既往有肝脏手术病史，残肝体积不足，手术切除困难，建议行 SBRT 治疗。

　　入院诊断：肝右叶肝细胞癌 - 胆管细胞混合性癌（$T_1N_0M_0$，Ⅰ期，AJCC 8th），肝内胆管细胞癌术后，慢性乙型肝炎，Child-Pugh 5 分 A 级。

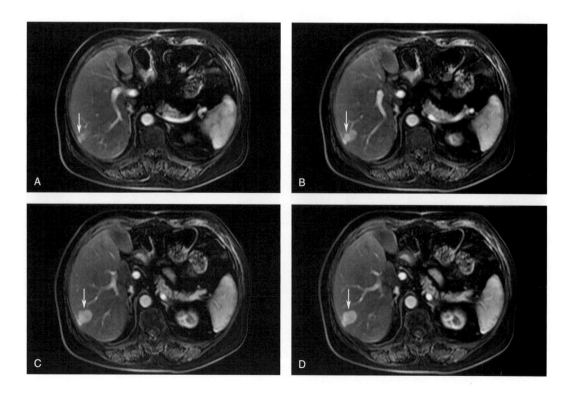

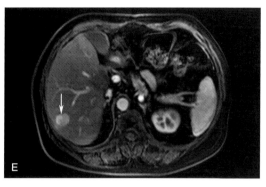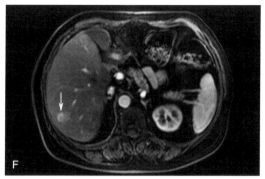

图 7-8-1　SBRT 治疗前肝脏增强 MRI

A~F. SBRT 治疗前不同层面肝脏增强 MRI。T_1WI 动脉晚期图像提示肝 S6 段结节，
大小约 24mm×21mm（白箭所示）。

（二）放疗流程

（1）患者经定位前准备、体位固定、模拟 CT 扫描、模拟 MRI 扫描、图像融合配准，然后进行靶区勾画。

（2）靶区勾画：GTV 定义为 MRI 和 CT 上显示的肝 S6 段肿瘤原发灶（图 7-8-2）。ITV 包括各时相大体肿瘤范围。该患者分次内靶区位移较小（前后、左右、头脚方向位移均<3mm），但分次间位移相对更显著（左右方向 5mm）（图 7-8-2）。PTV 在 ITV 基础上三维外扩 5mm 形成。处方剂量：95% PTV 56Gy/7f。

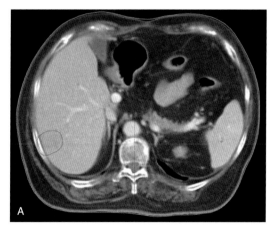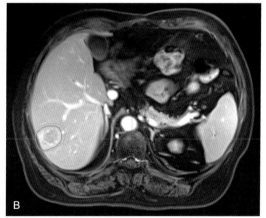

图 7-8-2　模拟增强 CT、MRI 图像上大体肿瘤及 GTV

A. 模拟增强 CT 图像；B. 模拟 MRI T_1WI 门脉期图像。红色实线为 GTV，绿色实线为 ITV。

（3）计划评估：95% PTV 接受的处方剂量为 56Gy。脊髓 PRV D_{max}：7.4Gy；正常肝脏（liver-GTV）：900ml，D_{mean}：7.8Gy；食管 D_{max}：0Gy、胃 D_{max}：6.7Gy、十二指肠 D_{max}：0.9Gy。靶区剂量分布和危及器官耐受剂量均满足要求。

（4）复位及验证：根据治疗计划形成的位移数据，完成复位、确认治疗中心。该患者CBCT 下肿瘤病灶难以识别，因此以肝脏外轮廓作为位置验证的参考标准（图 7-8-3）。每次治疗前行 CBCT,验证肿瘤位置准确方可执行治疗。

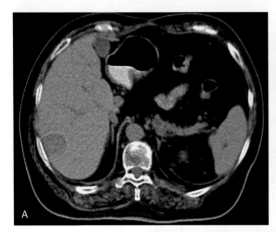
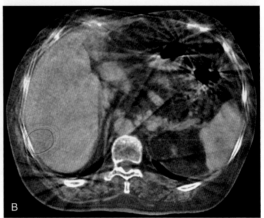
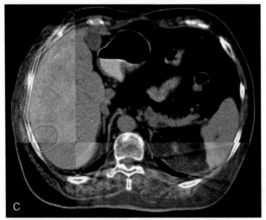

图 7-8-3　模拟 CT 与 CBCT 图像

A. 模拟 CT 图像;B. CBCT 图像;C. 分窗模式显示的模拟 CT 与 CBCT 图像。
红色实线为 GTV,绿色实线为 ITV,黄色实线为 PTV。

(5)治疗期间以及治疗后放疗相关毒副反应:治疗期间及治疗后无明显放疗相关毒副反应。Child-Pugh 评分仍为 5 分,Child-Pugh 分级仍为 A 级。

(三) 治疗后随访

患者治疗后规律复查肝脏 MRI(图 7-8-4)、胸部 CT、肿瘤标志物、肝肾功能和血常规等。

放疗后 9 个月,AFP 26ng/ml,CEA 1.5ng/ml,CA19-9<0.6U/ml,MRI 提示肝右叶结节大小同前,动脉期中央见絮片状强化,边缘清晰强化,强化范围较前缩小。RECIST 标准评效为 SD,mRECIST 标准评效为 PR。期间肝功能评价均为 Child-Pugh 5 分、A 级。

患者于放疗后 1 年出现肺转移,行系统治疗联合肺转移病灶消融和 SBRT 治疗。进展 1 年后,因肝内、肺内广泛进展死亡。在此期间,肝 S6 段放疗病灶未见进展。

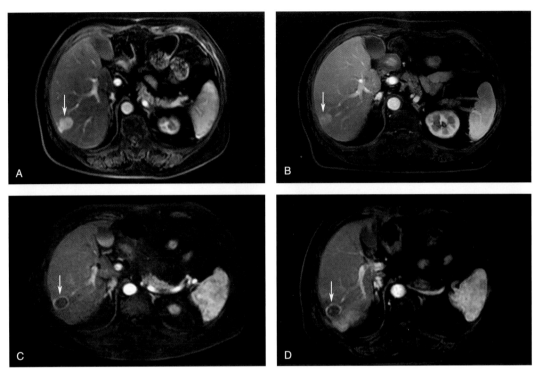

图 7-8-4　放疗前后肝脏 MRI 图像（T_1WI 动脉晚期图像）

A. 放疗前大体肿瘤；B. 放疗后 3 个月，肝右叶病灶缩小，动脉期仍高强化；C. 放疗后 9 个月，肝右叶病灶大小同前，动脉期中央见絮片状强化，边缘清晰强化，强化范围较前缩小；D. 放疗后 15 个月，肝右叶病灶大小和强化程度同前。白色箭头所示为大体肿瘤区域。

典型案例 9：结肠癌多发肝转移瘤

（一）简要病史及诊断

患者，女性，67 岁。主因"乙状结肠癌同时性肝转移术后 3 年，肝转移复发 1 个月"就诊。患者 3 年前诊断为乙状结肠癌同时性肝转移，行全身治疗及乙状结肠癌切除术，术后病理提示：结肠中分化腺癌，肠周淋巴结转移 1/18。2 年前行肝右叶切除及左叶部分病灶术中消融治疗，术后病理：中分化腺癌，符合结肠癌肝转移。1 个月前查体未见明确异常，复查肝脏增强 MRI 示：肝 S3、S1 段多发转移性结节，较大者为 14mm×12mm，DWI 呈高信号，增强扫描呈环形强化（图 7-9-1）。患者行全身治疗后为行局部放疗就诊于北京大学肿瘤医院。既往高血压 20 年。

入院诊断：乙状结肠癌同时性肝转移术后（ypT3N1M1，Ⅳ期），部分肝切除术后复发，高血压。

（二）放疗流程

（1）患者经定位前准备、体位固定、模拟 CT 扫描、模拟 MRI 扫描、图像融合配准，然后进行靶区勾画。

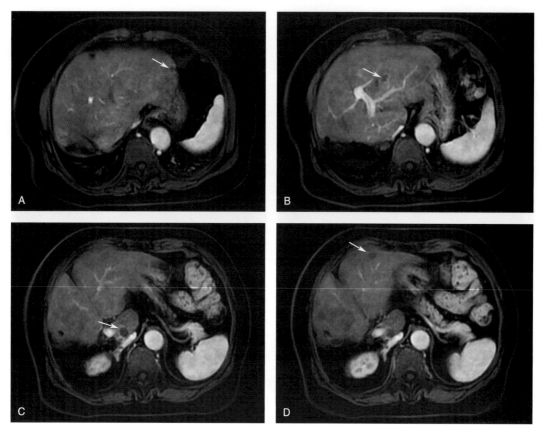

图 7-9-1   一程放疗前 MRI 图像

A~D. 一程放疗前不同层面 MRI 图像。T_1WI 动脉晚期图像显示肝 S3、S1 段多发转移性结节，
呈环形强化(白箭所示)。

(2) 靶区勾画: GTV 定义为 MRI 和 CT 上显示的肝 S3、S1 段多发转移瘤(图 7-9-2)。
ITV 包括各时相大体肿瘤范围(图 7-9-3、图 7-9-4)。PTV 在 ITV 基础上三维外扩 5mm 形
成。处方剂量: 95% PTV 60Gy/10f。

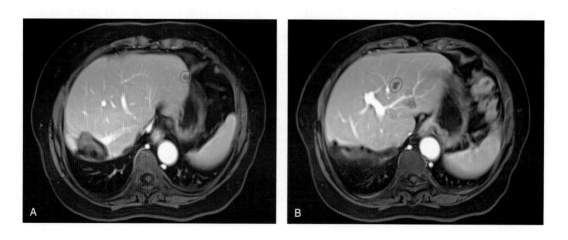

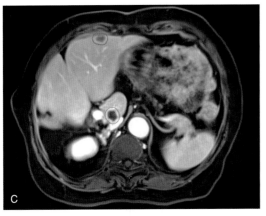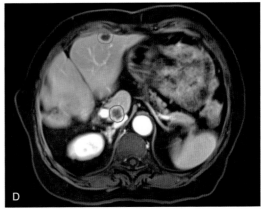

图 7-9-2 模拟 MRI 图像上肝 S3、S1 段大体肿瘤及 GTV

A. 肝左缘被膜下病灶；B. 肝 S3 段中央区病灶；C、D. 肝前缘被膜下病灶和肝 S1 段病灶。
红色实线代表 GTV。

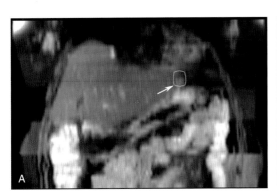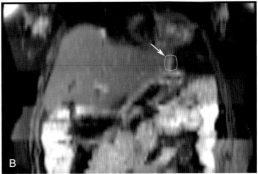

图 7-9-3 模拟 MRI T$_2$WI 冠状位图像

A. 吸气末 T$_2$WI 图像；B. 呼气末 T$_2$WI 图像。肝左缘被膜下病灶，邻近胃壁，白箭所示为大体肿瘤区域，
绿色实线代表 ITV。

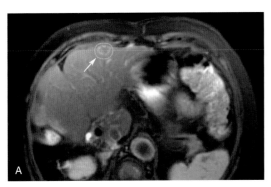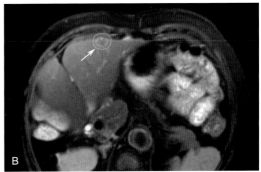

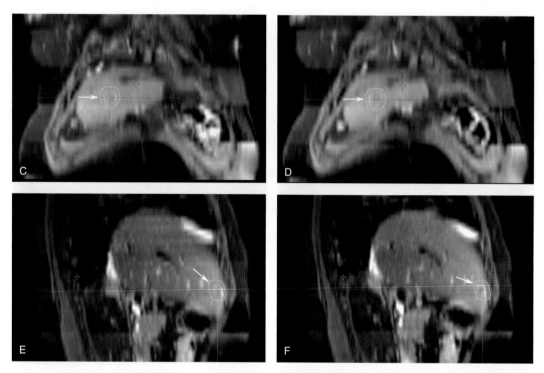

图 7-9-4　模拟 MRI 显示肝前缘被膜下大体肿瘤分次内位置变化

A、C、E. 平静呼吸状态下，吸气末 T_2WI 图像；B、D、F. 平静呼吸状态下，呼气末 T_2WI 图像。

A、B 为轴位，C、D 为冠状位，E、F 为矢状位。白箭所示为大体肿瘤区域，绿色实线代表 ITV。

（3）计划评估：95% PTV 接受的处方剂量为 60Gy。脊髓 PRV D_{max}：18.3Gy；正常肝脏（liver-GTV）：1 030ml，D_{mean} 18.0Gy，其中肝脏 700ml 低剂量区 D_{mean} 10Gy；食管 $D_{0.5cm^3}$：24.0Gy、胃 $D_{0.5cm^3}$：30.0Gy、十二指肠 $D_{0.5cm^3}$：32.0Gy；右肾 D_{mean}：7Gy、左肾 D_{mean}：0.7Gy。靶区剂量分布和危及器官耐受剂量均满足要求（图 7-9-5）。

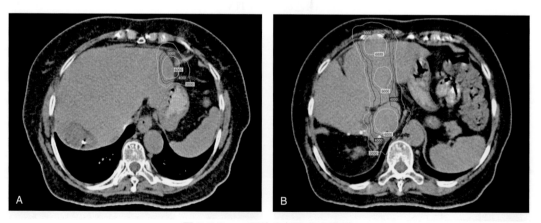

图 7-9-5　一程放疗剂量分布曲线

A、B. 一程放疗不同层面剂量分布曲线。

（4）复位及验证：根据治疗计划形成的位移数据，完成复位、确认治疗中心。每次治疗前行 CBCT,验证肿瘤位置准确方可执行治疗。

（5）治疗期间以及治疗后毒副反应：治疗期间及治疗后无明显放疗相关毒副反应。

（三）治疗后随访

患者治疗后规律复查肝脏 MRI、胸腹部 CT、肿瘤标志物、肝肾功能和血常规等。

患者放疗后 2 个月复查肝脏增强 MRI 提示：原肝 S3、S1 段转移灶较前缩小，未见明显强化。肝右叶切缘旁新发结节，邻近右侧肾上腺，考虑新发肝转移瘤（图 7-9-6）。腹部 CT 提示：残肝多发结节，无明显强化，呈治疗后改变；肝右叶切缘旁新发结节，考虑新发转移（图 7-9-6）。胸部 CT、盆腔 CT 未见复发征象。

MDT 讨论：患者为乙状结肠癌同时性肝转移案例，既往接受手术、消融、SBRT、多线全身治疗。新发单个转移灶位于肝右侧切缘旁，建议更换方案继续系统治疗并考虑联合局部治疗。患者再次手术或消融治疗困难，可考虑行二程放疗。

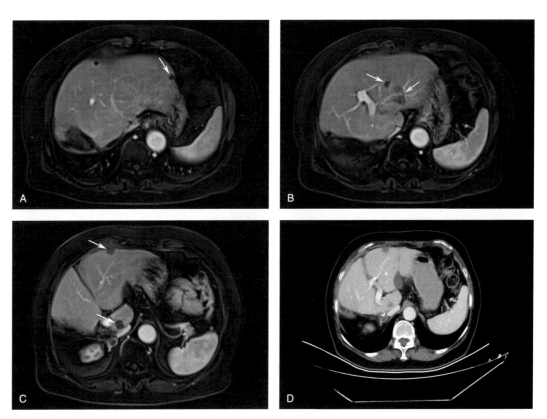

图 7-9-6　一程放疗后 2 个月肝脏 MRI 和 CT 图像

A~C. 一程放疗后 2 个月不同层面肝脏增强 MRI T$_1$WI 动脉期图像；D. 腹部增强 CT 门脉期图像。原放疗病灶较前略缩小，无明显强化（白箭所示）；肝右叶切缘旁新发结节，考虑新发转移（红箭所示）。黄箭所示为原术中消融病灶，无强化。

（四）肝脏二程 SBRT 治疗

（1）患者经定位前准备、体位固定、模拟 CT 扫描、模拟 MRI 扫描、图像融合配准，然后进行靶区勾画。

(2)靶区勾画:GTV定义为MRI和CT上显示的肝右叶切缘旁新发转移灶。ITV包括各时相大体肿瘤范围(图7-9-7)。PTV在ITV基础上三维外扩5mm形成。处方剂量:95% PTV 60Gy/10f。二程放疗风险较大,建议治疗前充分权衡治疗风险与获益。

(3)计划评估:95% PTV接受的处方剂量为60Gy。脊髓PRV D_{max}:8.0Gy;正常肝脏(liver-GTV):1 000ml,D_{mean}:4.3Gy,Liver-GTV中,700ml低剂量区D_{mean}:2.7Gy;食管$D_{0.5cm^3}$:6.0Gy、胃$D_{0.5cm^3}$:12.0Gy、十二指肠$D_{0.5cm^3}$:6.5Gy;右肾D_{mean}:9Gy、左肾D_{mean}:0.4Gy。靶区剂量分布和危及器官耐受剂量均满足要求(图7-9-8)。

脊髓、食管、胃、十二指肠在一程、二程放疗计划中靶区高剂量区无重叠。两程放疗累计脊髓PRV D_{max}:24Gy;累计食管$D_{0.5cm^3}$:27.0Gy、胃$D_{0.5cm^3}$:30.0Gy、十二指肠$D_{0.5cm^3}$:32.0Gy。正常肝脏、双肾,低剂量区尽量避免重复照射:两程放疗累计:正常肝脏(liver-GTV)D_{mean}:21Gy;右肾累计剂量D_{mean}:15Gy,左肾累计剂量D_{mean}:1.2Gy。

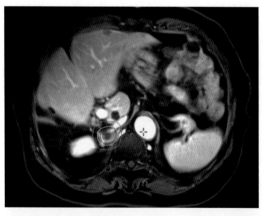 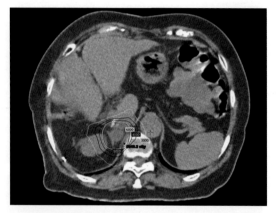

图7-9-7　二程放疗模拟MRI T_1WI门脉期显示的
肝右叶切缘旁新发转移灶及靶区
红色实线代表GTV,绿色实线代表ITV,黄色实线
代表PTV。

图7-9-8　二程放疗剂量分布曲线

(4)治疗期间以及治疗后毒副反应:治疗期间及治疗后无明显放疗相关毒副反应。

(五)二程治疗后随访

二程放疗后3个月(一程放疗后7个月)复查肝脏MRI提示:原肝S3、S1段病灶及右侧切缘旁病灶较前缩小,未见明显强化。腹部CT提示:肝左叶占位放疗后改变,局部结节显示不清。周围片状低强化,考虑放疗后改变。胸部CT、盆腔CT未见复发征象(图7-9-9)。肝内病灶放疗后无强化,按照RECIST标准评效PR。

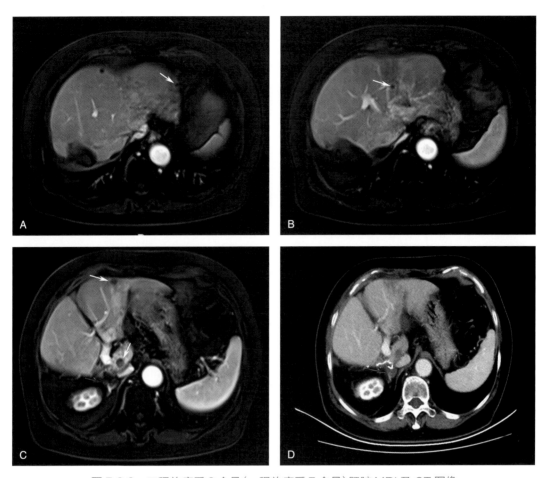

图 7-9-9　二程放疗后 3 个月(一程放疗后 7 个月)肝脏 MRI 及 CT 图像

A~C. 二程放疗后 3 个月,不同层面肝脏增强 MRI T₁WI 动脉期图像; D. 腹部增强 CT 门脉期图像。白箭所示为一程放疗病灶,红箭所示为二程放疗病灶。MRI 提示:原肝 S3、S1 段病灶及右侧切缘旁病灶较前缩小,未见明显强化。腹部 CT 提示:肝左叶占位放疗后改变,局部结节显示不清。周围片状低强化,考虑放疗后改变。

8

第八章
肝癌体部立体定向放射
治疗展望

体部立体定向放射治疗(stereotactic body radiotherapy, SBRT)具有靶区内剂量高、靶区外剂量跌落快的特征,能在给予肿瘤高剂量照射的同时有效地保护周围的正常组织和器官。已有大量研究证实 SBRT 治疗肝癌更加安全、有效,其在小肝癌中已成为手术和 RFA 的有效替代治疗手段。在中晚期肝癌尤其是合并门脉癌栓的患者中,SBRT 也是有效的局部治疗手段之一。此外,SBRT 在肝癌综合治疗中的应用也越来越多,通过与其他手段的联合往往能进一步提高治疗效果。总之,SBRT 在肝癌治疗中已经展现出良好的应用前景,是一个快速发展、欣欣向荣的领域。本章将立足现状,对肝癌 SBRT 治疗中涉及的一些问题展开讨论并展望未来的研究方向。

一、肝癌体部立体定向放射治疗前瞻性研究

目前,肝癌 SBRT 的循证依据大多来自回顾性或小样本量的前瞻性研究,设计良好的大型前瞻性随机对照研究较少。为进一步明确 SBRT 在肝癌中的适用范围、疗效和毒副反应,对比 SBRT 与其他局部治疗手段的优缺点,国内外开展了多项前瞻性临床研究,这些研究将为 SBRT 在肝癌中的应用提供高质量的循证依据,回答一些重要的临床问题,比如 SBRT 与 RFA 在小肝癌中孰优孰劣,SBRT 与经导管动脉化疗栓塞(transcatheter arterial chemoembolization, TACE)在中晚期肝癌中的最佳适用范围,TACE 联合 SBRT 是否优于单纯 TACE,SBRT 联合免疫治疗在晚期或不可手术肝癌中的安全性和疗效等,这些研究也将推动肝癌 SBRT 的整体发展。

(一) 潜在根治性放射治疗

对于早期肝癌,尤其是小肝癌,已有大量研究证明 SBRT 是安全、有效的治疗方式。在一些大样本回顾性研究中,SBRT 取得了与手术、射频消融(radiofrequency ablation, RFA)等传统根治性治疗方法类似的疗效,因此认为 SBRT 对于早期肝癌也是潜在的根治性治疗选择。为进一步明确 SBRT 的价值,国内外开展了多项前瞻性临床研究(表 8-0-1)。其中一项前瞻性随机对照研究(NCT03609151)直接对比了 SBRT 与手术在早期肝癌中的疗效,该研究将为 SBRT 治疗早期可手术肝癌提供高级别循证依据。另外,对于不可手术肝癌或手术疗效较差的中央型肝癌和复发小肝癌,多项前瞻性随机对照研究(NCT03898921、NCT05433701、NCT04434989)将对 SBRT 与 RFA 的疗效进行直接对比。这些研究的结果将进一步明确 SBRT 的适用范围,并有望改变指南和临床实践。

表 8-0-1 肝癌 SBRT 对比 RFA、手术的前瞻性临床研究

NCT 号(国家)	研究分期	研究设计	样本量	入组人群	干预措施	主要研究终点
NCT04434989 (中国)	NR	随机对照	170	近血管 HCC	SBRT *vs.* RFA	1 年 LCR
NCT04047173 (中国)	NR	随机对照	166	复发性小肝癌	RFA *vs.* SBRT	2 年 PFS

续表

NCT 号（国家）	研究分期	研究设计	样本量	入组人群	干预措施	主要研究终点
NCT03898921（中国）	Ⅲ期	随机对照	270	中央型小肝癌	RFA *vs.* SBRT	3 年 OS
NCT05433701（韩国）	Ⅲ期	随机对照	162	不可手术 HCC（最大径 ≤3cm）	SBRT *vs.* RFA	PFS
NCT03609151（中国）	NR	随机对照	110	符合米兰标准的早期肝癌	SBRT *vs.* 手术	PFS

SBRT：体部立体定向放射治疗；RFA：射频消融；NR：未报告；HCC：肝细胞癌；LCR：局部控制率；PFS：无进展生存；OS：总生存。

（二）联合手术、TACE 等局部治疗

肝移植前将 SBRT 作为桥接治疗是目前 SBRT 与手术联合的主要模式，而新辅助 SBRT 和辅助 SBRT 的报道很少。近年来，有多项前瞻性研究探索了常规/中等分割放射治疗联合手术在肝癌治疗中的价值。常规/中等分割放射治疗作为肝癌窄切缘术后的辅助治疗、中央型肝癌的新辅助治疗，以及伴有 PVTT 的 HCC 的新辅助治疗可显著改善患者的生存预后。SBRT 与常规/中等分割放射治疗相比具有剂量学上的优势，已经在新辅助/辅助治疗研究中初露锋芒，且 SBRT 分割次数少，可以给患者带来更多的便利，预期 SBRT 联合手术将在肝癌中得到更多应用。但是其具体的适用范围、疗效及毒副反应还需要在更多的研究中进行探索。

SBRT 联合 TACE 在肝癌治疗中的循证依据相对充分，大量研究表明，SBRT 联合 TACE 相比单纯 TACE 在局部控制和生存方面均有明显优势，但目前这些优势尚未在前瞻随机对照研究中得到证实。为进一步明确 SBRT 联合 TACE 的作用，目前多个国家正在开展前瞻性Ⅱ～Ⅲ期研究（表 8-0-2）。另外，还有几项前瞻性Ⅲ期随机对照研究（NCT03338647、NCT03960008、NCT02762266）将在肝移植前桥接治疗、TACE 治疗后肝内残留或复发 HCC 等情况下直接对比 SBRT 与 TACE 治疗的疗效。这些研究将进一步明确 SBRT 在局部晚期或不可手术 HCC 中的作用。

表 8-0-2　肝癌 SBRT 对比或联合 TACE 的前瞻性临床研究

NCT 号（国家）	研究分期	研究设计	样本量	入组人群	干预措施	主要研究终点
NCT03895359（加拿大）	Ⅲ期	随机对照	128	不可手术 HCC	TACE *vs.* TACE+SBRT	OS
NCT02794337（印度）	Ⅱ/Ⅲ期	随机对照	67	不可手术 HCC	TACE *vs.* TACE+SBRT	野内 PFS
NCT03338647（印度）	Ⅲ期	随机对照	180	局部晚期 HCC	TACE *vs.* SBRT	失败模式

续表

NCT 号(国家)	研究分期	研究设计	样本量	入组人群	干预措施	主要研究终点
NCT03960008 (加拿大)	Ⅲ 期	随机对照	196	拟肝移植患者桥接治疗	TACE *vs.* SBRT	TTP
NCT02762266 (日本)	Ⅲ 期	随机对照	160	TACE 后肝内残留或复发	TACE *vs.* SBRT	FFLP
NCT02513199 (美国)	Ⅱ 期	非随机对照	40	不可手术 HCC	TACE+SBRT	ORR
NCT04996914 (德国)	NR	单臂	30	不可手术 HCC	TACE+SBRT	1 年 LCR
NCT04161287 (中国)	NR	病例对照	330	不可手术 HCC(最大径 ≤ 5cm)	SBRT *vs.* SBRT+TACE	OS
NCT04512846 (中国)	NR	前瞻队列	100	不可手术 HCC(最大径 5~10cm)	SBRT *vs.* SBRT+TACE	OS
NCT03326375 (韩国)	NR	随机对照	80	TACE 后肝内残留 HCC	SBRT *vs.* 反复 TACE	LCR

SBRT:体部立体定向放射治疗;TACE:经导管动脉化疗栓塞;HCC:肝细胞癌;OS:总生存;PFS:无进展生存;TTP:疾病进展时间;FFLP:无局部进展;ORR:客观缓解率;LCR:局部控制率;NR:未报告。

(三) 联合免疫治疗等全身治疗

IMbrave150 研究结果显示,阿替利珠单抗 + 贝伐珠单抗的无进展生存(progression-free survival,PFS)、总生存(overall survival,OS)均显著优于索拉非尼,确立了免疫联合靶向治疗在晚期肝癌中的一线治疗地位。除免疫联合靶向治疗外,还有一些研究探索了双免联合、免疫联合放射治疗、免疫联合 TACE,以及在靶向免疫的基础上联合局部治疗在 HCC 中的价值。其中放射治疗联合免疫治疗有很好的理论基础,主要体现在以下几个方面:放射治疗可以改变肿瘤微环境,使 T 细胞更容易进入肿瘤内部,并增加 T 细胞表面受体的多样性;放射治疗可上调肿瘤细胞表面细胞程序性死亡 - 配体 1(programmed death-ligand 1,PD-L1)的水平,从而更容易结合程序性死亡分子 1(programmed death-1,PD-1)单抗;放射治疗提高肿瘤细胞表面的 MHC-I 类分子水平,逆转对 PD-1 的耐药。在临床前和临床研究中,肝癌 SBRT 与免疫治疗的联合促进了"远隔效应"的发生。为进一步明确 SBRT 联合免疫及其他全身治疗的作用,国际上开展了多项肝癌 SBRT 联合免疫治疗的前瞻性临床试验(表 8-0-3),这些研究的结果将为 SBRT 联合免疫治疗提供更多的循证依据,也极有可能拓展 SBRT 在肝癌中的适应证。此外,放射治疗与免疫的协同作用可能会受照射剂量和分割模式、放射治疗靶区体积、是否照射淋巴结引流区、两者的应用顺序和患者个体因素等的影响,但目前仍未能明确这些因素的具体影响。期待未来有更多的基础和临床研究来回答这些问题。

表 8-0-3　肝癌 SBRT 联合全身治疗的前瞻性临床研究

NCT 号(国家)	研究分期	研究设计	样本量	入组人群	干预措施	主要研究终点
NCT04547452 (中国)	Ⅱ期	随机对照	84	转移性晚期 HCC	信迪利单抗 +SBRT vs. 信迪利单抗	24 周 PFS
NCT04167293 (中国)	Ⅱ/Ⅲ期	随机对照	116	介入治疗后且伴 PVTT	信迪利单抗 +SBRT vs. SBRT	24 周 PFS
NCT04913480 (中国)	Ⅱ期	单臂	37	不可手术 HCC	SBRT+ 度伐利尤单抗	1 年 PFS
NCT03857815 (中国)	Ⅱ期	单臂	30	不可手术或寡转移 HCC	SBRT+PD-1 抑制剂	PFS
NCT04169399 (中国)	Ⅱ期	单臂	30	伴门脉癌栓的 HCC	特瑞普利单抗 +SBRT	PFS
NCT04193696 (中国)	Ⅱ期	单臂	39	未经免疫治疗的晚期 HCC	SBRT+PD-1 抑制剂	ORR
NCT05286320 (中国)	Ⅰb/Ⅱ期	单臂	27	伴门脉癌栓的 HCC	帕博利珠单抗 + 仑伐替尼 + SBRT	毒副反应
NCT05096715 (美国)	Ⅰ期	单臂	20	不可手术 HCC	阿替利珠单抗 + 贝伐珠单抗 +SBRT	剂量限制性毒性
NCT05488522 (美国)	Ⅰ期	单臂	18	不可手术 HCC	SBRT+ 阿替利珠单抗 + 贝伐珠单抗	剂量限制性毒性
NCT05185531 (中国)	Ⅰ期	单臂	20	可手术 HCC 的新辅助治疗	替雷利珠单抗 +SBRT	手术延长时间

SBRT:体部立体定向放射治疗；HCC:肝细胞癌；PFS:无进展生存；ORR:客观缓解率；PVTT:门脉癌栓。

二、个体化体部立体定向放射治疗

对于所有肿瘤,放射治疗的目标均是在充分杀死肿瘤细胞的同时,尽可能降低对周围正常组织和器官的损伤。因此,制定放射治疗计划时需要充分权衡利弊,剂量过高可能造成正常组织器官损伤加重,过低可能导致治疗失败。目前,SBRT 剂量和分割次数的确定主要受肿瘤大小、肿瘤与周围器官的空间关系和肝功能等指标的影响。然而在临床实践中,即便按照统一原则制定治疗方案,也可能出现不同的治疗结局。这可能是因为还有很多影响疗效的因素尚未被发现,比如放射敏感性、亚临床病灶等。换言之,目前的个体化治疗方案还不够完善。因此,需要发现更多可能影响疗效的因素,并结合这些因素来制定最佳的治疗方案。有研究(NCT02460835、NCT04745390)分别从影像和分子角度进行了初步探索,并提供了一些新的思路。个体化放射治疗将是未来肝癌 SBRT 的发展趋势。

(一) 基于影像组学特征的个体化 SBRT

影像组学可以将宏观或微观的影像学特征进行量化,从而可以更深入地挖掘影像学的价值。影像组学于放射治疗而言是一个极具前景的领域,将来可能在放射治疗计划制定、疗效评价和毒副反应预测中发挥重要作用。在靶区勾画中,应用影像组学特征可以在识别大体肿瘤之外的高风险区域、预测微浸润甚至靶区自动勾画等方面发挥作用,从而提高靶区勾画的准确性。影像组学也可能提高我们对肿瘤异质性的理解,从而指导肿瘤内部的剂量分布。另外,有研究认为影像组学特征可预测 HCC 预后。总之,影像组学是一个有助于实现更精准、个体化治疗的新兴领域。使用影像组学评估预后、指导手术决策的试验(NCT02757846、NCT03880721、NCT03917017)正在进行中。未来的研究(NCT04745390)也应尝试基于个体影像组学特征来实现个体化 SBRT,以及评估 SBRT 的治疗反应和预测预后。

(二) 基于分子特征的个体化 SBRT

TP53、*CTNNB1* 和 *TERT* 突变是 HCC 中的关键驱动突变,Barcena 等基于这些突变提出了分子亚型的概念。*TP53* 基因编码 p53 蛋白,体外研究表明,p53 表达量与放射敏感性之间存在相关性。Wnt/β-catenin 通路激活与 HCC 的放射抵抗性有关。在放射治疗相关肝损伤的生物标志物方面,Ng 等发现,SBRT 早期的促炎可溶性细胞因子受体(较高水平的可溶性肿瘤坏死因子受体 Ⅱ 和较低水平的可溶性 CD40 配体)与肝毒性相关,并可预测 SBRT 治疗后患者的死亡风险。探索放射治疗反应和毒性相关分子标志物的研究将促进个体化 SBRT 的开展。

三、体部立体定向放射治疗相关技术的发展

(一) 模拟定位技术

当前肝癌放射治疗靶区勾画主要基于计算机断层扫描(computed tomography,CT)/ 磁共振成像(magnetic resonance imaging,MRI),其中 CT 定位检查会增加患者的辐射剂量和经济负担。将来能否仅基于 MRI 图像进行靶向勾画是需要探讨的重要问题。从 MRI 数据合成 CT 所需的图像和数据是一种可行的方法,这种方法的主要优点是高效、降低成本和辐射剂量,还可以消除与 CT/MRI 配准相关的位置不确定性。有关前列腺癌的研究表明,仅进行 MRI 定位是安全、可行的,并可减少 2~3mm 的系统性误差。在 HCC 中,SBRT 治疗前仅行 MRI 定位的研究尚处于起步阶段。

相比于传统的 MRI 成像技术如弥散加权成像(diffusion weighted imaging,DWI),新技术如体素内不相干运动(intravoxel incoherent motion,IVIM)不仅可提供水分子运动的定量参数,还可反映肿瘤微环境中细胞密度、组织灌注情况。IVIM 技术在肝脏疾病的诊断、鉴别诊断及疗效评估中展现出重要价值,但仍需进行多中心、大样本的临床研究提供高等级应用证据。研究表明,动态对比增强(dynamic contrast-enhanced,DCE)MRI 和 IVIM 影像学参数可预测 HCC 的治疗反应和肿瘤细胞存活率。未来的研究可以尝试将 IVIM 和 DCE 纳入肝癌 SBRT 治疗计划中,并使用相关参数来识别高风险区域,指导靶区勾画和计划设计,并在治疗后提供更准确的影像学评效。

(二) 磁共振引导放射治疗

目前,磁共振引导放射治疗(magnetic resonance imaging-guided radiotherapy,MRIgRT)

已在少数中心开展。MRIgRT 的优势在于其更佳的软组织分辨率、可进行在线自适应重新计划和实时监测肿瘤运动,且无额外的成像辐射剂量,以上特征决定了该技术将对肝癌 SBRT 产生重要影响。MRIgRT 联合呼吸门控或屏气技术可在治疗过程中最大限度地保护周围正常组织器官,并减少分次间和分次内的不确定性。该技术在肝癌 SBRT 的临床实践中仍处于起步阶段,目前相关报道很少。尽管应用前景良好,未来的研究仍需进一步探索 MRI 引导的 SBRT 在 HCC 中的安全性和疗效,并将其与传统放疗技术进行比较。

(三)质子碳离子放射治疗

质子碳离子放射治疗属于带电粒子治疗(charged particle therapy,CPT),质子碳离子放射治疗在剂量分布上存在明显特征,即"布拉格峰",因而在理论上质子碳离子放射治疗对正常器官的保护比 X 线具有优势。对于肝癌患者,肿瘤靠近胃肠道或肝功能较差时,质子碳离子放射治疗的优势可能更加明显。有回顾性分析表明,相比于 X 线放射治疗,质子碳离子放射治疗与提高生存率和降低肝功能失代偿的风险相关,比较光子与质子的Ⅲ期随机试验(NCT03186898)也在进行中。质子碳离子放射治疗与 TACE、RFA 等局部治疗方式相比也显示出潜在的局部控制优势。另外,有研究认为,虽然质子碳离子放射治疗在降低毒副反应上具有优势,但与 X 线 SBRT 相比,两者局部控制率并没有显著差异。综合考虑治疗设备的可及性和应用成本,我们认为仍需更多的数据来明确质子碳离子放射治疗与 X 线放射治疗或其他局部治疗手段的治疗获益情况和最佳适用范围。尽管如此,质子碳离子放射治疗已经表现出良好的应用前景,相信随着应用成本的降低以及更多循证依据的积累,质子碳离子放射治疗在肝癌治疗中会有越来越多的应用。

(四)FLASH 放射治疗

FLASH 放射治疗是指应用极高剂量率(一般 ≥40Gy/s)进行照射的治疗方式,在保证肿瘤疗效的同时可极大减少对正常组织的损伤,这是近些年放射治疗技术及放射生物学领域的研究热点之一。FLASH 放射治疗的原理目前尚未得到完全阐述,一种观点认为极高剂量率的照射会将所有组织中的内源性氧气转化成活性有机物,且正常组织比肿瘤组织能更有效地清除这种活性物质;另一种观点认为照射会导致组织瞬时缺氧,且由于肿瘤和正常组织之间的氧张力差,正常组织能够优先得到保护。此外,FLASH 放射治疗通过改变肿瘤微环境从而影响机体免疫功能方面的作用也逐渐得到揭示。第 1 例 FLASH 应用于人体的治疗已于 2019 年完成,Bourhis 等为一名患有左前臂浸润性淋巴瘤的 75 岁男性实施了 FLASH 放射治疗,剂量为 15Gy/90ms,治疗后仅出现 1 级急性上皮炎性反应及水肿,该病例提示 FLASH 单次、高剂量放射治疗应用于人肢体皮肤组织具有可行性。但其对于人体内脏器官,以及肿瘤周围有重要危及器官的情况下是否安全有效仍有待进一步探索。总体上,FLASH 放射治疗尚处于临床前研究阶段,将来能否在临床大规模推广仍为未知。尽管如此,这种治疗模式打破了人们对现有放射生物学的认知,为放射治疗的未来发展打开了新的思路,因此对于放射治疗的整体发展具有重要意义。

最后,虽然 SBRT 是一项相对成熟的技术,但这项技术对人员、设备和质控等的要求很高,在我国尚未达到理想的普及状态。不过,相信随着放射治疗从业人员整体水平的提高,

SBRT 的普及率也会逐渐升高。随着 SBRT 应用的增加,将来还将面对更多、更具体的问题,比如肝内多程 SBRT 的安全性和疗效、如何合理应用放射治疗后正常肝脏的再生功能、如何更好地保护患者的生活质量等。

四、小结

随着综合治疗理念的提高、诊疗技术的进步和普及、临床实践的不断深入,SBRT 将在肝癌中发挥越来越重要的作用,其适用范围将进一步明确,剂量制定将更加个体化,治疗获益将逐渐走向更多患者和更高程度的根治,在与其他治疗的联合中也将得到更合理的应用,从而发挥 SBRT 的最大价值。同时,在疗效得到提升后,对生活质量的影响也将成为治疗决策中的重要考量因素。另外,放射生物学的发展也可能为 SBRT 的临床应用带来巨大变革。

—— 参考文献 ——

[1] FINN R S, QIN S, IKEDA M, et al. Atezolizumab plus bevacizumab in unresectable hepatocellular carcinoma [J]. N Engl J Med, 2020, 382 (20): 1894-1905.

[2] YI M, ZHENG X, NIU M, et al. Combination strategies with PD-1/PD-L1 blockade: current advances and future directions [J]. Mol Cancer, 2022, 21 (1): 28.

[3] FRIEDMAN D, BAIRD J R, YOUNG K H, et al. Programmed cell death-1 blockade enhances response to stereotactic radiation in an orthotopic murine model of hepatocellular carcinoma [J]. Hepatol Res, 2017, 47 (7): 702-714.

[4] TANG C, WELSH J W, DE GROOT P, et al. Ipilimumab with stereotactic ablative radiation therapy: phase I results and immunologic correlates from peripheral T cells [J]. Clin Cancer Res, 2017, 23 (6): 1388-1396.

[5] DREHER C, LINDE P, BODA-HEGGEMANN J, et al. Radiomics for liver tumours [J]. Strahlenther Onkol, 2020, 196 (10): 888-899.

[6] WU K, SHUI Y, SUN W, et al. Utility of radiomics for predicting patient survival in hepatocellular carcinoma with portal vein tumor thrombosis treated with stereotactic body radiotherapy [J]. Front Oncol, 2020, 10: 569435.

[7] HARDING-THEOBALD E, LOUISSAINT J, MARAJ B, et al. Systematic review: radiomics for the diagnosis and prognosis of hepatocellular carcinoma [J]. Aliment Pharmacol Ther, 2021, 54 (7): 890-901.

[8] BARCENA-VARELA M, LUJAMBIO A. The endless sources of hepatocellular carcinoma heterogeneity [J]. Cancers (Basel), 2021, 13 (11): 2621.

[9] GOMES A R, ABRANTES A M, BRITO A F, et al. Influence of P53 on the radiotherapy response of hepatocellular carcinoma [J]. Clin Mol Hepatol, 2015, 21 (3): 257-267.

[10] PIAO L S, HUR W, KIM T K, et al. CD133+ liver cancer stem cells modulate radioresistance in human hepatocellular carcinoma [J]. Cancer Lett, 2012, 315 (2): 129-137.

[11] NG S S W, ZHANG H, WANG L, et al. Association of pro-inflammatory soluble cytokine receptors early during hepatocellular carcinoma stereotactic radiotherapy with liver toxicity [J]. NPJ Precis Oncol, 2020, 4: 17.

[12] JONSSON J, NYHOLM T, SÖDERKVIST K. The rationale for MR-only treatment planning for external

radiotherapy [J]. Clin Transl Radiat Oncol, 2019, 18: 60-65.

［13］ PERSSON E, JAMTHEIM GUSTAFSSON C, AMBOLT P, et al. MR-PROTECT: Clinical feasibility of a prostate MRI-only radiotherapy treatment workflow and investigation of acceptance criteria [J]. Radiat Oncol, 2020, 15 (1): 77.

［14］ TYAGI N, ZELEFSKY MJ, WIBMER A, et al. Clinical experience and workflow challenges with magnetic resonance-only radiation therapy simulation and planning for prostate cancer [J]. Phys Imaging Radiat Oncol, 2020, 16: 43-49.

［15］ FU J, SINGHRAO K, CAO M, et al. Generation of abdominal synthetic CTs from 0. 35T MR images using generative adversarial networks for MR-only liver radiotherapy [J]. Biomed Phys Eng Express, 2020, 6 (1): 015033.

［16］ LIU Y, LEI Y, WANG T, et al. MRI-based treatment planning for liver stereotactic body radiotherapy: validation of a deep learning-based synthetic CT generation method [J]. Br J Radiol, 2019, 92 (1100): 20190067.

［17］ YAMADA I, AUNG W, HIMENO Y, et al. Diffusion coefficients in abdominal organs and hepatic lesions: evaluation with intravoxel incoherent motion echo-planar MR imaging [J]. Radiology, 1999, 210 (3): 617-623.

［18］ CHEN B B, SHAO Y Y, LIN Z Z, et al. Dynamic contrast-enhanced and intravoxel incoherent motion mri biomarkers are correlated to survival outcome in advanced hepatocellular carcinoma [J]. Diagnostics (Basel), 2021, 11 (8): 1340.

［19］ BOLDRINI L, ROMANO A, MARIANI S, et al. MRI-guided stereotactic radiation therapy for hepatocellular carcinoma: a feasible and safe innovative treatment approach [J]. J Cancer Res Clin Oncol, 2021, 147 (7): 2057-2068.

［20］ ROSENBERG S A, HENKE L E, SHAVERDIAN N, et al. A multi-institutional experience of mr-guided liver stereotactic body radiation therapy [J]. Adv Radiat Oncol, 2019, 4 (1): 142-149.

［21］ FELDMAN A M, MODH A, GLIDE-HURST C, et al. Real-time magnetic resonance-guided liver stereotactic body radiation therapy: an institutional report using a magnetic resonance-linac system [J]. Cureus, 2019, 11 (9): e5774.

［22］ SANFORD N N, PURSLEY J, NOE B, et al. Protons versus photons for unresectable hepatocellular carcinoma: liver decompensation and overall survival [J]. Int J Radiat Oncol Biol Phys, 2019, 105 (1): 64-72.

［23］ BUSH D A, SMITH J C, SLATER J D, et al. Randomized clinical trial comparing proton beam radiation therapy with transarterial chemoembolization for hepatocellular carcinoma: results of an interim analysis [J]. Int J Radiat Oncol Biol Phys, 2016, 95 (1): 477-482.

［24］ SHIBA S, SHIBUYA K, KATOH H, et al. A comparison of carbon ion radiotherapy and transarterial chemoembolization treatment outcomes for single hepatocellular carcinoma: a propensity score matching study [J]. Radiat Oncol, 2019, 14 (1): 137.

［25］ FAVAUDON V, CAPLIER L, MONCEAU V, et al. Ultrahigh dose-rate FLASH irradiation increases the differential response between normal and tumor tissue in mice [J]. Sci Transl Med, 2014, 6 (245): 245ra93.

［26］ KIM Y E, GWAK S H, HONG B J, et al. Effects of ultra-high doserate FLASH irradiation on the tumor microenvironment in lewis lung carcinoma: role of myosin light chain [J]. Int J Radiat Oncol Biol Phys, 2021, 109 (5): 1440-1453.

［27］ BOURHIS J, SOZZI W J, JORGE P G, et al. Treatment of a first patient with FLASH-radiotherapy [J]. Radiother Oncol, 2019, 139: 18-22.

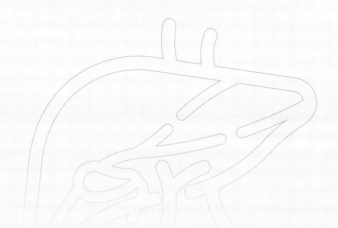

缩略词表

英文缩写	中文全称	英文全称
2D	二维	2-dimension
2D cine-MRI	二维电影成像 MRI	2-dimension cine MRI
3D	三维	3-dimension
3D-CRT	三维适形放射治疗	three-dimensional conformal radiotherapy
4D	四维	4-dimension
4D-CT	四维计算机断层扫描	4-dimensional computed tomography
^{18}F-FDG	^{18}F- 氟代脱氧葡萄糖	^{18}F-fluorodeoxyglucose
AAA	各向异性解析算法	anisotropic analytical algorithm
AAPM	美国医学物理学家协会	American Association of Physicists in Medicine
ABC	主动呼吸控制	active breathing coordinator
ACR	美国放射学院	American College of Radiology
ADC	表观扩散系数	apparent diffusion coefficient
AFP	甲胎蛋白	alpha fetoprotein
ALP	碱性磷酸酶	alkaline phosphatase
ALT	丙氨酸氨基转移酶	alanine aminotransferase
AP	前后	anterior-posterior
APHE	动脉期高强化	arterial phase hyperenhancement
ART	自适应放射治疗	adaptive radiotherapy
AST	天冬氨酸氨基转移酶	aspartate transaminase
ASTRO	美国放射肿瘤学会	American Society for Radiation Oncology
ATP	位置自适应	adapt to positio
ATS	形状自适应	adapt to shape

英文缩写	中文全称	英文全称
BAP1	乳腺癌易感基因 1 相关蛋白 1	breast cancer susceptibility gene 1 associated protein 1
BCLC staging	巴塞罗那临床肝癌分期	Barcelona Clinic Liver Cancer staging
BED	生物效应剂量	biological effective dose
BEV	射野方向观	beam's eye view
bSSFP	平衡式稳态自由进动	balanced steady-state free precession
btFFE	平衡式快速梯度回波	balanced transfer fast field echo
CA	冷冻消融	cryoablation
CA 19-9	糖类抗原 19-9	carbohydrate antigen 19-9
CAVM	脑动静脉畸形	cerebral arteriovenous malformation
CBCT	锥形束计算机断层扫描	cone-beam computed tomography
CCA	胆管细胞癌	cholangiocarcinoma
CCCS	筒串卷积叠加	Collapsed Cone Convolution/Superposition
CEA	癌胚抗原	carcinoembryonic antigen
CEUS	超声造影	contrast-enhanced ultrasound
cHBT	中央肝胆管	central hepatobiliary tract
CNLC	中国肝癌分期	China liver cancer staging
COMP	加拿大医学物理学家组织	Canadian Organization of Medical Physicists
CPT	带电粒子治疗	charged particle therapy
CR	完全缓解	complete response
CRLM	结直肠癌肝转移	colorectal cancer liver metastases
CT	计算机断层扫描	computed tomography
CT-Sim	CT 模拟定位机	CT Simulator
CTCAE	不良事件常用术语评定标准	Common Terminology Criteria for Adverse Events
CTDI	CT 剂量指数	CT dose index
CTV	临床靶区	clinical target volume
DAMPs	危险相关分子模式	danger associated molecular patterns
DCAT	动态适形弧形放射治疗	dynamic conformal arc therapy
dCCA	远端胆管细胞癌	distal cholangiocarcinoma
DCE	动态对比增强	dynamic contrast enhanced
DCR	疾病控制率	disease control rate
DFS	无病生存	disease-free survival
DLP	剂量长度乘积	dose-length product

续表

英文缩写	中文全称	英文全称
DRR	数字重建放射影像	digitally reconstructed radiograph
DVH	剂量体积直方图	dose-volume histogram
DWI	弥散加权成像	diffusion weighted imaging
EASL	欧洲肝病研究协会	European Association For The Study Of The Liver
eCCA	肝外胆管细胞癌	extrahepatic cholangiocarcinoma
ECOG	东部肿瘤协作组	Eastern Cooperative Oncology Group
EPID	电子射野影像装置	electronic portal imaging device
EQD2	2 Gy 分次的等效剂量	equivalent dose in 2 Gy fractions
ERE	电子回转效应	electron return effect
ESMO	欧洲临床肿瘤协会	European Society for Medical Oncology
EUD	等效均匀剂量	equivalent uniform dose
F-IMRT	固定野调强放射治疗	fixed-field intensity modulated radiotherapy
FFF	非均整	flattening filter free
FFLP	无局部进展	freedom from local progression
FHR	局灶性肝脏反应	focal hepatic response
FM	失效模式	failure mode
FMEA	失效模式与效应分析	failure mode and effect analysis
FTA	故障树分析	fault tree analysis
Gd-DTPA	钆喷酸葡胺	gadolinium-diethylenetriamine pentaacetic acid
Gd-EOB-DTPA	钆塞酸二钠	gadolinium ethoxybenzyl diethylenetriamine pentaacetic acid
GPU	图形处理器	graphics processing unit
GTV	大体肿瘤区	gross tumor volume
HAIC	肝动脉灌注化疗	hepatic arterial infusion chemotherapy
HBV	乙型肝炎病毒	hepatitis B virus
HCC	肝细胞癌	hepatocellular carcinoma
HCV	丙型肝炎病毒	hepatitis C virus
HIFU	高强度聚焦超声	high-intensity focused ultrasound
HMGB1	高迁移率族蛋白 B1	high-mobility group protein B1
IAEA	国际原子能机构	International Atomic Energy Agency
ICAM	细胞间黏附分子	intercellular adhesion molecule
iCCA	肝内胆管细胞癌	intrahepatic cholangiocarcinoma
ICG	吲哚菁绿	indocyanine green

英文缩写	中文全称	英文全称
IFN	干扰素	interferon
IGRT	图像引导放射治疗	image-guided radiotherapy
IL	白细胞介素	interleukin
IMPT	质子调强放射治疗	intensity modulated proton therapy
IMRT	调强放射治疗	intensity modulated radiotherapy
ITT	意向性	intention to treat
ITV	内靶区	internal target volume
IVIM	体素内不相干运动	intravoxel incoherent motion
KPS	卡氏功能状态评分	Karnofsky Performance Scale
LC	局部控制	local control
LD	致死性损伤	lethal damage
LET	线性能量传递	linear energy transfer
LIRADS	肝脏影像报告和数据系统	liver imaging reporting and data system
LPFS	无局部进展生存率	local progression-free survival
LQ	线性二次	linear quadratic
LQL	线性二次线性	linear-quadratic-linear
LR	左右	left-right
LRR	局部复发率	local recurrence rate
MCO	多目标优化	multi-criteria optimization
MDCT	多排螺旋 CT	multidetector CT
MHC	主要组织相容性复合体	major histocompatibility complex
MIP	最大密度投影	maximum intensity projection
MLC	多叶准直器	multi-leaf collimator
MLQ	修正线性二次	modified linear-quadratic
MR	磁共振	magnetic resonance
MR-Sim	磁共振模拟定位机	MRI Simulator
MRCP	磁共振胰胆管造影	magnetic resonance cholangiopancreatography
mRECIST	改良的实体瘤疗效评价标准	modified Response Evaluation Criteria in Solid Tumours
mRECIST	改良实体瘤疗效评价标准	modified response evaluation criteria in solid tumors
MRI	磁共振成像	magnetic resonance imaging
MRIgRT	核磁共振引导放射治疗	magnetic resonance imaging-guided radiotherapy
MU	机器跳数	monitor units

续表

英文缩写	中文全称	英文全称
MVCT	兆伏级计算机断层扫描	megavoltage computed tomography
MVI	微血管侵犯	microvascular invasion
MWA	微波消融	microwave ablation
NCCN	美国国立综合癌症网络	National Comprehensive Cancer Network
NK	自然杀伤	natural killer
NTCP	正常组织并发症概率	normal tissue complication probability
NTD	归一化总剂量	normalized total dose
OAR	危及器官	organ at risk
OS	总生存	overall survival
OSG	光学体表引导	optical surface guidance
PBT	质子束治疗	proton beam therapy
pCCA	肝门部胆管细胞癌	perihilar cholangiocarcinoma
PD	疾病进展	progressive disease
PEI	经皮酒精注射	percutaneous ethanol injection
PET/CT	正电子发射计算机断层显像	positron emission tomography-computed tomography
PFS	无进展生存	progression-free survival
PGTV	计划大体肿瘤区	planning gross tumor volume
PLD	潜在致死性损伤	potential lethal damage
PP	遵循研究方案	per protocol
PR	部分缓解	partial response
PRV	计划危及器官区	planning organ at risk volume
PSC	原发性硬化性胆管炎	primary sclerosing cholangitis
PSM	倾向评分匹配	propensity score matching
PTCOG	粒子治疗协作组	Particle Therapy Co-Operative Group
PTV	计划靶区	planning target volume
PVTT	门脉癌栓	portal vein tumor thrombus
QA	质量保证	quality assurance
RECIST	实体瘤疗效评价标准	response evaluation criteria in solid tumors
RECIST	实体瘤疗效评价标准	Response Evaluation Criteria in Solid Tumours
RFA	射频消融	radiofrequency ablation
RFS	无复发生存	recurrence-free survival
RILD	放射性肝病	radiation-induced liver disease

续表

英文缩写	中文全称	英文全称
ROI	感兴趣区域	region of interest
RPM	实时位置监测	real-time position management
SABR	立体定向消融放射治疗	stereotactic ablative radiotherapy
SBRT	体部立体定向放射治疗	stereotactic body radiotherapy
SI	上下	superior-inferior
SIRT	选择性内放射治疗	selective internal radiation therapy
SLD	亚致死性损伤	sublethal damage
SOP	标准操作流程	standard operation procedure
SRS	立体定向放射外科	stereotactic radiosurgery
SUVmax	最大标准化摄取值	maximum standardized uptake value
T_1WI	T_1 加权成像	T_1 weighted imaging
T_2WI	T_2 加权成像	T_2 weighted imaging
TACE	经导管动脉化疗栓塞	transcatheter arterial chemoembolization
TCP	肿瘤控制概率	tumor control probability
TLR4	Toll 样受体 4	Toll-like receptor 4
TNF	肿瘤坏死因子	tumor necrosis factor
TOMO	螺旋断层放射治疗	tomotherapy
TPS	治疗计划系统	treatment planning system
TTP	疾病进展时间	time to progression
US	超声	ultrasound
USC	通用生存曲线	universal survival curve
VCAM	血管细胞黏附分子	vascular cell adhesion molecule
VCD	可视化训练装置	visual coaching device
VMAT	容积调强弧形治疗	volumetric modulated arc therapy
WHO	世界卫生组织	World Health Organization